中医康复术语研究

Research on TCM Rehabilitation Terminology

主编

袁东超　李可大　陈彦君

上海科学技术出版社

内 容 提 要

本书探讨了中医康复术语的研究背景,规范了中医康复术语及其定义,构建了中医康复术语的概念体系和中医康复术语英译的策略体系,介绍了中医康复术语国际标准项目。这对丰富和发展中医康复理论、完善中医康复学学科建设、推进中医康复的标准化和国际化都将起到积极的促进作用,有助于中医药文化的传承和弘扬。同时,在术语的选择、命名、定义、体系构建和英文对应词厘定等方面,探索形成了一套行之有效的中医术语规范化方法,可为中医药其他领域的术语研究工作者提供参考。

图书在版编目(CIP)数据

中医康复术语研究 / 袁东超,李可大,陈彦君主编
. -- 上海 : 上海科学技术出版社,2024.3
ISBN 978-7-5478-6549-1

Ⅰ. ①中… Ⅱ. ①袁… ②李… ③陈… Ⅲ. ①中医学
-康复医学-术语-研究 Ⅳ. ①R247.9-61

中国国家版本馆CIP数据核字(2024)第050198号

中医康复术语研究

主编 袁东超 李可大 陈彦君

上海世纪出版(集团)有限公司
上海科学技术出版社 出版、发行
(上海市闵行区号景路 159 弄 A 座 9F - 10F)
邮政编码 201101 www.sstp.cn
常熟市兴达印刷有限公司印刷
开本 787×1092 1/16 印张 11.75
字数 220 千字
2024 年 3 月第 1 版 2024 年 3 月第 1 次印刷
ISBN 978 - 7 - 5478 - 6549 - 1/R · 2972
定价:78.00 元

编委会名单

主　编

袁东超　李可大　陈彦君

副主编

杨茗茜　倪　菲　史振广

编写说明

在中医药这个伟大宝库中，中医康复学历史悠久、内容丰富，是我国传统医学的精华所在，它与整个中医药体系密不可分，为中华民族的繁衍昌盛、为历代人民的康复，发挥了重要作用。中医康复术语，凝聚着中华民族关于养生康复的智慧。中医康复理论和技术，是中华民族灿烂文化瑰宝的重要组成部分。

随着中国人口老龄化的加剧，对中医康复产业的需求与日俱增，《"健康中国 2030"规划纲要》中强调要"发展中医特色康复服务"。据报道，社会对中医康复医疗人员仍旧有不小的需求缺口，相关科教研产业、产品开发、服务完善等都需要进一步规范。目前，在中医康复行业的相关治疗、咨询、广告宣传等领域，中医康复术语的应用仍然相对混乱，其语言规范性较差，制约了行业本身的发展。本书的出版，希冀能够规范中医康复术语，构建中医康复术语体系，助力我国中医康复术语的标准化和国际化。

依托 2019 国家重点研发计划"中医术语及信息国际标准研制（2019YFC1712001）"、辽宁省质量技术监督局地方标准制修订项目"中医康复术语（2018250）"、辽宁省教育厅青年科技人才育苗项目"基于模因论的中医术语国际标准英译策略研究（L202051）"、辽宁省社会科学基金规划项目青年课题"基于模因论的中医妇科学术语国际标准研究（L21CYY009）"，本书对中医康复术语进行了多维度的深入挖掘。

中医康复术语，是康复理论系统的核心、康复治疗的基石和中医康复技术对外传播的工具。本书通过系统梳理中医康复学的发展情况、中医术语研究的发展和中医康复术语的研究现状，探讨了中医康复术语的研究背景，指明了中医康复术语研究的必要性；创新性地按照理论、技术、器械三部分划分中医康复术语，构建了中医康复术语体系；对中医康复术语体系下的百余条术语进行术语名称和术语定义的规范，推进了中医康复术语的标准化;借助信息化技术,综合多种研究方法,规范中医康复术语名称及定义的英译,提出了中医药英译能力培养体系及方法,以促进中医康复的国际传播。

本书基于国家重点研发计划项目和多个辽宁省科研项目的研究成果进行编写,内容丰富,方法先进,资料翔实,意义重大,具有推广价值;在制定其他中医术语标准时,也可进行参考。本书立足中医康复,基于术语,运用标准学、文献学、中医术语学、统计学等研究方法,开展中医康复术语研究,规范中医康复术语,建立中医康复术语体系,对中医康复的标准化和国际化起到积极的推进作用。本书探索形成了一套行之有效的中医术语规范化方法,可为中医药其他领域的术语研究工作者提供参考。本书以中医药康复术语为例,对中医术语的英译策略进行了详尽的分类,并提出了中医药英译能力的培养体系,也可服务相关的中医药英译的科研与教学。

全书分为 5 章,第一章中医康复术语的研究背景,第二章中医康复术语体系研究,第三章中医康复术语规范化研究,第四章中医康复术语翻译研究,第五章中医康复术语国际标准研究。第一章第一节中医康复学的发展简史由李可大编写,第二节中西医康复学对比由倪菲、张文伟和史振广编写,第三节中国康复行业发展现状由杨茗茜、崔家鹏、周昕欣和宋梦编写,第一章第四节中医术语学概述、第五节中医康复术语研究现状及第二章中医康复术语体系研究、第三章中医康复术语规范化研究和第五章第一节现有中医药术语国际标准由袁东超编写,第四章中医康复术语翻译研究和第五章第二节中医康复术语国际标准由陈彦君编写。

中医康复术语的研究任重而道远,本书探讨了中医康复术语的研究背景,规范了中医康复术语及其定义,构建了中医康复术语的概念体系和中医康复术语英译的策略体系,对丰富和发展中医康复理论、完善中医康复学学科建设、推进中医康复的标准化和国际化都将起到积极的促进作用,有助于中医药文化的传承和弘扬。同时,在术语的选择、命名、定义、体系构建和英文对应词厘定等方面,探索形成了一套行之有效的中医术语规范化方法,可为康复领域及中医药其他领域的术语研究工作者提供参考。然而,书中难免存在不当和疏漏之处,敬请前辈、同道批评指正。

《中医康复术语研究》编委会

2024 年 1 月

目　录

第一章
中医康复术语研究背景

中医康复学是在中医学理论指导下，采用各种中医康复治疗技术和方法，改善和预防伤、病、残者的身心功能障碍，增强自立能力，使其重返社会，提高生存质量的一门学科。本章主要介绍中医康复术语的研究背景。

第一节　中医康复学概述

康复，最早可见于《尔雅》。《尔雅·释诂》曰："康，安也。"《尔雅·释言》又谓："复，反也。"康复就是指获得健康，重返平安。人们关于养生康复知识的积累可以追溯到殷商时期，根据甲骨文的记载，当时的人们已经懂得使用针灸、热熨、导引、按摩等方法来治疗疾病。《周礼·天官》所记载的"食医"，就是负责根据四时气候变化来调整饮食结构、搭配合理膳食的官职。那时医学尚不发达，所以日常的主要养生康复手段为饮食调养。

到春秋战国时期，随着诸子百家思想的发展，除了饮食调养之外，修身养性、精神调养也被列为重要的养生康复方式。孔子"文武之道，一张一弛"的主张和庄子"形劳而不休则弊，精用而不已则劳，劳则竭"的观点，都说明除了精神调养之外，人们也注意到了适量运动对于身体健康的重要性。由此可见，春秋战国时期已初步形成以修身养性、饮食调节、运动锻炼、起居调摄等为中心的养生康复观。

在汉晋南北朝时期，《黄帝内经》《金匮要略》的成书为中医康复学奠定了理论基础，频繁战争带来的疾病与伤痛，也使得康复医学得到进一步的发展。利用气功进行养生康复在我国已有悠久的历史，马王堆汉墓出土的《导引图》是现存最早的彩绘医疗体育帛画。同一墓葬出土的帛书《阴阳十一脉灸经》《足臂十一脉灸经》中均记载有用针灸治疗各种内脏或肢体功能障碍的疾病，这也是刺灸用于康复的有力证明。其他如精神疗法、音乐疗法、舞蹈疗法等也被运用到康复医学中。如《吕氏春秋·古乐》记载："昔陶唐氏之始……民气郁阏而滞着，筋骨瑟缩不达,故作为舞以宣导之。"这说明舞蹈被用来作为一种康复手段,同篇还记载"瞽叟乃伴五弦之瑟",这就是音乐用于康复的真实写照。汉代也有了康复方面的专门著作,如《黄帝岐伯按摩》《神农黄帝食禁》《食经》《导引图》等。这一时期,康复医学得到了很大的发展。

隋唐时期是我国古代社会辉煌鼎盛的时期,中央集权的封建统治促进了南北各民族间的大融合,这种大同思想在医学文献的收集整理方面体现在内容的"大"和"全"。如《诸病源候论》中就记录了 200 余种导引术势,可运用于多种功能障碍,如偏枯、拘挛、风寒湿痹、虚劳、腰背痛。孙思邈、王焘、孟诜、昝殷等人的著作对康复医学有着重要的贡献,当时官方设有"养病坊",为残疾人康复所用,这是此时期康复医学发展的重要标志。隋唐时期的康复医学理论进一步完善,为后世奠定了良好的基础。

宋代政府比较重视医学的发展,设立了安济坊、养济院等康复医疗机构,专门收养和治疗孤寡贫穷废疾及羁旅病困无依之人。金元时期的康复思想主要体现在金元四大家的中医学理论中,明清时期则涌现了大量与养生康复有关的专论和专著。

中华人民共和国成立后,国家十分重视人民生活水平的提升。1983 年 3 月批准筹建中医康复医学研究会,并于 1984 年 12 月在石家庄召开了全国性的首届康复医学学术讨论会。为了满足社会对中医养生康复人才的需求,国家教育委员会和国家中医药管理局于 1989 年批准中医养生康复学专业招生,组织编写了中医养生康复学系列教材。到 2023 年,全国有 88 所高校、130 多所专科院校招收中医康复技术相关专业的本科生。康复治疗学专业排名中,A＋层次的高校依次为四川大学、南京医科大学、南方医科大学、首都医科大学,A 层次的高校依次为广州医科大学、天津医科大学、吉林大学、中山大学、福建医科大学、中国医科大学、郑州大学、广州医科大学、温州医科大学、上海中医药大学、南昌大学、同济大学、南京中医药大学。

在中医药这个伟大宝库中,中医康复学占据着重要地位。它与整个中医药密不可分,为中华民族的繁衍昌盛,为历代人民的康复有过不朽的功绩。《素问·四气调神大论》有曰:"上工治未病。""治未病"作为中医学的核心原则之一,主要包括"未病先防""欲病防渐""既病防变""瘥后防复",而"瘥后防复"正是中医康复观念的集中体现。"瘥后防复"的思想推进中医药全面延伸到康复过程:疾病初愈、缓解或痊愈时,预防疾病的复发。中医康复学经过数千年的发展,目前已成为一门新兴学科,并开始着手建立完整的学科体系,以应对我国人口老龄化加剧带来的挑战,为人们健康福祉继续贡献力量。

第二节　中西医康复学对比

康复医学是与预防医学、临床医学、保健医学并列的第四类医学,世界卫生组织(World Health Organization, WHO)将其定义为"一套旨在优化有健康问题者的身体功能和减轻其残疾,改善其与环境的互动的干预措施"(a set of interventions designed to optimize functioning and reduce disability in individuals with health conditions in interaction with their environment)。

与促进良好健康、预防疾病、治疗和姑息治疗服务一样,康复服务是全民健康覆盖的一项重要内容,是实现联合国可持续发展第三个目标(Sustainable Development Goals)"良好健康与福祉"(Good health and well being)的一项关键策略。

康复服务有助于儿童、成人或老人在日常活动中尽可能自立,能够参与教育、工作和娱乐活动,并在生活中发挥有益的作用。随着医疗水平的提高,人们寿命延长,但慢性病和残疾却在增多,这种人口健康和人口特点的变化,让全世界对康复服务的需求进一步增加,目前全球估计有 24 亿人的健康问题,可能通过康复服务获得改善。

现代康复医学是指应用医学技术以评定和处理任何原因造成的、影响身体任何系统的能力障碍或能力丧失的疾病的医学。现代康复医学是建立在现代的多种医学学科交叉的基础上的,其基础学科包括生理病理学、神经生理学、生物力学、运动解剖学等,在认识和评价功能障碍基础上,运用矫形学、假肢学及其他人工装置进行治疗的医学。而中医康复学是指在中医学理论指导下,采用调适情志、娱乐、传统体育、沐浴、食疗、针灸推拿、药物等多种方法,针对病残与伤残诸证、老年病证、恶性肿瘤及热病瘥后诸证等的病理特点,进行辨证康复的综合应用学科。

比较之下,康复医学和中医康复学是在中西方不同的文化背景和理论体系下产生的,两者有着不同的思想基础和治疗方法,但又有很多相似之处。应充分发挥各自的优势,互补融合,共同促进康复学的发展进步。

一、整体观与还原分析

中医药的发展与中国文化相辅相成。在中医原创思维的理论学术体系形成与发展的过程中,一直不断地从各个历史时期吸收当代文化、科技成果,虽海纳百川,但易学、道学、儒学始终为中医药的文化基石。中医学以中国传统文化为知识基础,并涉及天文、历法、气象、哲学、数学、地理、心理等多学科内容,知识内涵丰富,具有开放、动态、多层次和融通的构架,这体现在中医学最明显的认知特点——整体观之中,而中西医对于康复的不同观点首先就体现在中医康复的整体观念和西医康复的还原特征分析。

中医学以宏观整体认识生命现象,认为人与天地万物是统一体,人自身也是统一体,认为整体不可以分割成部分单独审视,把现实事物看成是一个自组织的有机系统,所以在研究康复时,不能把人或者器官单独拿出来分析。中医康复理论蕴含了系统方法,强调人体自身的完整性、人与自然的统一性、人与社会环境的相关性,对每一个部分的认识都要把它放入与整体的联系中予以考察,方能达到中医康复的目的。

西医学是在西方哲学及科学的背景下发展起来的。西医学的还原分析思维认为人的整体由部分组合而成,认为只有把部分弄清楚了才有可能真正地把握整体,因此,其将人体分解成一个个相对简单的部分,然后单独地进行研究。在康复医学中也是如此,脚的功能出问题了就帮助脚恢复功能,眼的功能出问题了就帮助眼恢复功能,认为身体的各个部位功能都分别完整,才能保证身体整体的功能正常。然而,随着复杂性科学研究的兴起和深入,人们对于西医学目前对生命科学的研究切入点有了不同的看法。英国《自然》杂志的主编坎贝尔(Philip Campbell)博士就世界科技发展趋势发表看法时说:目前对生命科学的研究仍然局限在局部细节上,尚没有从整个生命系统的角度去研究,未来对生命科学的研究应当上升到一个整体的、系统的高度,因为生命是一个整体。它给人们提供了一种研究自然界、人类社会中复杂现象的新角度和新的方法论,而认识人体的整体性,这个中西医在生命科学上的首要区别,也是中西医认识康复医学的根本不同。

20世纪以来,疾病谱发生变化、社会老龄化的巨大压力、传染病的新威胁、伦理道德和法律问题的困惑,造成心理因素性和社会因素性的疾病显著增加。美国罗彻斯特大学医学院精神病学和内科教授恩格尔(Engel.GL)在1977年提出了"生物—心理—社会医学模式(The Bio-Psycho-Social Model)",既从生物学方面,又从心理和社会方面看待人类健康和疾病模式,说明了人是生理、心理与精神的统一体,是个体、环境、社会和历史的多维度的契合,所以需要从多方面预防疾病与促进健康。这种解读与中医学的整体观念不谋而合,而医学模式的这种转化已引起医学领域许多方面发生了变革,促使了现代医学的巨大进步。

■ 二、功能、关系对比实体、结构

中医学探讨人体的生理病理特性主要不是从解剖、结构、实体的角度,而是注重从事物的功能、属性、行为、程序、关系、效验等方面对事物进行研究。如在藏象学说中阐述五脏之间的关系、五脏系统的内部联系、脏腑表里配属的关系、生理功能与病变的关系、脏腑与经络的关系、沟通人体内外环境的关系等。其他如在发病学上阐述正邪关系,治疗学上阐述虚实补泻关系,标本缓急关系,方剂学上阐述君、臣、佐、使配伍关系,药物学上阐述升、降、浮、沉关系等。西医学是以解剖学为基础,其逻辑框架是基于形体器质性的改变及具体的各种物理、化学知识,研究方向朝逐渐微细的方向深入,甚至达到分子、离子水平,是一种实体思维。实体思维强调一切现象和一切表现都是某个实体存在,都有实体层面的原因,而基于实体思维的医学强调从解剖形态研究入手认识人体的生命现象。任何疾病的发生都必须找到客观实体作为确信无疑的证据,如病毒、细菌等。然而,如今越来越多的科学研究显示,机体的功能活动是以一种超越结构单位的系统质的方式产生存在的,它评价的标准是个体的器官功能而非病理。因此,现西医学逐渐确立了以功能程序系统为中心的研究方法和路径,出现了冲破解剖学框架的趋势。

在功能康复方面,中医康复学的思想和方法具有特色、优势。由于在对人体生理、病理的认识上,中医学具有详于脏腑功能而略于人体解剖结构的特点,故在治疗上强调功能的恢复。因此,在中医康复学方法中,无论药疗、食疗、针灸、推拿等,其作用的发挥均在于扶持正气,重建脏腑、经络功能的平衡协调。即使是文娱、音乐、气功等,也是通过调理七情而协调脏腑、经络功能,恢复体内阴阳平衡,以使气血通畅、营卫通达、形与神俱,达到康复如初的目的。

三、时间和空间

一切物质的存在,都离不开时间和空间,中医学主要是以时间为本位看世界的,认为人体是一种按时相展开的生命过程。在个体发育过程中,人体的发展经历了"稚阴稚阳"之幼年、"气血渐充"之青年、"阴阳充盛"之壮年和"五脏衰弱"之老年等不同阶段,反映了个体发展的时相性和阶段性。中医学描述人体的生命过程有生、长、壮、老、已的不同阶段,表现其生命现象和规律,如《素问·上古天真论》曰:"女子七岁肾气盛,齿更发长;二七而天癸至,任脉通,太冲脉盛,月事以时下,故有子;三七肾气平均,故真牙生而长极;四七筋骨坚,发长极,身体盛壮;五七阳明脉衰,面始焦,发始堕;六七三阳脉衰于上,面皆焦,发始白;七七任脉虚,太冲脉衰少,天癸竭,地道不通,故形坏而无子也。"此外,中医学的脉应四时、四时病理、四时发病、顺时用药、子午流注等均强调时间本体,如《黄帝内经》强调"脏气法时"之论(《素问·脏气法时论》);在诊治疾病应当依从时间之道,"顺天之时,而病可与期,顺者为工,逆者为粗"(《灵枢·顺气一日分为四时》)。基于还原论的西医学主要是以空间为本位。还原论以实体本原论为出发点,由宏观到微观探索物质的空间结构,希望用最基本的物质组成说明世界的本源。

中医康复以时间为主体也体现在中医康复学始终坚持综合防治思想和方法,进行着预防、治疗、康复于一体的实践。康复与预防相结合,在时间上更早地注意身体健康的整体情况。在中医学的历史长河中,康复学这个支系的发展始终与民间的医疗实践有着密切关系,具有深厚的生活基础。在人们日常生活保健及医家的临床实践中,预防、治疗、康复常融为一体,同时进行,所采用的方法都具有祛病延年的多重作用,如气功导引、食物调养、药物调摄、泉水饮浴、日光沐浴、情志调适等方法,既能施于未病之先又能用于既病之后,既可用于养生防病又可用于医疗康复。正因为如此,中医康复学长期以来未能取得独立的地位,而康复学的思想和方法也散在地见于历代医籍及养生著作中,由此也构成了中医康复学的学科特点。

四、中西医结合康复

《"十二五"康复医疗工作指导意见》(卫医政发〔2012〕13 号)中明确指出:"充分利用和发挥中医传统康复治疗技术特色和优势,在基层医疗卫生机构中大力推行实用传统康复治疗技术,改善治疗效果。"可见,如果我们想要满足不断增长的康复临床需求,除了使用现代医学的康复技术,还需充分发挥中医康复与西医康复的优势,大力发展中西医结合康复医学。

现代康复医学与传统中医的结合可以在临床上实现效率提升。现代康复医学涉及的病种非常广泛,但以神经系的瘫痪性疾病和外科系的疼痛性疾病为主要病种,与传统针灸、推拿治疗的病种有高度的相关性。此外,现代康复以物理疗法(physical therapy,PT)、作业疗法(occupational therapy，OT)、语言疗法(speech therapy，ST)、假肢矫形器，以及声光电等理疗手段，对改善运动、认知、言语/语言功能及日常生活活动能力有很大帮助，而现代康复医学客观、规范、量化的评定标准有益于评价康复疗效；中医康复学有悠久历史和深厚底蕴，以整体康复观、辨证康复观、功能康复观、综合康复观、预防康复观为特点，不仅有独特的康复理论基础，而且运用针刺、推拿、药物等被动手段，配合太极拳、导引等主动训练，以醒神开窍、疏通经络、放松肌肉、缓解疼痛、强身健体为治疗目的。现代康复治疗的各种物理手段配合具有明确适应证和疗效的中医传统康复治疗方法，两者一动一静，相互协同，无疑具有最大的互补性，能超越单一现代或者传统康复治疗所能取得的疗效。

第三节　中国康复行业发展现状

■ 一、外部环境

(一) 政策因素

1. 国家层面上　2021年，为实施积极应对人口老龄化的国家战略，进一步加强康复医疗服务体系建设，加快推动康复医疗服务高质量发展，逐步满足群众多样化、差异化的康复医疗服务需求，国家卫生健康委员会、国家发展改革委员会、教育部、民政部、财政部、国家医保局、国家中医药管理局、中国残疾人联合会发布了《关于加快推进康复医疗工作发展的意见》，制定了国家康复行业发展的主要目标，力争到2022年，逐步建立一支数量合理、素质优良的康复医疗专业队伍，每10万人口康复医师达到6人、康复治疗师达到10人。到2025年，每10万人口康复医师达到8人、康复治疗师达到12人。康复医疗服务能力稳步提升，服务方式更加多元化，康复医疗服务领域不断拓展，人民群众享有全方位全周期的康复医疗服务。

2. 地方层面上　一方面通过落实政策提出具体建设目标，另一方面鼓励各个省市结合自身情况，新增医保覆盖项目。2021年，西安市新增16项康复治疗项目至医保支付范围；2022年，四川省新增25项康复治疗项目至医保支付范围；2022年，广东省调整拓宽了12个康复治疗项目的支付时间，使患者受益。重庆市卫生健康委员会计划2025年康复医师和治疗师分别达到2400人和3600人，云南省卫生健康委员会计划二级医院康复床位需达到2.5%的比例、三级医院康复床位需达到2%～5%的比例。

总体来说，国家对于康复行业的政策倾斜，给予整个行业极大的发展动力，从而覆盖因康复意识提高和老龄化所带来的康复需求的增长。

(二) 经济因素

2021年，据国家统计局的数据，我国居民的人均消费支出为2.41万元，相比2020年增长

13.63%,2011—2021 年的年复合增长率为 8.34%。居民的可支配收入更高,相应在医疗保健类目的支出也增加。2021 年,居民人均医疗保健支出为 211 元,相比 2020 年增加 14.76%,2011—2021 年复合增长率为 11.01%,高于人均消费支出的年增长率。

虽然居民人均医疗保健支出持续增加,但据毕马威发布的研究报告数据和历年卫生健康委员会发布的《卫生健康统计年鉴》数据显示,我国在康复医疗领域的总投入和人均康复花费上还与美国相去甚远,但是有着巨大的发展潜力。根据毕马威分析,中国康复医疗服务市场规模从 2011 年 109 亿元快速增长至 2018 年的 583 亿元,年复合增长率达到 27.1%,预计未来仍将以 20.9% 的速度继续增长,2025 年市场规模将达到 2 207 亿元。

(三) 社会因素

与美国等发达国家相比,国内民众对康复医学的认识还不充分。在美国,民众很关注术后的康复与调理。但国内许多患者对康复医学的认识仅停留在针对脑瘫、截肢等残障患者的治疗层面,术后多选择直接回家静养,这对于尽快恢复健康极为不利。民众的康复观念在一定程度上延缓了我国康复医学的发展。因此,加大对康复概念、方式及目标的宣传十分迫切,需要让更多的人认识到康复治疗的必要性,这才能激活康复医疗服务的需求,提高患者的身体康复水平。

(四) 技术因素

科学技术的发展成果总会被首先运用于医疗保健领域。康复医学领域中引进和采用了许多新技术,而建立多学科团队进行康复技术开发已成为业界共识,如生物芯片技术、微电子脉冲技术等,通过对人体功能测定、评估、训练、重建、补偿、调整和适应,对恢复运动、语言、心理、认知以及个人自立所需的其他功能,都将带来不可替代的巨大推动作用。互联网+康复将成为康复服务改革创新的一大动力。物物相连的物联网技术将训练过程中的运动训练器材、物理治疗设备、评估设备联动起来,汇集整个康复过程中的设备与数据,通过大数据平台的处理,制定出更科学、更合理、更个性化的治疗方案。虚拟现实技术将为康复训练带来"随时随地训练"的可能性,脑机接口、康复机器人技术使缺失的功能得到代偿,3D 打印技术将使康复辅具与用品更加多元化。医院—社区—家庭的康复医疗服务通过互联网实行三级联动,康复服务将更加便捷、高效。

原先只注重肢体运动康复的观念也在逐渐改变,多层次、多方位的综合康复理念被应用于康复实践中。言语功能、认知功能、日常生活活动能力等方面受到重视,上下肢机器人、计算机辅助认知训练、计算机辅助言语训练、泛化学习、镜像疗法、远程康复等新式治疗手段不断涌现,提高了临床康复的疗效。

康复技术的不断进步也会反哺整个康复行业的发展,使得康复行业得到更多人的认可和参与,形成良性循环,更好地提升人们的生活水平。

二、行业发展历程

康复医学在我国的发展始于20世纪80年代,它是改革开放政策实施之后从国外引进的先进学科成果。相较于美国等发达国家,我国的康复医学的发展起步较晚。但在这40多年间,随着政府和民众对康复医学重视程度的提高、各种支持性政策的不断出台,我国的康复医疗服务体系的建立已达到一定程度:三级综合医院逐渐设立康复医学科室,许多二级医院转型成为康复专科医院,民营专科医院也有向规模化发展的趋势。总体而言,中国康复医学的发展经历了萌芽阶段和试点推广阶段,目前已经进入规范发展阶段。

三、挑战与应对

目前康复服务行业缺口较大。根据《2022年中国卫生统计年鉴》的数据,2021年,全国共有910家康复医院,为全国综合医院总量的3.99%。作为接续性医疗机构,康复医院存在一定的缺口。

康复医疗机制仍旧不够完善,主要表现在:以药养医、重药轻医的现象依然存在,导致中医康复从业人员收入低,进而从事相关行业的人员流失严重,形成恶性循环;行业本身也存在管理乱的现象,行业信誉度有待提高。

到2022年,我国每10万人口康复医师为2.2人、康复治疗师为4.3人,专业人才十分缺乏。此外,院内和院间转诊机制运行不畅,支付方式缺乏个性化等因素制约了康复医疗进一步发展。据测算,2022年我国康复治疗师及康复医师的缺口分别高达8.1万人及5.3万人。这主要是由于康复从业人员的薪酬远低于临床医师的收入水平,且在后续晋升中无明显优势,康复从业人员难以彰显其个人价值,对于医生个体而言会更倾向于选择其他医学专业进行学习。

《全国医疗卫生服务体系规划纲要(2015—2020年)》明确提出,床位配置需向基层医疗机构护理和康复病床倾斜,这推动了康复学科床位的增加。截至2020年,中国医院康复医学科床位246 907张,占床位总数的3.5%,但与《综合医院康复医学科基本标准(试行)》要求的5%标准仍存在1.5%的缺口尚待补齐。此外,三级、二级综合医院康复医学科配置比例分别为74.36%和18.23%,缺口集中于二级医院,综合医院康复医学科在科室设置、建筑面积方面皆存在不足。从地域来说,全国康复病房配置有明显的地区差异,经济发达地区康复病房多于欠发达地区,康复病房分配有待进一步均衡。

医疗保障覆盖范围较局限。需要康复服务的居民大多是残疾人,由于自身行为能力受限,没有固定收入,而康复治疗和训练往往花费大量的时间和金钱,很容易导致经济上的拮据,所以比普通居民更需要政府的保障。医疗保险是社会保险的重要组成部分,理应为社会中康复者的医疗服务提供基本保障。考虑到社会福利中"普惠"和"特惠"的伦理冲突与争议,医疗康复项目的医疗保险覆盖进程相对缓慢,截至 2016 年,共有 20 个医疗康复项目被纳入基本医疗保险支付范围,远低于康复医疗的实际覆盖面。同时,医保的支付范围主要针对住院费用的结算,非急性恢复期的费用无法有效支付,这一方面不利于减轻患者负担,另一方面难以发挥分级诊疗和康复作用。

社会对康复医学的认识不足。自 20 世纪 80 年代西方康复医学传入我国以来,中国政府大力推广康复医学,一些三甲综合医院相继设立康复科开展康复治疗,但公众的康复治疗意识仍有待提高。目前,康复知识尚未普及,甚至大多数综合医疗机构的医务工作者对康复知识的了解也不多,这不利于我国康复事业的发展。

对于以上问题,有学者提出了相应的发展建议。

医养结合,推动康复服务社区化、家庭化发展。随着我国人口逐渐老龄化,自 2013 年《关于加快发展养老服务业的若干意见》出台以来,国务院和各部委先后 11 次印发医养结合重要文件,持续推进医养融合。医疗与养老相结合,是指医疗资源与养老资源的结合,使康复服务融入老年人的生活,为老年人提供全面保障。与传统的养老模式不同,医养模式与现代医疗服务相结合,将康复融入生活,作为一种新的养老服务模式运作。对于康复服务占比较大的服务对象,采用新的"医养结合"方式,一方面,可减轻康复医疗机构负担,同时满足现代老年人的多重养老需求,注重保障老年生活中的养老和医疗服务需求。另一方面,立足家庭,依靠社区,推动康复医疗资源下沉社区,方便群众就医。

推进康复医学教育规范化。不断加强康复医学的本科教育,鼓励康复相关人员的培养。目前,已有 50 多所高校仿照欧美发达国家设立了康复医学本科专业,应进一步扩大办学规模,为康复医疗服务提供更多人才。参照日本康复医师和康复治疗师的培训模式,加强康复治疗师的专业教育,进一步规范培训体系,通过单独培训的方式加强康复治疗师的专业培训;注重多学科交叉培养和融合,促进康复医学工作者与神经外科、骨科、心血管内科、呼吸内科等相关科室的医务工作者合作。同时,充分发挥中医学的特点,结合我国国情,将中医针灸、推拿、火罐等传统治疗方法与现代康复医学相结合,充分发挥中医康复疗法对康复器械低依赖、价格便宜等优势,丰富康复服务内容。

扩大医疗保险覆盖面,改善支付方式。作为新一轮医改的重要任务,建立健全康复医疗服务体系是实现分级诊疗的有效途径。① 康复项目应逐步纳入医疗保险覆盖面,兼顾评定性项目和治疗性康复项目,逐步由特殊群体康复向全民康复发展,从急性康复期的住院费用逐步扩大到非急性期的社区护理和家庭照护服务收费。② 充分发挥商业保险的辅助功能,考虑到老年人和残疾人康复服务的巨大需求,为避免医疗费用快速增长给地方医保带来的压力,应适当发挥商业保险的补充作用。

提高全民康复意识,增强社会认可度,加大康复医学知识的宣传力度,有利于提高整个社会对康复医学的认识和接受度。① 社会各界大力宣传和普及康复医学的优势、特点,将全民康复意识纳入国民健康素养培养,通过康复医学知识的普及,提高人民群众对康复的接受度。② 对于其他专业的医务工作者和研究人员,也要大力宣传康复医学,加强内部联系,增进相互了解,通过建立各部门之间更紧密、规范的工作关系,促进长期发展。③ 对于康复医学工作者本身,要积极了解卫生发展的政策法规,积极介入,积极参与医改,推动各项政策法规的出台和实施,推进学科建设。

第四节　中医术语学概述

■ 一、中医术语学科简介

中医术语是中医学下属新兴二级学科,与文、理、医科交叉,主要研究中医术语的理论、方法和应用。辽宁中医药大学李德新教授开创了中国中医术语学科的先河,开辟了中医学研究的新领域,填补了中国术语发展史上的空白。

(一) 学科特点

中医术语学科是对中医术语的理论、方法和应用的研究,研究对象是中医术语的语言学特征、中医术语理论体系、中医术语的临床应用、中医术语的规范化和标准制定原则与方法,以及中医术语的翻译。与中医术语学科相关、相近的学科应与本学科相互渗透、相互交融,相关学科包括中医基础理论、中医药英语、中医学、现代医学、中医诊断学、中药学等;相近学科包括应用语言学、数理语言学、计算语言学、逻辑学、信息学、符号学、标准学、现代统计方法学、数据库及现代医学科研思路等。从学科性质上看,中医术语学科属于自然科学与社会科学的交叉学科。该学科在中医药发展史上是前所未有的,具有综合性、独立性和原创性。

(二) 研究意义

首先,中医术语学科的建立有利于中医学话语体系的建立。自古以来,随着中医学思想的产生和发展,总有一些专有名词用来表达思想和概念。从这个意义上说,中医学的发展史也是中医语言的发展史。每个学科都有自己的概念体系,中医术语是中医学作为一个学科的概念体系。与专业词汇相比,术语词汇最大的特点之一是人为干预。一位著名的术语学家曾说过,术语不是自己产生的,而是创造出来的。为了对术语进行系统干预,有必要建立术语理论。因此,深入分析中医术语的科学内涵,对于提高我国学术地位、增强中医药国际竞争力和话语权具有重要的现实意义。

其次,中医术语学科的建立可以促进中医学的学术交流。中医术语是中医标准化的保证,是中医学重要的基础研究需要。同时,术语体系的建立是一门学科成熟的标志。一个术语混乱的学科很难登上国际学术舞台。因此，概念清晰、规范统一的中医术语，对于中医药知识的传播、国内外医学交流、多学科和多行业的沟通具有重大而深远的意义，特别是对中医药科技成果的推广利用和学科技术的发展，中医药图书、教材的编辑出版，促进中医药现代化和国际化，都具有重要深远的影响。

（三）研究方法

中医术语学科的基本研究方法包括哲学方法、逻辑学方法、文献学方法、信息学方法、语言学方法等。

唯物辩证法是中医术语学科研究的世界观、方法论。中医术语研究者应该在马克思主义哲学思想指导下，构建能体现中国古代哲学独特魅力的中医术语的科学观和方法论。中医学的逻辑思维模式沿袭了中国古代科学的思维方式，以取象比类为其逻辑特征，善于整体观察，拙于还原分析。因此，中医术语学科应以唯物辩证法的思维方式作为自己根本的科学的思维方式，并体现中医学直觉、整体、辨证的思维方式特点，以建立中医术语学科的概念和概念体系，确立术语逻辑定义和本体定义的基本方法。逻辑学的研究方法通过形式化的推理，将复杂的问题简化为形式化的符号系统，从而更好地进行分析和推理。文献是人类知识的书面载体，也是保存人类知识的重要工具。中医术语学科研究应充分利用中医学的古代文献、近代文献、现代文学和当代文献，以探讨中医术语的产生、发展、演变、规范的源流，文献学方法是中医学术语史和中医学概念史研究不可或缺的方法。信息学是研究信息现象及其规律的科学，是与术语学相交叉的学科。中医术语研究应充分运用信息学的方法，特别是计算语言学、认知语言学等方法。而从中医学文献的文本数据挖掘，到中医术语数据库和中医术语知识库的建构，以及中医术语的管理等，都离不开信息学理论与技术的支撑。

语言是人类形成和表达思想的途径，是人类社会最基本的信息载体。而语言学是研究语言的科学，术语学属于应用语言学范畴。中医术语的语言是汉语，其文字为表意文字的汉字，包括古代汉语和现代汉语。中医术语研究应正确地运用规范的现代汉语，应符合现代汉语的语言文字规范，处理好古代汉语向现代汉语的转换。中医术语研究的语言学方法，主要包括称名学、文字学、语音学、语证学、语法学等。这些方法具体应用于中医学术语的命名（名称）、构成、同义多义分析、定义表达和术语体系的构建等。

总之，术语学是一门综合性的学科，与哲学、逻辑学、语言学、信息学、符号学、系统科学等密切相关。一般而言，术语学的研究方法大致可分为3类：一是术语源出学的方法，如语言学方法。中医术语的科学语言的源出学科为汉语语言学。二是术语学的基础与亲缘学科的方法，如哲学、逻辑学、信息学、科学学、符号学等。三是术语学自己的研究方法，如术语方法模型和专用语言分析。中医术语的专用语言分析法，主要是指分析中医学术语从自然语言→原始术语→难术语→标准术语的演变过程，特别是哲学术语向医学术语的演变。

■ 二、中医术语的特点

（一）中医术语的语义特点

与其他多数学科的术语不同，中医术语的形成语言为中文，且融合了数千年的历史文化，故中医术语有其自身特点。

1. 历史性　由于受到文言文文体特征的影响，中医术语的组成单位上不仅有字、词组构成的术语，而且有短句形式的术语，如心主血脉、木乘土等，这类短句形式的术语自有其所指的概念。此外，研究者还要考虑中医术语古今词义的演变，如"内风"在古代是指因房劳汗出、风邪乘袭的病证，今指肝风内动，与外风相对而言，即由脏腑功能失调而引起具有动摇、震颤特点的各种症状的病理变化，与肝脏关系最为密切。

2. 人文性　如三子养亲汤，虽然使用三种植物的种子（苏子、莱菔子、白芥子）来治疗老年气喘病，同时也隐喻诸孝子侍奉老人的儒家伦理观。因此，不能简单地将"三子"规范成"三籽"，否则会丢失其人文属性。

3. 抽象性　中医术语包含大量的自然语言和生活语言，用生活中常见的事物和事态来表述或比喻人体的生理、病理、诊断和治疗的原理等。多为定性描述，很少定量描述，如实火、虚火。

4. 特有概念　中国的语言和民族文化与中医学所体现的抽象思维方式相互影响，尤其是在隐喻思维方式上。例如，五行是古人在长期的生活和生产实践中，对木、火、土、金、水五种物质朴素认识的基础上形成的理论概念，指的是木、火、土、金、水五种物质的运动和变化。因此，中医学的五行不是指五种具体的物质本身，而是对五种物质不同性质的抽象概括。

此外，一些中医学概念的表达也不完全符合形式逻辑。例如，证是中医学的一个独特概念，不同于疾病和症状，以"气血两虚证"为例，它既是一个独立的概念，又在实际情况描述中，往往与病名相结合，如心悸气血两虚证、滑胎气血两虚证，此时它不再是线性的而是多维的，辩证逻辑的方法可能更适用。

（二）中医术语的结构分类

中医术语的词法特征可以从语素、词、短语三层次进行分析，以及一些潜在句子结构。

1. 语素　这是汉语语法中最小的语音语义结合体，也是最小语言单位。例如，"脾阴"一词可分成"脾"和"阴"两个语素，意为"脾之阴精"。

（1）按音节位数分类：中医术语可以分为单音节语素术语、双音节语素术语和多音节语素术语。其中，单音节语素术语就是单个汉字构成的术语，如阴、阳、木、火、水、金、土，也是中医术语最常见的形式。双音节语素术语是指由两个仅表示一个意义的汉字组成的术语，如穴位名"风门"，"风"表示"自然界空气的流动"，而"门"意为"出入口"；当两字分开时，与穴位毫不相干。中医术语中双音节语素的术语数量远不如单音节语素术语。多音节语素术语多为音译的外来词,也是不能再拆分的语素,但与中医术语关系不大。中医术语中多音节词极为少见,如少阳人。

(2) 按语素构词能力分类:中医术语可以分为自由语素术语、半自由语素术语和不自由语素术语。自由语素是指可以单独构成术语也可以与别的语素组合构成术语的语素,如热毒与湿热中的"热"。自由语素在中医术语中极为常见。半自由语素不能单独构成一个词,在组合构成术语时其位置可前可后,如甲子、女子胞、子痫中的"子"。不自由语素不能单独构成一个词,在组合构成术语时其位置固定,如大肠、大便的"大"只能置前;卫分、气分中的"分"只能置后。中医术语中不自由语素极少。

2. 词 中医术语词的分类可以从词的音节数、内部结构和语法功能三方面来进行。

1) 按音节数分类:可以分为单音节词,如、气、血、津、液;双音节词,如秽浊、疮气;多音节词,如太阴人。

2) 按内部结构分类:可以分为单纯词和合成词。

(1) 单纯词:主要有单音节单纯词和双音节单纯词两种。

单音节单纯词的中医术语数量很多,如金、木、水、火、土、气、血、津、液、心、肝、脾、胃、肾、风、寒、暑、湿、燥、火、喜、怒、忧、思、悲、恐、惊、阴、阳、表、里、寒、热、虚、实等。

双音节单纯词又称联绵词,在中医术语中为数不少。联绵词不能按字面释义,如鸡眼不能解释为"鸡的眼睛",联绵词有 4 种类型。① 双声词:指两个音节的声母相同的联绵词,如阴阳。在中医术语中,植物性药味和动物性药味多属于双声词,前者有枇杷、黎芦、防风等,后者有蜘蛛等。② 叠韵词:指两个音节的韵母相同的联绵词,中医术语有芍药、苁蓉等。③ 叠声词:在医古文中,时有叠声词出现。如《伤寒论》的桂枝汤证中"太阳中风,阳浮而阴弱,阳浮者热自发,阴弱者汗自出,啬啬恶寒,淅淅恶风,翕翕发热,鼻鸣,干呕者,桂枝汤主之"中的"啬啬""淅淅""翕翕"。④ 拟声词:模拟声音的词称拟声词,在中医术语例词中较少,如"喝喝"模拟喘息声。

(2) 合成词:由两个或以上的词合成,各组成部分可彼此分开,并有独立意义。共有 7 种类型,与中医术语关系密切的有 5 种。

联合式:构建语素意义相同、相近、相反或相关,如补益、脏腑、寒热、昏厥。

偏正式:前一语素限制或修饰后者,词义以前者为辅,后者为主,如肝火。

主谓式:前一语素示为被陈述事物,后一语素示为陈述情况,如气逆。

动宾式:前一语素表示行为,后一语素表示行为支配对象,如清热、明目。

附加式:是加上属于不自由语素的前缀或后缀的词。可分为前加式与后加式,前者如大肠、大便、大脉、大头瘟、大针、大方,后者如卫分、气分、营分、血分。

3) 按语法功能分类:可分为实词和虚词两大类。实词有 8 类,虚词有 4 类。汉语词法固然区别于英语,然而汉语词类的划分与英语有若干共同点。在西医英语中,医学术语均指名词,但在中医术语中,涉及词类不止名词一种。

名词可分为表示抽象(如八纲辨证中归纳为"阴、阳、表、里、寒、热、虚、实"的 8 类证候)、事物(金、木、水、火、土)、时间(五更)、方位(上热下寒)的名词。

动词表示动作、行为、心理活动或存在、变化、消失等概念,但是中医术语中许多名词其实是动词与名词的兼类词,相当于英语的动名词。可以细分为表示机制的动词(如安、发、攻、活、健、开)、表示病理的动词(如崩、逆、犯、困、阻、凝)、表示诊断的动词(如望、闻、问、切)和表示治疗的动词(如点、刺、拔、擦、进、捏)。

表示事物属性或特征的形容词,可分为表示状态的形容词(如小舌、胖大舌、语声低微)、表示性质的形容词(如痿软舌、急惊风、强硬舌、慢惊风)和表示颜色的形容词(如红舌、小便黄赤、白喉、白缠喉、白睛)。

表示数量或顺序的数词,如半表半里、一指禅、二陈汤、三焦、四肢拘急、五迟、六淫、七情、八纲、九针、十二经脉、十四经、十五络脉、十八反、十九畏、百晬内嗽、千金方。

名词的兼类词,如苦温燥湿中的"燥"。

中医术语组合词中十分常见的缩略词,如"虚"是"虚证"的缩略词。

其他中医术语中出现的副词、量词、代词、介词、连词、助词、语气词,如阿是穴中的"阿"。

3. 短语　由两个以上的词组成,不属于完整句子。根据组词关系,可分为 9 种,与中医术语关系密切的有 6 种,分为不含动词的名词系和含动词的动词系两类。

与中医术语关系密切的 6 种短语为:由两个以上意义、词性相当的词并列组成的并列短语(如清热解毒),由两个以上词组成、从不同角度指同一事物的同位短语(如阴阳两虚),由前置的词修饰或描述后面的中心词而组成的偏正短语(如肝火),前置的动词支配后面的词(宾语)的动宾(述宾)短语(如平肝),后置的词(补语)补充前置的动词(谓语)的谓补(述补)短语(如亢盛),主语和谓语是一对相互依存的概念的主谓短语(如阴平阳秘)。

4. 潜在句子结构　根据上述分析,中医术语的三级语言单位为语素、词和短语,其界定为非句子范畴。然而,由于中医学科的特殊性,许多中医术语的原结构为潜在的简单句,只不过由于汉语无字形与词形变化,从而在特定语境中认定为非句子结构。这些潜在句子结构可以按主谓结构分析、按谓语结构分析和四字格结构分析。

按主谓结构分析可以分为:① 完全主谓句,指句子存在并显现出主谓结构,如风热犯鼻与木生火;② 不完全主谓句,指句子存在主谓结构,但在承前启后的语境中省略主语,如扶正解表。

按谓语结构分析可以分为:① 名词谓语句,如肺脾两虚;② 动词谓语句,如肺津不布;③ 形容词谓语句,如肺气不利;④ 主谓谓语句,如阴损及阳。

按四字格结构分析可以分为:① 简单句,如肝阳上亢仅有一个主谓句构成;② 并列句,如滋阴润燥是由滋阴和润燥两个主谓句构成;③ 复合句,如胆郁痰扰,意为"胆郁"而致"痰扰",整体为结果分句。

(三) 中医术语的选定原则

术语是指在科学技术中有必要定义一个想法或概念的边界时使用的词语。当我们需要限定某个概念时,就需要使用术语。中医术语的选择应遵循以下原则。

1. **科学性原则** 术语的结构应符合语言的造词规则。汉语术语必须符合汉语词汇学和造词规律,遵守国家有关语言文字的规定,适用规范的现代汉语语言文字标准。

2. **准确性原则** 指术语应更确切地反映概念的本质特征。例如,"卫气"这一术语表示了"由水谷精微所化生而行于脉外的悍气",准确地表达了概念的本质特征。

3. **单义性原则** 在同一专业范围内,一个术语应该只表达一个概念(单义),而一个概念只有一个指称,即由一个术语表达,没有歧义。在术语工作中,应尽量避免使用同义术语、多义术语和同音术语,否则会出现异义、多义和同义现象,导致严重的误解。

4. **系统性原则** 特定领域的术语应构成一个完整的系统。要求术语的层次结构清晰明了,术语协调统一;跨学科术语应由主要学科根据其概念产生的"来源"和"变化"来定义。同时,应充分考虑该子学科已经约定俗成的事实。在中医学领域,跨学科术语更为常见,应遵循这一原则。如"五行",其基础关系包括"相生"和"相克",相生有"木生火、火生土"等,相生异常引起的母子相及病变"母病及子、子病犯母",以及相应的"虚则补其母、实则泻其子"治则和"滋水涵木、金水相生、培土生金、益火补土"等治法。相克有"木克土、土克水"等,相克异常包括相克太过和反向相克。相克太过为"相乘",有"木乘土、土乘水"等,引起"木旺乘土、土虚木乘"等病变,以及"抑木扶土"等相应治法;反向相克为"相侮",有"木侮金、水侮土"等,引起"木火刑金、土虚水侮"等病变,以及"佐金平木、培土制水"等相应治法,构成从生理到病理、治则、治法等五行术语系统。

5. **简明性原则** 信息系统要求术语尽可能简洁,易于阅读和记忆,以提高效率。中医术语一般不宜过长,过长难以推广。在术语工作中,应尽可能地处理准确性和简明性之间的关系。

6. **稳定性原则** 使用效率高、范围广、约定俗成的术语,没有重要原因,即使有不尽如人意之处,也不应轻易改变。例如,"脾主运化"一词在结构上属于主语、谓语、宾语完整的句子,是一个判断(命题)。它的术语结构并不理想,但它已经约定俗成并被广泛使用,故将其视为一个术语。

(四) 中医术语编码

建立一套既符合中医学科本身特征,又符合信息技术特征的术语集,以利于基础数据的采集、交换、共享、分析、利用,是中医信息化发展到一定程度的必然需求。为此,国家中医药管理局于 2015 年启动了 100 项中医药信息标准建设项目,涵盖数据元标准、数据集标准、信息系统功能规范标准。其中,《中医术语编码及术语服务平台基本功能规范》适用于医疗机构行政管理部门,以及特定的医疗机构构建术语服务平台参考;电子病历、电子健康档案等应用系统数据采集、存储、传输、交换、分析、共享过程中中医术语的编码,以及基于编码的各类术语服务应用。

编码对于计算机的排序、索引、快速准确查找,判断编码本身的正确性、有效性,提升数据的质量,促进数据深层次分析利用,均具有重要的意义。术语通过编码来体现其唯一性和无歧义性,并通过编码,将中医药学科相关概念一一对应起来,从而建立起有序的编码空间。

编码化的中医术语集是临床一线业务人员、行政管理人员、数据库人员、编程人员之间沟通的桥梁,也是中医术语未来主要的研究方向之一。

(五) 中医术语的不可译性

近年来,中医术语英译已经成为中医药外译研究中所占比例最大的一个板块,其发展情况与取得的成绩将在本书第四章第一节中具体阐述,在这里仅讨论由于中医术语本身特点造成的不可译现象。

不可译性是指某种语言在翻译成另一种语言时无法找到对等物的特性,译文不可能准确、完整地再现原文。不可译性是外来词中顽固的、非物质化的、不可分割和未被扬弃的组成部分。"可译性和不可译性"不是指两种语言是否可以相互对应的问题,而是指在翻译某些具有强烈情感、艺术色彩和文化特征的作品时,由于语言差异是否可以达到翻译准确性的程度问题。

英国语言学家卡特福特(Catford)将不可译性分为语言不可译性和文化不可译性。前者是指原作品利用语言形式的特殊性来传达情感,如有节奏的言语(诗歌中的节奏)、特殊的词语排列(回文、文字游戏等);后者是指不同语言民族之间的文化空缺或不可替代性。一些学者认为,语言的不可译性是绝对不可译,而文化的不可翻译性是相对不可译。在一定条件下,一种文化的不可译性可以转化为可译性。看似复杂的文化的不可译性比语言的不可译性更具操作性和可转换性,并得出结论,语言的不可译性比文化的不可译性导致的情况更复杂。

中医术语的不可译性也可以从这两个方面讨论。

1. 文化不可译性　中医术语由于文化造成的不可译性主要由中医药产生的文化背景所决定的。中医学形成于古代,是受朴素唯物主义思想支配,以客观观点综合逻辑思维的方法建立和发展起来的医学体系。由此所形成的术语在价值观念、思维方式、审美情趣等方面与其他文化中的术语均有较大的差异。中医术语文化不可译性的主要原因是中医语言的文学性、美学价值和哲学思辨性。

(1) 中医语言的文学性:中医学通过形象的语言、精巧的结构和丰富的修辞,以及多种文学艺术表达手法,赋予中医学概念和理论"言约旨远"的诗意意境。对于一些病证的描述,既有隐喻性也有很强的文学性,如对于面色的描述"青如草兹,赤如衃血,黄如枳实,白如枯骨,黑如炲"。

(2) 中医语言的美学价值:中医学深受传统文化的影响,集人文性、文学性、哲学性和科技性于一体,在语音、文字、词语、句段等层面折射出形式美、简洁美、修辞美、文化美等美学特征,如行文工整对称、用词简洁凝练、尾词押韵、多用叹词,以及将医理之意融于养生之境等。不仅中药有好多动听且寓意深远的名称,如白术、决明子、半枫荷等,中医的方剂名称更是彰显了中医学的文化美,如玉屏风散、玉女煎、四君子汤等。

(3) 中医语言的哲学思辨性:中医学理论体系在中国传统文化观念思维方式深刻影响下,从天—地—人的哲学角度探索生命和健康,阐释人体结构、生理、病理等。如藏象理论的相关术语体系和五行、五脏、五色、五音的对应,都体现了中医语言的哲学思辨性。

2. 语言不可译性 中医术语由于语言造成的不可译性主要由中医学语言的抽象概括性、多义性和隐喻性造成的。

(1) 抽象概括性:中国传统思维方式的特点是经验综合型,使得中医术语具有很强的抽象概括性,因此中医学家也较多从整体上分析和归纳疾病发展的规律,提出诊断和治疗的方法,这就造成了中医术语的抽象概括性。但是,抽象概括性较强会造成对应词空缺,找不到同样概括性强可以囊括中医术语所有含义的英语词,最突出、最典型的例子当属气一元论、阴阳学说和五行学说中的概念术语。气,是一切无形的、不断运动的物质,中医学中的气一元论认为,气是宇宙的本体,气是构成天地万物包括人类的共同原始物质,气的运动推动着宇宙万物的发生、发展和变化。阴阳概念起源于《易经》,也是古代哲学的一对重要范畴,是朴素的对立统一理论,基本内容包括阴阳对立制约、消长平衡和相互转化等。五行学说是以木、火、土、金、水五种物质的特性及其相生、相克、相乘、相侮规律来认识世界和解释世界的一种世界观、方法论。由于这些概念在目的语中多存在缺省,所以常用音译的方式进行处理。

(2) 多义性:指一个术语有多种含义或解释,这也是中医术语和术语本身特质矛盾的一个特点。中医学一些词语由于关联性较大,经常出现一词多义的现象,而很难在英语中找到单一的对应词语。如中医核心概念"气",在气机、六气、四气五味中的含义各不相同;又如中医里的"疳",常表示黏膜的溃疡化脓现象,也指小儿营养不良,同时又与西医学的某些寄生虫相类似。像这类术语几乎是不可能用一个英语单词来解释的,这无形中也给翻译工作带来了困难。

(3) 隐喻性:指逻辑学中语言表达和交流中的意义转移现象。由于汉字的形象性,再加上中医学深受古典哲学的影响,"取象比类"的思维方式占主导地位,其语言在发展过程中,形成了许多奇特的带隐喻性的术语,如心火、肝风、釜底抽薪、逆流挽舟、胃为水谷之海、心为君主之官等。这类富含隐喻性的术语,很难通过翻译有效地再现原文所含信息。如果翻译时不加注意,很可能会给读者造成一种"有谜面而无谜底"的感觉。翻译无法等效,又成为中医语言不可译现象的一个重要根源。

第五节　中医康复术语研究现状

■ 一、研究方法

(一)文献数据库

现代数据库的应用,为中医文献检索开辟了一条简捷之路。文献数据库不仅为中医康复理论的深入研究奠定了良好的基础,而且为中医康复医学名词术语的规范化研究提供技术支持。建设中医康复医学文献数据库,首先应对古代医籍进行整理。中国历代医家撰述甚丰,但由于学术流派、师承、引述等原因,导致很多观点及内容交叉重复的情况十分普遍,因此,需要建立统一规范的中医康复学说文献数据库,做到对各时期名著进行精选,并对每部医籍的出处、卷数、存佚及著作人传略等情况进行简要介绍,次序以成书年代先后为序,将其中关于中医康复学说的理论观点分门别类加以收录。相同观点,仅收录最早的医籍所载,后世完全重复系转引抄录的则删去不收。还应注意在选择名著时版本的优劣,要充分利用版本研究的成果,避免因传抄传刻、脱文讹字而贻害学术研究。其次,要注意广收期刊论文。目前,我国医药期刊的出版发行量很大,内容丰富而广泛,涉及中医康复的理论、治疗方法也很多,有观点新颖的学术争鸣,有最新动态的科研成果,有临床治验体会,能及时反映学科动态,为中医康复学名词术语规范化提供一定的依据。中医康复学文献数据库中广泛收集相关的期刊/会议/学位论文、学术报告等,也具有重要意义。

(二)基于本体的语义网络

本体最早是一个哲学概念,用以探讨事物客观存在的本质,是对客观存在的一个系统的解释或说明。语义模型是表达领域概念、关系以及概念间关系的模型,是本体的核心架构,主要包括类、类属性与语义关系的定义。类是本体中最主要的知识单元,起提纲挈领的作用,用于描述一类具有共同特征的实例对象。

语义标准化是打破"信息孤岛",实现多源数据的无歧义融合,确保数据用户群体有效共享、使用的有效途径,也是当前研究难点和热点之一。本体作为支持异构信息语义层面的标准化和互操作、实现智能分析处理的有效手段,已经在生物医学数据分析、检索、整合、共享与再利用等场景中发挥越来越重要的作用。

本团队先前研究了《黄帝内经》脾藏象理论语义关系的体系架构、种类和适用范围,得出《黄帝内经》脾藏象理论语义关系分为一般语义关系、生理语义关系、发病语义关系三大类型,共 49 种语义关系,具有 3 级架构。其中,一般语义关系类型是通用的、基础的语义关系,适用于语义分析时各种语义类型间关系的建立,包括概念、时空条件、属性特征和一般功能 4 类 21 种语义关系。生理类语义关系类型,专门用于揭示人体的生理现象、生理行为、生理状态及生理功能,适用于语义分析时物质、藏象、生理、经络、腧穴等语义类型间生理语义关系的建立,包括物质类语义关系类型和脏腑经络类语义关系类型,涉及语义关系 12 种。发病类语义关系类型,专门用于揭示疾病的发生发展及其诊断治疗过程,适用于语义分析时病因、病机、疾病、症状、治疗、预后等语义类型间语义关系的建立,包括因、机、病、症类语义关系类型和施治类语义关系类型,涉及语义关系 16 种。

基于这些经验,团队构建中医康复知识的语义框架,设置了中医康复的基本原则、中医康复方法与技术两个顶层类。建立语义模型虽然耗时费工,但却可以消除中医药领域中概念不规范性与语义之间的屏障,为进一步挖掘古籍知识奠定基础,并为学科发展的术语研究提供了一种可借鉴的模式。

(三) 术语源流

中医药学是我国土生土长的、最具中国特色的学科。其他自然科学的名词术语大多来源于外国,而中医药学名词术语则不同,大量的名词术语形成于古代,有的甚至有数千年的历史,并且构成自己的术语体系。由于中医药学的历史性,名词术语多为古代汉语,有时字即是词,更有古今词义的演变,古文的现代表述等,可见其复杂性。

在研究中医术语时,特别是在研制术语标准时,需要加强考证研究,为术语规范提供有力支撑。中医康复术语,是历代医家在中医学发展基础上历经临床实践,并结合古典经义阐发而成。对某些术语含义因历史变迁而演变的,要尽量找出此术语来源,捋顺其含义的发展脉络,并根据其语义、语法关系进行比较和归类,然后以统一规范的符合逻辑的语言,界定各个术语的内涵和外延。对含义存在争议的术语,应广泛采集各家之说,归纳概括较为公认的观点。并确立中医康复名词术语规范研究的基本原则,确保每条名词术语及其解释要用词得当、界定明确、范围清楚、语义确切,尽量避免学科交叉。

■ 二、现有研究

(一) 现有标准

目前,国内现行的与康复相关的国家、地方、团体、企业标准一共 148 部,但是与术语相关的标准仅有两部,有《假肢和矫形器:下肢截肢者治疗和康复有关的术语》(GB/T 41177—2021)、《康复辅助器具:分类和术语》(GB/T 16432—2016)。其中,与中医康复相关的地方标准有 5 部,其中涉及术语者如表 1-1 所示。从表中可以看出,部分术语定义不规范且没有英译,说明中医康复术语规范工作任重而道远。

表 1-1　现行地方标准中的中医康复相关术语

序号	标 准 相 关 内 容	
1	标准信息	名称：DB45/T 2590—2022　产后妇女脊柱劳损中医康复治疗技术规范 发布机构：广西壮族自治区市场监督管理局
	术语内容	3.1　产后妇女脊柱劳损 spinal strain in postpartum women 妇女生产后 3 年内，由孕产期及产后劳损等各种因素导致脊柱力学平衡发生改变，脊柱关节紊乱、肌群紧张，引起的颈、胸、腰、臀、腿疼痛酸胀不适一系列症状 3.2　牵引调曲法 traction to adjust spinal curvature 通过四维整脊治疗仪改善或恢复脊柱解剖结构及力学平衡的治疗方法 3.3　正脊调衡手法 spinal manipulation and adjustment 通过手法纠正脊柱小关节错位，平衡软组织，改善或恢复脊柱正常解剖位置，从而达到治疗效果的治疗方法
2	标准信息	名称：DB22/T 3378—2022　哮病中医康复规范 发布机构：吉林省市场监督管理局
	术语内容	3.1　哮病 bronchial asthma 一种以发作性喉中哮鸣有声，呼吸困难，甚则喘息不得平卧为主要表现的反复发作性肺系疾病
3	标准信息	名称：DB22/T 3151—2020　眩晕综合征中医康复治疗规范 发布机构：吉林省市场监督管理局
	术语内容	无
4	标准信息	名称：DB22/T 3107—2020　肺胀中医康复规范 发布机构：吉林省市场监督管理局
	术语内容	2.1　肺胀 chronic obstructive pulmonary 多种慢性肺系疾患反复发作、迁延不愈，导致痰瘀阻结，气道不畅，肺气壅滞，肺叶胀满，不能敛降的一种病证
5	标准信息	名称：DB62/T 2965—2019　中医按摩戒毒康复技术规范 发布机构：甘肃省市场监督管理局
	术语内容	1.1　中医按摩 以中医的脏腑、经络学说为理论基础，用手法作用于人体体表的特定部位以调节机体生理、病理状况，达到治疗目的的方法，从性质上来说，它是一种物理的治疗方法 1.2　戒毒康复 指戒毒人员毒品戒断后身心机能恢复的过程

（二）现有其他文献

本研究团队以"康复"和"术语"为关键词检索了中国知网知识发现网络平台、万方数据知识服务平台和读秀知识库，发现现有中医康复术语研究极其匮乏。

团队共检索到相关论文 4 篇，分别为发表于《中医杂志》的《中西医认知功能障碍康复术语框架构建探讨》（2016 年）、发表于《中医临床研究》的《中医康复学名词术语规范化研究的初探》（2017 年）、发表于《中国中医药信息杂志》的《基于本体的中风病康复古今术语库构建方法研究》（2012 年）和发表于《按摩与康复医学》的《关于中医康复学名词术语规范化研究的思考》（2014 年）。4 篇论文由河南中医药大学、福建中医药大学和宁夏医科大学附属银川市中医医院 3 个研究团队发表。

　　团队共检索到两部著作，分别是李国徽、何晓华、宋秀娟主编的《中医康复学名词术语》和郭琪、蔡明、梁贞文主编的《英汉康复医学术语速查》。

　　团队共检索到专利两项，注册单位为湖南中医药大学，专利名称为《成人康复专科术语标准化系统》(CN202010954299.X)和《儿童康复专科术语标准化系统》(CN202010955863.X)。

　　可以看出，目前针对中医康复术语的研究非常少，亟待研究者开展进一步的研究。

第二章
中医康复术语体系研究

中医康复学具有悠久的历史和丰富的内容，是整个中医药体系中不可分割的组成部分，对中医学的发展和中华民族的繁荣做出了重要贡献，同时也在国际上得到了传播，在世界范围内产生了一定的影响。建立统一规范的中医康复术语体系是完成中医康复学标准化、国际化、信息化建设的前提和基础，是中医康复学科建设的基本任务，也是完善中医药标准化目标的重要组成部分。

中医康复发展至今，已成为一门实践性强的学科，主要内容包括中医康复的专业基础理论、诊疗技术及临床常见病症的康复治疗三大部分。中医康复学研究的主要内容决定了中医康复术语的构成，中医康复术语体系的构建正是以此为基础的。

中医康复专业基础理论主要阐述中医康复学的基本理论和基本特点。中医康复学是中医学的重要组成部分，其专业基础理论仍以整体观念和辨证论治等为指导，由阴阳五行学说、藏象学说、经络学说、病因病机学说、气血津液学说等构成。基于中医康复学专业基础理论形成的术语是中医康复理论术语，包括阴阳五行术语、藏象术语、经络术语等。

中医康复诊疗技术包括中医康复评定和中医康复治疗技术。中医康复评定是在中医康复学理论指导下，运用四诊评定方法和现代康复医学评定方法，对伤、病、残者进行全面、系统的综合评定，主要内容包括整体评价、躯体功能评价、精神心理功能评价和社会功能评价等。中医康复治疗技术是以中医学理论为依据，采用中医治疗方法来改善功能、提高生活自理能力和生存质量，包括针灸疗法、推拿疗法、拔罐疗法、刮痧疗法、中药疗法、情志疗法、饮食疗法、传统运动疗法等。基于中医康复诊疗技术形成的术语是中医康复技术术语。

中医康复临床常见病症包括脑卒中、颅脑损伤、脊髓损伤、骨折术后、颈椎病、肩周炎、腰椎间盘突出症、退行性膝骨关节炎、踝关节损伤、高血压、冠心病、慢性阻塞性肺疾病、糖尿病、抑郁症、失眠、小儿脑瘫、恶性肿瘤等。在对临床常见病症的中医康复过程中，会选用一些辅助康复治疗的器械，由此形成的术语是中医康复器械术语。

综上所述,中医康复术语体系可分为中医康复理论术语、中医康复技术术语和中医康复器械术语。第二章中医康复术语体系与第三章中医康复术语规范化研究中所包含的术语并不相同,前者研究范围较大,构建了涵盖所有常见中医康复术语的体系,第三章中医康复术语规范化中对于术语名称及术语定义的规范只是对术语体系中的部分术语进行标准化研究,建立的术语标准体系构架要小于整个术语体系框架。如中医康复器械术语部分在中医康复术语体系中,但并不在构建的术语标准体系中,该部分的术语有待相关行业专家进一步研究规范。

第一节　中医康复理论术语

中医康复学专业基础理论以整体观念和辨证论治等为指导,由阴阳五行学说、藏象学说、经络学说、病因病机学说等构成。因此,综合来说,中医康复理论术语不仅包括中医康复基本理论术语,还包括阴阳五行、藏象、气血津液、经络、病因病机等中医基本理论术语。

■ 一、中医康复基本理论术语

中医康复基本理论术语包括康复、中医康复、中医康复学、中医康复评定、中医康复治疗技术等中医康复基础理论类术语以及整体康复、辨证康复、功能康复、综合康复、康复预防等中医康复的基本原则类术语。

（一）中医康复的基础理论类术语

1. 康复　现代"康复"一词原意为"复原""重新获得能力""恢复原来尊严、权利和资格"等。中国古代文献中"康复"一词,主要是对伤病的痊愈和健康恢复而言。《旧唐书・则天皇后本纪》关于武则天疾病治愈的记载曰:"五月癸丑,上以所疾康复,大赦天下,改元为久视。"这可能是"康复"一词用于医学上的最早记载。传统中医学的习惯中,"康复"一词容易被简单理解为伤病的痊愈和健康的恢复,但是在以伤、病、残者功能障碍为对象的现代中医康复学中,"康复"内涵已远超过这一范畴。痊愈和恢复指的是伤、病者经过治疗后病理逆转、症状消失、健康恢复到患病以前的状态,而"康复"则是指伤、病、残者功能障碍的残存功能和潜在能力在治疗、训练后获得最大限度的发挥。

2. 中医康复　指采用精神调节、合理饮食、传统运动、针灸、推拿、中药以及沐浴、娱乐等各种方法,对先天或后天各种因素造成的机体功能衰退或障碍进行恢复,以提高或改善病、残者的生命质量。

3. 中医康复学　指在中医学理论指导下,研究康复医学的基本理论、医疗方法及其应用的一门学科。具体地说,中医康复学是应用中医学的基本理论、方法及有关技术,使机体功能衰退或障碍者的潜在能力和残存功能得到充分发挥的科学体系,其目标在于减轻或消除因病残带来的身心障碍,以恢复功能,重返社会。主要服务对象是由于损伤、各种急慢性疾病、老龄化带来的功能障碍及先天发育障碍的残疾者。

4. 残疾 这是人体身心障碍的总称。具体地说,残疾是指因外伤、疾病、发育缺陷或精神因素等造成的身心功能障碍,以致不同程度地丧失正常生活、工作和学习能力的一种状态。

5. 中医康复评定 指在中医康复学理论指导下,运用四诊评定方法和现代康复医学评定方法,对伤、病、残者进行全面、系统的综合评定,主要内容包括整体评价、躯体功能评价、精神心理功能评价和社会功能评价等。在康复评定过程中,需结合患者身体各部分的联系与所处环境进行整体审查,通过望、闻、问、切四诊获取与疾病有关的症状和体征,相互参照,综合分析,评定辨别出伤、病、残者的中医病名和证候,并制定出合适的中医康复治疗方案,评估中医治疗效果和功能障碍的预后等。康复评定还包括肌力评定、肌张力评定、关节活动度评定、神经电生理评定、平衡与协调能力评定、步态分析、认知功能评定、疼痛评定,以及生活能力与生存质量评定等。

6. 中医康复治疗技术 指以中医学理论为依据,采用中医治疗方法来改善功能,提高生活自理能力和生存质量,包括针灸疗法、推拿疗法、拔罐疗法、刮痧疗法、中药疗法、情志疗法、饮食疗法、传统运动疗法等。

(二)中医康复的基本原则类术语

中医康复的基本原则包括整体康复、辨证康复、功能康复、综合康复、康复预防和康复服务社区化、家庭化等原则,据此形成的术语为中医康复基本原则类术语。

1. 整体康复 整体观念是中国古代唯物论和辨证思想在中医学的体现,贯穿于中医学病理、生理、辨证和治疗等各个方面。中医学认为,人体由脏腑、经络、肢体等组织器官构成,任何一个器官或组织都不能孤立存在,脏腑经络之间、经络肢体之间,以及脏腑肢体之间等都存在着生理功能或结构上的多种联系,这样才使人体成为完整统一的有机体,发挥正常的生理功能。整体观以五脏为中心,内应六腑,外合肢体官窍,五脏疾病可以在肢体官窍体现出来,反之也可以通过肢体官窍(经络穴位等)对五脏病理进行调理和治疗。此外,机体局部功能障碍等变化也与全身生理病理状态相关。所以,在疾病康复过程中要从整体出发,对心理障碍、生理障碍、局部功能障碍等都要采用各种康复措施,并最大限度地发挥其潜在的能力,体现中医康复学"天人一体"的整体康复思想。

2. 辨证康复 辨证论治是中医学正确认识疾病、选择和应用治疗方法的前提,也是中医康复学的特点之一。在中医康复学中,需要根据中医学理论对伤、病、残者身体的障碍进行辨识,选择适当的康复方法和技术。"辨证"是认识机体功能障碍生理、病理相互关系及状态的过程,包括对生理、病理因素的辨识,导致机体功能障碍因素与生理因素相互关系的分析,从而充分认识导致功能障碍的本质,对证施术,以达到"治病求本"的目的。中医康复学的"论治"是从临床辨证开始的,由于其对象以功能障碍为主,在其临床辨证中也要围绕功能障碍的病因、性质、程度等,根据中医学八纲辨证、脏腑经络气血辨证的方法,辨别功能障碍病位和寒热虚实的性质等内容,进行相应的康复治疗。

3. **功能康复**　功能康复观是建立在中医学恒动观的基础上,它要求中医康复医生不单着眼于脏腑组织具体生理功能的恢复,更重要的是通过功能训练,从总体上促使患者日常生活和职业工作能力的恢复,内容包括恢复脏腑组织生理功能及恢复生活和职业工作能力。

4. **综合康复**　中医学历史悠久,经过历代医家的传承和发展,积累了大量的中医康复理论和方法,这些方法分别具有不同的适应范围和优势,在针对具体功能障碍时往往多法综合应用,扬长避短,发挥各自优势,以提高康复效果,多种康复手段综合应用的规律也是中医康复学的特点之一。① 标本兼治:"急则治其标,缓则治其本",是中医学治疗疾病的原则之一,即对于急性疾病,以缓解患者病痛、保全生命为目的。病情相对稳定的病症,以消除病因、逆转病理状态、恢复患者身心功能为目的。② 内治外治结合:中医康复学的治疗方法中,有许多外治方法如熏、洗、熨、敷等,同时也可以通过食疗、服药等内治法进行治疗和康复,内外结合各得所宜。③ 治疗与调养结合:中医康复学强调"养""治"结合的康复原则,传统康复方法中许多也都具有"养"和"治"两方面的作用,通过恢复机体正气,正气来复,则形盛神旺,机体康复。

5. **康复预防**　这是中医康复学的另一特点,与"未病先防,既病防变"中医学观点一致。它是在中医学理论指导下,通过总结、研究人体的健康和病残发生、发展及预后规律,采取综合措施以预防病残发生,或尽可能减低病残程度的理论。康复预防不同于疾病预防,其目的是预防可导致伤残病变的发生,以及最大限度预防伤残的进展和恶化。

康复预防可以有效地预防某些病残、伤残的发生,还能通过早期康复评定和康复治疗防止伤残的恶化和再次致残。人体的功能障碍可以是现存的或者潜在的,也可能是部分的或者完全的;可以与致残的疾病同时存在,也可以在病后出现。因此,康复治疗介入的时机不能简单地限定于功能障碍出现之后,对于一些可致残的疾病,在发病之前或发病过程中就应当采取一定的措施,以防止伤残的发生,把可能出现的功能障碍降到最低程度。

6. **康复服务社区化、家庭化**　这是中医康复学的优势之一,同时也是人类养生保健、疾病康复所追求的发展趋势。中医康复的对象以慢性病残、老年病为主,康复期较长,疗效缓慢,很难在医院或专门的康复机构完成全部的康复治疗和训练计划,因此特别需要社区及家庭的康复服务加以完善。同时,中医康复手段亦多为取源自然的疗法,如天然药物、饮食、针灸、推拿、气功疗法以及一些特定的运动锻炼方法等,不需要复杂的设备,不受场地和器材条件限制,便于长期坚持,最适合在社区或家庭内施行。

■ 二、中医基本理论术语

中医基本理论是中医康复理论的基石,其术语是中医康复术语的重要组成部分。

（一）阴阳五行类术语

阴阳五行学说是中医学理论的根基，渗透于中医学理论体系的各个层面，指导了历代医家的医学思维和诊疗实践，在中医康复领域也有广泛应用。

阴阳学说在中医康复学的应用主要有以下方面。首先，调和阴阳，以平为期，恢复阴阳平衡。这是中医康复学基础理论的核心，中医康复学众多疗法中均贯穿了这一思想。如针灸康复疗法，"用针之要，在于知调阴与阳"（《灵枢·根结》），即临床治疗时上病取下、下病取上、从阴引阳、从阳引阴、左病刺右、右病刺左。食疗康复中也提出"饮以养阳，食以养阴"，治养结合。而其他各种中医康复疗法皆以阴阳立论，通过整体治疗，使阴阳平衡，恢复常态。其次，重视阳气。"阳气者，精则养神，柔则养筋"（《素问·生气通天论》）。阳气代表了人体功能，在疾病康复中起主导作用，贯穿于临床康复的全过程，阳气密固才能实现功能康复。此外，强调阴阳转化。中医康复学在临床上运用不同的康复方法来创造条件，促进阴阳转化。但由于康复患者的病证特点，其阴阳转化的过程较长，康复过程也较长。

运用五行理论进行中医康复治疗，在康复临床应用也较广，如针灸、药物、情志疗法、音乐疗法等。针灸、药物治宜扶土抑木、培土胜金、滋水涵木、壮水制火、益火补土等。情志疗法中，则利用情志之间的相互制约关系进行治疗。音乐疗法中，五音（角徵宫商羽）配五行，即肝木在音为角，心火在音为徵，脾土在音为宫，肺金在音为商，肾水在音为羽。五音与人气相接，感动于心，动荡血脉，流通精神，调节情志，达到康复治疗的目的。

按照国家标准《中医基础理论术语》（GB/T20348—2006），阴阳类术语包括阴阳学说、阴阳、阴、阳、阴气、阳气、阳化气、阴成形、阴阳交感、阴阳对立、阴阳互根、阴阳消长、阴阳转化、重阴必阳、重阳必阴、阴平阳秘、阴阳平衡、阴阳自和、阴阳离决、孤阳不生、独阴不长、阴中之阴、阴中之阳、阳中之阴、阳中之阳、阳生阴长、阳杀阴藏等；五行类术语包括五行学说、五行、五时、五气、五化、五色、五味、五音、五声、五官、五方、五行相生、母气、子气、木生火、火生土、土生金、金生水、水生木、五行相克、所胜、所不胜、木克土、土克水、水克火、火克金、金克木、五行相乘、木乘土、土乘水、水乘火、火乘金、金乘木、五行相侮、木侮金、金侮火、火侮水、水侮土、土侮木、五行生克、五行乘侮、五行制化、五行胜复等。

（二）藏象类术语

藏象是人体内在脏腑功能活动表现于外的征象。藏象学说是研究人体脏腑结构、生理功能及其相互关系的理论，是中医基础理论的重要组成部分，也是中医康复学的基础理论。

藏象学说认为，五脏是人体的核心。五脏功能正常，特别是脾胃功能健全是健康的重要保证，故而康复治疗应重在协调五脏，以脾肾为本。由于中医康复的对象多处在疾病的恢复期、缓解期，或是慢性疾病、老年疾病久病难愈者，或是意外损伤及手术、放疗、化疗后出现的损伤、脏腑亏损，其病理变化主要方面是气血衰少、津液不足，故调补虚损是中医康复的重要原则。

此外,调补脾肾亦是重要的一环。一般慢性病久延不愈,从疾病性质来说多属不足,从病位来说大多久损及肾,这就决定了调补脾肾为慢性病治疗大法。在慢性病康复中,除了重点调补脾肾外,还应协调五脏,补虚泻实;协调六腑,以通为用。

藏象类术语主要包括藏象学说、藏象、脏腑、脏腑相合、五脏、六腑、奇恒之腑、形体、官窍等。其中,五脏、六腑、奇恒之腑、形体和官窍,又各自涵盖很多术语。五脏类术语包括五脏所藏、五脏所主、五脏化液、五脏外华、心、心气、心血、心阴、心阳、心系、心藏神、心志喜、心主血脉、心主血、心主脉、心华在面、心主舌、心主汗、心合小肠、心包络、心肾相交、肺、肺气、肺阴、肺阳、肺系、肺主气、肺司呼吸、肺主宣发、肺主肃降、肺主行水、肺朝百脉、肺主治节、五脏之长、肺为娇脏、肺主皮毛、肺主鼻、肺藏魄、肺志悲、肺主涕、肺合大肠、肺肾相生、脾、脾气、脾阴、脾阳、脾系、脾主运化、脾主后天、脾(胃)为气血生化之源、脾主统血、脾主升清、脾不主时、脾旺不受邪、脾主四肢、脾主肌肉、脾华在唇、脾主口、脾藏意、脾志思、脾为涎、脾恶湿、脾合胃、肝、肝气、肝血、肝阴、肝阳、肝系、肝主疏泄、肝藏魂、肝志怒、肝藏血、肝主升发、肝为刚脏、肝体阴用阳、肝主筋、肝华在爪、肝主目、肝为泪、肝合胆、肝肾同源、肾、肾精、肾气、肾间动气、肾阴、肾阳、肾系、肾主先天、肾主生殖、天癸、精室、肾主纳气、肾主水液、肾主封藏、肾主骨、肾生骨髓、肾华在发、肾主耳、肾开窍于二阴、肾藏志、肾志恐、肾为唾、肾合膀胱、命门等。六腑类术语包括六腑以通为用、六腑以降为顺、胆、胆气、胆汁、胆主决断、胃、胃气、胃阳、胃阴、胃主受纳、胃主腐熟、胃主通降、胃喜柔润、小肠、小肠主受盛、小肠主化物、小肠主液、泌别清浊、大肠、大肠主传导、大肠主津、膀胱、膀胱主藏津液、膀胱气化、三焦、上焦、中焦、下焦、决渎之官等。奇恒之腑类术语包括脑、元神之府、精明之府、髓、骨、脉、胞宫、阴道、血室等。形体类术语包括五体、皮毛、皮肤、毫毛、玄府、肌肉、腠理、筋、膏肓、膜原、骨之余、血之余。官窍类术语包括五官、七窍、九窍等。

(三)气血津液类术语

气血津液是构成人体和维持人体生命活动的基本物质。气血津液的生成及其在体内的代谢,有赖于脏腑经络等组织器官的生理活动。而脏腑经络等组织器官功能的正常行使,也离不开气血津液的营养。因此,气血津液既是人体脏腑经络生理活动的产物,又是脏腑经络进行生理活动所必需的物质和能量基础。由于气血津液在生理上与脏腑经络等组织器官之间存在着密切联系,因而在病理上亦存在着互为因果的关系,故对临床辨证论治起着十分重要的指导作用。

气血津液类术语包括气、气化、气机、升降出入、真气、先天之气、后天之气、元气、宗气、营气、卫气、卫行脉外、脏腑之气、中气、君火、相火、血、津液、津、液、五液、精、先天之精、后天之精、气为血帅、血为气母、气能生津、气能行津、气能摄津、津能载气、津血同源、精血同源等。

(四)经络类术语

经络是经脉和络脉的总称,为人体运行气血、联络脏腑、沟通内外、贯穿上下的径路。中医康复的基本要求就是保证经气流通，气血调和。许多康复疗法适应证的产生、发展，都与经络有关。生理功能上，经脉沟通表里内外，联系脏腑组织，运行气血，协调阴阳；病理上则相互影响，如外邪内传脏腑、内在脏腑间的病变相互传变、内在病变反映于体表等。邪气羁留不去，"久病入络"，经络受阻，经络不通，则气血不合，运行迟滞，从而产生诸多病证，如各种痹证、痿厥瘫痪、关节不利等，均与经气失调、血脉不通有一定关联。特别是痛症，经络不通表现更为突出，故有"不通则痛"之说；而通畅经络，使气血运行流畅，则痛症得到缓解或消失，故有"通则不痛"的论点。

经络类术语包括经络学说、经络、经脉、络脉、经气、十二经脉、手三阴经、手太阴肺经、手厥阴心包经、手少阴心经、手三阳经、手阳明大肠经、手少阳三焦经、手太阳小肠经、足三阳经、足阳明胃经、足少阳胆经、足太阳膀胱经、足三阴经、足太阴脾经、足厥阴肝经、足少阴肾经、十二经别、十二经筋、十二皮部、奇经八脉、督脉、阳脉之海、任脉、阴脉之海、冲脉、十二经之海、带脉、阴维脉、阳维脉、阴跷脉、阳跷脉、十五络脉、浮络、孙络等。

（五）病因病机类术语

病因，即致病因素，泛指能破坏人体相对平衡状态而导致疾病的原因。导致疾病的原因多种多样，包括六淫、疫气、七情内伤、饮食失宜、劳逸失度、痰饮、瘀血、结石、外伤、寄生虫及先天因素、医源性因素、药源因素等。中医病因学说是研究致病因素的性质、致病特点及其临床表现的系统理论。

病因类术语包括病因学说、辨证求因、病起过用、三因学说、病因、外感病因、内伤病因、病理产物、邪气、五邪、时邪、客邪、内伤、六淫、风邪、风性开泄、风伤阳位、风性主动、善行数变、风为百病之长、寒邪、寒易伤阳、寒性凝滞、寒性收引、暑邪、暑性炎热、暑性升散、暑易夹湿、暑易扰心、伤津耗气、湿邪、湿阻气机、湿易伤阳、湿性重浊、湿性黏滞、湿性趋下、燥邪、燥性干涩、燥胜则干、燥易伤肺、秋燥、火邪、温邪、火性炎上、火易生风、火易动血、耗气伤津、火易扰心、疠气、七情所伤、大怒伤肝、怒则气上、暴喜伤心、喜则气缓、思虑伤脾、思则气结、悲忧伤肺、悲则气消、惊恐伤肾、恐则气下、惊则气乱、饮食失宜、饮食不节、饮食不洁、饮食偏嗜、劳逸失度、劳力过度、劳神过度、房劳过度、过逸、痰饮、痰、寒痰、热痰、湿痰、燥痰、怪病多痰、饮、瘀血、结石、胎传等。

病机，即疾病发生、发展与变化的机制。当致病因素作用于人体，破坏了机体的阴阳平衡，使气血、经络、脏腑功能紊乱，从而导致疾病的发生。由于疾病的过程极为复杂，历代医家从不同层面和角度研究病机，从而形成了多层次的病机理论。

病机类术语包括病机学说、发病、新感、伏邪、复发、两感、直中、邪正盛衰、邪气盛则实、五实、精气夺则虚、五虚、虚实错杂、虚实转化、阴阳失调、阴阳偏盛、阴阳偏衰、阳衰、阳虚则寒、阴衰、阴虚则热、阴阳互损、阴阳亡失、寒热失调、实热、实火、虚热、虚火、寒热真假、表里病机、表里寒热、里寒、里热、表里虚实、里实、里虚、表里同病、气血失调、气失调、劳则气耗、气机不畅、气郁、血失调、血脱、血不养筋、气不摄血、血随气逆、血病及气、伤津、液脱、气化无权、水不化气、内生五气病机、内风、肝阳化风、阴虚风动、血虚生风、血燥生风、热极生风、痰瘀生风、内寒、内湿、湿胜则濡泄、内燥、燥结、燥干清窍、内火、热结、热闭、火逆、壮火、五志化火、脏腑病机、五脏病机、心系病机、心阳暴脱、痰蒙心窍、肺系病机、肺阳虚、肺气不宣、肺失清肃、风热犯肺、风寒袭肺、燥热伤肺、痰热壅肺、肺络损伤、金破不鸣、脾系病机、脾失健运、湿热蕴脾、脾虚生风、脾虚生痰、胃气不和、胃纳呆滞、肝系病机、肝气郁结、肝气横逆、肝火上炎、肝经风热、肝经郁热、肝经湿热、肝阳上亢、肝风内动、肾系病机、肾气不固、肾不纳气、肾虚水泛、相火妄动、精脱、热结膀胱、膀胱气闭、脏腑相兼病机、心肾阴虚、心肾阳虚、水气凌心、水寒射肺、心胃火燔、心胆气虚、肝火犯肺、肝气犯脾、肝气犯胃、肝胆湿热、水不涵木、经气郁滞、经气虚损、经气衰竭、六经病机、太阳病机、卫气不固、阳明病机、阳明燥热、阳明腑实、阳明虚寒、少阳病机、邪郁少阳、太阴病机、少阴病机、厥阴病机、厥热胜复、卫气营血病机、卫分病机、邪郁肺卫、气分病机、热盛气分、热炽阴伤、营分病机、热陷心包、心营过耗、营阴损伤、三焦病机、上焦湿热、中焦湿热、下焦湿热、三焦湿热、病性、病位、病势、传变、实则阳明、虚则太阴、阳病入阴、阴病出阳、上盛下虚、上虚下实、上损及下、下损及上、转归等。

第二节　中医康复技术术语

中医康复基本方法的内容丰富,各具特色,临床疗效肯定,具有简、便、廉、验的特点,不仅适合在大、中城市综合性医院、康复医院运用,而且适用于基层的医疗康复工作,特别受到基层医生的喜爱。推拿康复疗法、针刺康复疗法、艾灸康复疗法、拔罐康复疗法、刮痧康复疗法、中药康复疗法、情志康复疗法、饮食康复疗法、传统运动康复疗法、环境康复疗法、传统物理康复疗法和娱乐康复疗法等都是中医康复临床上经常使用的方法,它们有各自的适应范围,为在康复治疗中选择一组最佳治疗方案提供了可能。在此过程中,也产生了大量的中医康复技术术语。

一、推拿康复疗法

推拿对疾病和机体功能的康复作用,主要通过调节脏腑功能,促进气血流畅,舒筋活络,从而起到消肿止痛、促进创伤修复、改善皮肤营养、滑利关节、松解粘连、防止肌肉萎缩等功效。推拿适用于各科疾病所致身心功能障碍的康复,特别是对运动功能障碍的康复具有重要作用。

推拿康复疗法可用于治疗神经系统、消化系统、呼吸系统、心血管系统、精神系统、泌尿系统、运动系统等功能障碍性疾病。神经系统功能障碍多见于小儿脑瘫、偏瘫、截瘫、痴呆、失眠、健忘等病症,推拿具有通经活络、活血化瘀、醒脑开窍、宁心安神、镇静止痛的作用。消化系统功能障碍多见于胃痛、消化不良、胁痛、腹泻、便秘、慢性肝胆病变等病症,推拿具有健运脾胃、调和中焦、疏肝理气、通调腑气的作用。呼吸系统功能障碍多见于急慢性支气管炎、支气管哮喘等病症,推拿具有调理肺气、宽胸理气、止咳平喘、调理呼吸的作用。心血管系统功能障碍多见于心悸、心痛、高血压、低血压、脉管炎、心律不齐等病症,推拿有活血化瘀、培补心阳、通脉止痛、调整血压的作用。精神系统功能障碍多见于中风后抑郁、抑郁症等,推拿具有疏调情志、镇静安神、疏肝解郁的作用。泌尿系统功能障碍多见于遗尿、癃闭、小便淋漓不尽等病症,推拿具有补益肾气、疏通三焦气机、通利小便的作用。运动系统功能障碍多见于因骨折、肌肉肌腱等软组织损伤、骨骼病变等所致的运动功能障碍,如颈椎病、腰椎病变、肩周炎、类风湿关节炎、痛风、骨关节病、扭伤、巩固外上髁炎、痉挛性斜颈等病症,推拿具有舒筋活络、行气活血、化瘀止痛、通利关节、理筋整复的作用。

推拿康复疗法的相关术语包括松动类手法、兴奋类手法、镇静类手法、摆动类手法、摩擦类手法、挤压类手法、振动类手法、叩击类手法、运动关节类手法、揉法、滚法、摩法、擦法、抹法、搓法、推法、按法、捏法、拿法、抖法、振法、拍法、击法、摇法、屈伸法、拔伸法、扳法、点法、踩跷法、捻法、扫散法、插法、弹筋法、背法等。

二、针刺康复疗法

针刺疗法是采用不同的针具刺激体表的穴位,运用各种方法激发经气,以调整人体功能,达到防治疾病的疗法。针刺康复疗法方法多样,诸如毫针、耳针、头针、颈针、火针、手针、足针疗法等。近年来针刺疗法与其他治法相结合,又创造出许多新的针法,如针刺与电刺激相结合而成为电针疗法,与药液相结合而成为穴位注射疗法等。

针刺作用于经络腧穴,可以疏通经络,行气活血,调节脏腑功能,达到康复治疗疾病的目的。针刺康复治疗是在辨病、辨证的基础上,根据患者年龄、身体虚实和机体功能障碍情况,在其病变所属经脉及其相关经脉上选取腧穴,并进行相应虚实补泻刺激,以调整经络气血运行,促进脏腑、肢体功能改善或恢复。

针刺康复治疗主要有以下方面的作用。① 行气活血,通经活络,调节经络功能:通过对经络腧穴的良性刺激,使经络运行气血的功能恢复正常,经筋、皮部和机体各部得以正常濡养,各组织器官的功能由此得到改善或恢复。如针灸对中风偏瘫、痹证等的治疗主要是疏通经络,达到肢体功能的康复。② 补虚泻实,调畅气血,调节脏腑功能:当脏腑功能失调或衰退时,则受纳有限、化生无源、排浊困难,从而正气虚弱、邪气壅盛。经络、肢体气血运行不畅可以导致脏腑功能的失调,而脏腑疾病也可以反映在经络腧穴上。针刺作用于人体相应的经络腧穴,可以调整脏腑功能、改善脏腑功能。③ 舒筋通络,滑利关节,恢复肢体功能:诸多疾病均可造成肢体功能的障碍,使患者丧失正常的活动。针灸可通过通经活络,舒筋活血,强筋壮骨,使经筋、皮部得以濡养,则相应功能改善或恢复。如痹证所致的颈肩腰部疼痛、麻木和关节活动不利等都可以采用针刺相应经络穴位进行康复治疗。④ 醒脑开窍,宁心安神,调节神志:针刺在调节人的神志方面有明显的优势,针刺相应的腧穴,尤其是心经、心包经的井穴和督脉的百会、水沟等穴有醒脑开窍、健脑益智和宁心安神的作用,可以使患者的神志功能恢复正常。

针刺康复疗法的相关术语包括体针法、水针法、电针法、磁针法、三棱针法、埋针法、皮肤针法、头皮针法、耳针法、火针法、面针法、眼针法、鼻针法、手针法、腕踝针法、舌针法、足针法、激光针法、微波针法等。

■ 三、艾灸康复疗法

艾灸康复技术是在身体某些特定穴位上施灸,以达到和气血、调经络、养脏腑、益寿延年的目的。灸法不仅用于强身保健,亦可用于久病体虚之人的调养,是我国独特的养生康复方法之一。灸法一般多用艾灸,以艾叶制成的艾绒最为常用。因其气味芳香,辛温味苦,容易燃烧,火力温和,故为理想的原料,以陈旧者为佳。

艾灸康复疗法的作用有四。① 温通经脉,行气活血:《灵枢·刺节真邪》说:"脉中之血,凝而留止,弗之火调,弗能取之。"气血运行具有得温则行、遇寒则凝的特点。灸法其性温热,可以温通经络,促进气血运行。② 培补气元,预防疾病:《扁鹊心书》指出:"夫人之真元乃一身之主宰,真气壮则人强,真气虚则人病,真气脱则人死,保命之法,艾灸第一。"艾为辛温阳热之品,以火助之,两阳相得,可补阳壮阳,使真元充足、人体壮健。"正气存内,邪不可干",故艾灸有培补元气、预防疾病的作用。③ 健脾益胃,培补后天:灸法对脾胃有着明显的强壮作用,《针灸资生经》指出:"凡饮食不思,心腹膨胀,面色萎黄,世谓之脾胃病者,宜灸中脘。"在中脘穴施灸可以温运脾阳,补中益气。常灸足三里,能使消化系统功能旺盛,增加人体对营养物质的吸收,以濡养全身,亦可收到防病治病、延缓衰老的效果。④ 升举阳气,密固肤表:《灵枢·经脉》说:"陷下则灸之。"气虚下陷,清阳不得升散,则皮毛不任风寒,因而卫阳不固,腠理疏松。常施灸法可以升举阳气,密固肌肤,抵御外邪,调和营卫,起到防病治病的作用。

艾灸康复疗法的相关术语包括艾条灸、艾炷灸、直接灸、间接灸、隔姜灸、隔蒜灸、隔附子饼灸、隔豆豉饼灸、隔胡椒饼灸、悬起灸、实按灸、温针灸、温灸器灸、灯火灸、桑枝灸、药锭灸、天灸、电热灸等。

■ 四、拔罐康复疗法

拔罐法是在中医学理论指导下发展而成的外治法,具有祛风除湿、温经散寒、活血通络、消肿止痛、清热降火、解毒泄浊、吸毒拔脓、祛腐生新、益气温阳、扶正固本等作用。

罐的种类主要有竹罐、玻璃罐和陶罐等。随罐具的不断创新,吸拔方法和罐法的增多,加之作用机制的深入研究,拔罐疗法的适应证也相应增多。拔罐康复疗法可用于治疗感冒、发热、中暑、急慢性支气管炎、支气管哮喘、高血压、动脉硬化、面神经麻痹、头痛、三叉神经痛、神经衰弱、中风后遗症、呕吐、便秘、胃肠痉挛、慢性阑尾炎、慢性腹泻、慢性肝炎、尿潴留、尿失禁等内科疾病,痛经、月经不调、闭经、带下、盆腔炎、功能性子宫出血、产后病证、更年期综合征、乳腺炎等妇科疾病,发热、厌食症、腹泻、消化不良、遗尿、百日咳、流行性腮腺炎等儿科疾病,疖、疔、痈、疽、丹毒、痔疮、脱肛、虫蛇咬伤等外科疾病,痤疮、湿疹、荨麻疹、神经性皮炎、皮肤瘙痒症、白癜风、带状疱疹等皮肤疾病,结膜炎、鼻炎、牙痛、口腔溃疡、慢性咽喉炎、扁桃体炎等五官科疾病。

拔罐康复疗法的相关术语包括火罐法、水罐法、抽气法、负压作用、温热作用、闪火法、投火法、贴棉法、架火法、单罐法、多罐法、留罐法、闪罐法、走罐法、针罐法、刺络拔罐法、药罐法等。

■ 五、刮痧康复疗法

刮痧法起于民间,其确切的发明年代及发明人难以考证。元代医家危亦林 1337 年撰成的《世医得效方》是关于此疗法的较早记录。刮痧法作为一种简便易行的外治法,以其确切的疗效在民间流传不衰,也被医家广泛重视。刮痧是根据中医十二经脉及奇经八脉、遵循"急则治其标"的原则,运用手法强刺激经络,使局部皮肤发红充血,从而起到醒神救厥、解毒祛邪、清热解表、行气止痛、健脾和胃的作用。

刮痧康复疗法的主要作用如下。① 活血祛瘀:刮痧可调节肌肉的收缩和舒张,使组织间压力得到缓解,以促进刮拭组织周围的血液循环,增加组织血流量,从而起到活血化瘀、祛瘀生新的作用。② 调整阴阳:刮痧对内脏功能有明显的调整阴阳平衡的作用,如肠蠕动亢进者,在腹部和背部等处使用刮痧手法可使亢进者受到抑制而恢复正常。反之,肠蠕动功能减退者,则可促进其蠕动恢复正常。这说明刮痧可以改善和调整脏腑功能,使脏腑阴阳得到平衡。③ 舒筋通络:肌肉附着点和筋膜、韧带、关节囊等受损的软组织,可发出疼痛信号,通过神经的反射作用,使相关组织处于警觉状态,肌肉的收缩、紧张直到痉挛便是这一警觉状态的反映,其目的是减少肢体活动,从而减轻疼痛,这是人体自然的保护反应。此时,若不及时治疗,或是治疗不彻底,损伤组织可形成不同程度的粘连、纤维化或瘢痕化,以致不断地发出有害的冲动,加重疼痛、压痛和肌肉收缩紧张,继而又可在周围组织引起继发性疼痛病灶,形成新陈代谢障碍,进一步加重"不通则痛"的病理变化。④ 排除毒素:刮痧过程可使局部组织形成高度充血,血管神经受到刺激使血管扩张,血液及淋巴液流动加快,吞噬作用及搬运力量加强,加速体内废物、毒素排除,增加组织细胞营养,从而净化血液,增强全身抵抗力,可以减轻病势,促进康复。

刮痧康复疗法的相关术语包括刮痧法、撮痧法、拍痧法、痧象、痧痕、挟痧法、扯痧法、挤痧法、挑痧法、法痧法等。

■ 六、中药康复疗法

中药在康复医学中的应用,主要体现在疾病的预防、疾病发展过程中对脏腑功能失调及疾病后期的功能障碍的改善方面。通过中医学的整体观念和辨证施治,并结合西医学对疾病的认识,对某些疾病的前期表现或危险因素进行中药干预,可以预防这些疾病的发生和发展,起到未病先防、不治已病治未病的作用;在疾病发展期,可以调整脏腑功能,促使疾病有一个良好的转归;在疾病的后期,通过培补正气、活血化瘀等,使正气恢复,邪去正安,促进神形的早日康复。

中药康复疗法分为内治法和外治法,两者在药物的吸收方式上有所差异,内服的药物通过消化道吸收,而外用的药物则是通过体表的渗透作用吸收。两者都是以中医学理论为指导,恰当地选择药物和用药方式,以达到调和阴阳、协调脏腑功能、促进机体功能障碍尽快恢复的目的。

中药内治的主要疗法包括汗法、吐法、下法、和法、温法、清法、消法和补法,这8种治法适用于表里、寒热、虚实等不同证候。对于多数疾病而言,病情往往是复杂的,不是单一治法能够符合治疗需要的,常需数种治法配合运用,才能治无遗邪,照顾全面,故虽为八法,配合运用之后则变化多端。正如程钟龄《医学心悟·医门八法》说:"一法之中,八法备焉;八法之中,百法备焉。"为此,临证处方必须针对具体情况,灵活运用八法,使之切合病情,方能收到满意的疗效。中药内治的常用剂型有汤剂、散剂、丸剂、膏剂、药酒等。汤剂适用于各种慢性疾病的康复,如中风后遗症常用补阳还五汤。散剂内服对胃肠发生直接作用,且服用方便,如五苓散、行军散等。丸剂分蜜丸、水丸、糊丸、浓缩丸数种,是将药物研成细末,用蜜、水,或米糊、面糊或药汁等作为赋形剂制成的圆形固体,药力持久、吸收缓慢、体积小,易贮存,服用方便,适用于长期虚弱疾患,宜于久服缓治者的康复,如六味地黄丸、肾气丸等。膏剂是将药物用水或植物油煎熬浓缩而成的剂型,内服膏剂有流浸膏、浸膏、煎膏3种,特点是质稠味甘,药性和缓,服用方便。药酒是以酒作为主要溶剂,再加入具有滋补、保健等治疗作用的食用药物,经过一定时间的浸泡后服用,以达到防治疾病、保健强身、延缓衰老、益寿延年功效的一种疗法,多用于风寒湿痹证、血瘀等疾病的治疗和康复,如红兰花酒等。

中药外治法包括熏蒸疗法、中药离子导入疗法、药枕疗法、膏药疗法、烫洗疗法、熨敷疗法和药浴等。熏蒸疗法通过温热与药气共同作用于患者体表,致毛窍疏通,腠理开发,气血调畅,使郁者得疏、滞者得行,起到散寒、活血通络、化瘀消肿、宣水利湿的作用。中药离子导入疗法是利用直流电使中药离子进入人体以达到治疗目的的方法,它是一种操作简便、作用独特、行之有效的治疗方法。多应用具有疏通经络、活血止痛功效的中药,同时结合临床辨证,配以具有补气血、益肝肾、祛风湿、强筋骨之类的中药,针对症状和证候来治疗。其他外治疗法会在本书第三章进行详细介绍。

中药康复疗法的相关术语包括中药内服、中药外用、中药热敷疗法、热敷疗法、熏蒸疗法、膏药疗法、烫洗疗法、熨敷疗法、药枕疗法、药浴、水熨敷、盐熨敷、蚕沙熨敷、葱熨敷等。

▨ 七、情志康复疗法

情志是七情和五志的概称,中医学将人的各种正常情绪体验概括为喜、怒、悲、思、恐5种,并纳入五脏系统,即所谓"五志";将影响人体健康的各种情志致病因素概括为喜、怒、忧、思、悲、恐、惊7种,简称"七情"。七情本来是人体应有的生理现象,是人体对于外界各种信息的正常反应,一般不会产生疾病。但是,"七情"之中任何一种或多种情绪失去控制,就可能引起人体生理功能的失调,从而产生疾病,中医学称"七情致病",有"忧伤肺、喜伤心、思伤脾、怒伤肝、恐伤肾"之说。

中医情志康复疗法通过改善异常情志反应和消除致病精神因素以达到形神调和,从而促使身心功能康复。首先,是改善异常情志反应。当躯体遭遇功能障碍时,会产生相应的精神、情绪改变,集中体现在对功能障碍的态度上,其反应的程度与功能障碍的性质和程度有关,也与患者的人格类型和行为特点相关,还与周围环境和社会因素相关。常见的异常情志反应包括抑郁、焦虑、愤怒、否认、依赖等,这些情志改变根据患者的具体情况,会以单一或间夹的形式出现。异常情志反应一方面提示功能障碍所导致的后果,另一方面在体内的蓄积又会妨碍疾病的康复,甚至加重病情,导致新的功能障碍。因此,改善异常情志反应,不仅能够促进原有功能障碍的康复,而且能够预防出现新的功能障碍,是情志疗法的重要作用之一。其次,是消除致病精神因素。情志疗法通过制订具体可行的康复计划,运用语言、表情、姿势、行为等手段,累积对机体的良性刺激,提高患者的心理风险抵御能力,来消除致病的精神因素。正如"心病还须心药医"的道理,从根源上解除了患者的精神负担,帮助患者真正从功能障碍的心理阴影中走出来,这也是情志疗法的重要作用之一。

情志康复疗法的相关术语包括情志相胜法、说理开导法、移精变气法、中医行为疗法、暗示疗法、娱乐疗法、顺情疗法、移情疗法、语言疏导法、语言暗示、借物暗示、祝由、催眠、奖惩法、厌恶法、习见习闻法、劳动疗法等。

■ 八、饮食康复疗法

"医食同源",饮食应用于康复医疗可谓历史久远,源远流长。唐代孙思邈在《千金要方·食治》说:"夫为医者,当须先洞晓病源,知其所犯,以食治之,食疗不愈,然后命药。""食能排邪而安脏腑,悦神爽志以资血气。"饮食不仅可以提供人体生命活动所需要的精微物质,营养机体,而且可以调和阴阳,协调脏腑,通畅气血,扶正祛邪。康复医疗中,利用食物自身的性味、归经及升降浮沉等特性,根据各人不同的体质或不同的病情,选取有相应保健作用或治疗作用的食物,通过合理的烹调加工,制成具有一定的色、香、味、形的食品,供患者食用。饮食可以根据患者个人的习惯和口味加以选择、加工,因此可增进患者的食欲,利于患者康复。

饮食康复疗法所形成的康复食谱有别于日常食谱,其作用表现为3个方面。① 具有康复身心的作用:如《千金要方·食谱》说:"食能排邪而安脏腑,悦神爽志以资气血。"② 具有延年益寿的作用:如《素问·生气通天论》云"谨和五味",则"长有天命"。③ 具有瘥后调理的作用:如《医宗金鉴·伤寒心法要诀》说:"新愈之后,脏腑气血皆不足,营卫不通,肠胃未和,惟宜白粥静养。"饮食康复法,一般分为饮食疗法和药膳疗法两种,适用于慢性支气管炎、慢性胃炎、慢性肾炎、慢性肝炎、慢性肠炎、骨质疏松症、消化性溃疡等多种疾病的康复。

饮食康复疗法的相关术语包括饮食疗法、药膳疗法、辨证施食、辨病施食、谨和五味、补益类药膳、安神类药膳、理血类药膳、止咳祛痰平喘类药膳、祛风除湿类药膳、理气消导类药膳、润下类药膳、养心益脑类药膳、健脾和胃类药膳等。

九、传统运动康复疗法

传统体育运动,古称"导引",用于康复治疗有着悠久的历史。东汉末年名医华佗根据"流水不腐,户枢不蠹"的道理,总结前人的理论而创立了五禽戏,用于防病治病、延年益寿。明代医家张景岳注《内经》时指出:"导引,谓摇筋骨,动肢节以行气血也……病在肢节,故用此法。"

传统运动康复疗法的治疗作用主要包括3个方面。① 恢复肢体功能:传统体育疗法通过患肢或全身的功能锻炼,达到疏通经络、调和气血、强筋健骨、推动周身的血液循环、加强骨骼和肌肉的营养的作用,这正是"气血流通便是补"的道理。同时,运动可以增加滑液的分泌,改善软骨功能,并牵伸挛缩和粘连的组织,维持其正常的形态。因此,恢复肢体功能是传统体育疗法的重要作用之一。② 促进功能代偿:疾病所造成的功能障碍,有一些损伤是可逆的,通过康复治疗是可恢复的;还有一些是不可逆的损伤。对此,我们要带病延年,促进功能代偿,重建与疾病相适应的运动模式,维持整个机体的功能发挥。传统体育疗法可以通过功能代偿的作用减轻功能障碍的程度,最大限度地发挥机体的整体功能。③ 改善精神状态:当人生遭遇重大的疾病和功能障碍时,往往会产生应激性的心理和情绪改变。这种不良的精神状态不仅是疾病在心理上的反映,而且又会影响机体的康复。体育可以"移情易性",运动可以疏调气机,来宣泄不良的情志因素,改善精神内环境;同时,体育疗法的疗效能够以最切实的亲身感受来增强患者的康复信心,更加积极主动地参与到体育康复的过程中。

传统运动康复疗法的相关术语包括静功、放松功、内养功、强壮功、站桩功、动功、太极拳、五禽戏、八段锦、易筋经、保健功、五行掌、六字诀、娱乐保健功、意念、静坐、耳功、叩齿、舌功、漱津、擦鼻、目功、擦面、项功、揉肩、夹脊功、搓腰、搓尾骨、擦丹田、揉膝、擦涌泉、织布式、和带脉等。

十、环境康复疗法

环境疗法利用自然之物如矿泉、泥土、砂石的康复治疗作用,侧重于治病;利用天然环境如日光、空气、森林、海水、洞穴等,侧重于养病自疗,适宜于老弱病残者。

"天地,含气之自然",而人与自然息息相通,人们借助自然界中具有治疗意义的天然之物,针对某些康复病证进行疗养,可以达到防病、治病和养病的目的。如《本草纲目·水部》所言:"人乃地产,资禀与山川之气相为流通,而美恶寿夭,亦相关涉。金石草木,尚随水土之性,而况万物之灵者乎。"

环境疗法的相关术语包括日光疗法、矿泉浴疗法、森林疗法、空气疗法、泥土疗法、热沙疗法、香花疗法、海水浴疗法、洞穴浴疗法、淡泉浴、碳酸泉浴、硫化氢泉浴、氡泉浴、全身浸浴、局部浸浴、热敷法、热灸法、热浴法等。

■ 十一、传统物理康复疗法

传统物理康复疗法利用天然物经加工产生的物理因素,作用于人体的形神,以协调经络、气血和脏腑的功能活动,促进疾病的痊愈和身心的全面康复。其收效快,患者无痛楚,且无毒副作用,疗效持久,经济简便,是常用的康复方法。

传统物理康复疗法的相关术语包括热疗、冷疗、蜡疗、磁疗、色彩疗法等。

■ 十二、娱乐康复疗法

从心理学角度看,兴趣是推动人们积极从事某种活动的一种内驱力,这种内驱力正是康复治疗得以顺利进行的必要条件。娱乐康复法正是用人们喜闻乐见的形式,以其贴近生活的实施方式,无痛、无创伤的特点,充分调动人们自身康复的主观能动性,直接或间接地改善生理功能,达到提高生命质量的目的。因此,受到普遍欢迎,在越来越多的身心疾病中取得良好的康复效果。

娱乐康复疗法在实施过程中,既要针对不同的疾病选择相应的娱乐方法,辨证处方,又要兼顾到康复对象的文化程度、艺术修养、年龄、生活习惯、个人喜好和欣赏能力等人性因素。其内容丰富多彩,诸如音乐、歌咏、舞蹈、影视戏剧、琴棋书画、游戏疗法等,均具有养心怡情、畅通气血、锻炼身体的作用。

娱乐康复疗法的相关术语包括音乐疗法、歌咏疗法、舞蹈疗法、影视戏曲疗法、琴棋书画疗法、游戏疗法、五音十二律、五音通五脏等。

第三节　中医康复器械术语

与现代康复方法相比,中医康复具有独特的理论特色和治疗优势。近年来,随着科学技术的发展,传统康复方法不断与现代康复方法相结合,涌现出了一大批具有中医特色的康复治疗器械,包括针灸针、抽气罐等中医康复治疗器具和电针灸治疗仪、按摩类治疗仪等物理治疗类仪器。因此,也产生了一定量的中医康复器械术语。中医康复器械术语包括毫针、三棱针、皮内针、图钉型皮内针、麦粒型皮内针、艾炷、艾条、纯艾条、药艾条、竹罐、玻璃罐、陶罐、抽气罐、代用罐、刮痧板、电针灸治疗仪、按摩治疗仪等。

■ 一、针具

(一) 毫针
毫针是用金属制作成的,不锈钢是最常用的制针材料。不锈钢毫针,具有较高的强度和韧性,针体挺直滑利,能耐高温、防锈,不易被化学物品腐蚀,目前被临床广泛采用。毫针的构成,分为针尖、针身、针根、针柄、针尾 5 个部分。针尖,是针身的尖端锋锐部分,亦称针芒,是刺入腧穴肌肤的关键部位。针身,是针尖至针柄间的主体部分,又称针体,是毫针刺入腧穴内相应深度的主要部分。针根,是针身与针柄连接的部分,是观察针身刺入腧穴深度和提插幅度的外部标志。针柄,是用金属丝缠绕呈螺旋状,从针根至针尾的部分,是施术者持针、行针的操作部位,也是温针灸法时装置艾绒之处。针尾,是针柄的末端部分,亦称针顶。

(二) 三棱针

三棱针用不锈钢制成,针长 6.5 cm,针柄呈圆柱体,针身呈三棱锥体,三棱为刃,针尖锋利,常用规格有大号和小号两种。

(三) 皮内针

皮内针是用不锈钢制成的小针,有图钉型和麦粒型两种。

1. 图钉型　也称揿钉型皮内针。针身长 2~25 mm,针身粗 30~32 号(直径 0.28~0.32 mm),针柄呈圆形,其直径 4 mm,针身与针柄垂直。临床上以针身长度为 2 mm 和针身粗细为 32 号(直径 0.28 mm)者最常用。

2. 麦粒型　也称颗粒型皮内针。针身长 5 mm,针身粗 32 号(直径 0.28 mm),针柄呈圆形,其直径 3 mm,针身与针柄在同一平面。

(四) 皮肤针

皮肤针外形似小锤。针柄有软柄和硬柄两种类型,软柄一般用牛角制成,富有弹性;硬柄一般用有机玻璃或硬塑制作。头部附有莲蓬状针盘,针盘上均匀地嵌着不锈钢短针。

■ 二、灸具

(一) 艾炷

以艾绒施灸时,所燃烧的圆锥体艾绒团,称艾炷。常用于艾炷灸,每燃尽 1 个艾炷,则称 1 壮。根据其大小可分为以下 3 种:① 小炷:如麦粒大,常置于穴位或病变部烧灼,用作直接灸;② 中炷:如半截枣核大,相当于大炷的一半,常用作间接灸;③ 大炷:如半截橄榄大,炷高 1 cm,炷底直径约 1 cm,可燃烧 3~5 min,常用作间接灸。艾炷无论大小,直径与高度大致相等。

(二) 艾条

艾条又称艾卷,系用艾绒卷成的圆柱形长条。一般长 20 cm、直径 1.5 cm,常用于悬起灸、实按灸等。根据内含药物的有无,可分为纯艾条和药艾条两种。

1. 纯艾条 取制好的陈艾绒 24 g,平铺在长 26 cm、宽 20 cm,质地柔软疏松而又坚韧的桑皮纸上,将其卷成直径约 1.5 cm 的圆柱形艾条,越紧越好,用胶水或糨糊封口。

2. 药艾条 药艾条常取肉桂、干姜、木香、独活、细辛、白芷、雄黄、苍术、没药、乳香、川椒各等份,研成细末。将药末混入艾绒中,每支艾条加药末 6 g。制法同纯艾条。有时也根据需求使用太乙针灸艾条配方或雷火针灸艾条配方。

■ 三、罐具

(一) 竹罐

用直径 3~5 cm 坚固无损的竹子,截成 6~10 cm 不同长度磨光而成。其优点是取材容易,制作简便,轻巧价廉,不易摔碎。缺点是易爆裂、漏气。

(二) 玻璃罐

用耐热透明玻璃制成,中央呈球形,罐口厚实平滑,分大、中、小 3 型。其优点是可直接观察罐内皮肤充血、淤血等情况,便于掌握时间。缺点是容易破碎。

(三) 陶罐

陶土烧制而成,罐口平滑厚实。其优点是吸附力强,缺点是质重易碎。

(四) 抽气罐

抽气罐根据罐与抽气器是否连结为一体,分为连体式和分体式两类。其优点是吸附力可随意调节,不易破损,不会烫伤。其缺点是没有火罐的温热刺激。

(五) 代用罐

凡是口部光滑平整、耐热的玻璃、陶瓷、竹器具都可作为代用罐,如玻璃杯、量米竹升、玻璃罐头瓶等。

■ 四、刮痧用具

(一) 刮痧板

只要是边缘比较圆滑的东西,如梳子、搪瓷杯盖等,都可用来刮痧。当然,如果长期使用或用于治疗,应使用专为刮痧制作的正规刮痧板,如选用天然水牛角为材料制成的刮痧板。水牛角刮痧板有以下特点:首先,纯天然、无副作用、光滑、美观、不易损坏等,更加体现了自然刮痧法的特点,没有其他类别器械所造成的疼痛、皮肤伤害、静电等不良反应。其次,根据人体表面生理结构特点设计,既可尽最大可能满足人体各个部位刮痧需要,又可作为点穴、手指关节部位点按、足底穴位按摩、全身按摩等的理想保健治疗工具。对人体肌表无毒性刺激和化学不良反应,水牛角本身也是一种中药,具有发散行气、活血和润养作用。

(二)刮痧润滑剂

在刮痧之前,为了有效防止划破刮拭部位的皮肤,需要在皮肤表面涂一层润滑剂,如麻油、色拉油都可以作为润滑剂使用,但最好使用专为刮痧目的而生产的专用刮痧润滑剂。

五、物理治疗类仪器

(一)电针灸治疗仪

电针灸治疗仪是根据中医针灸原理结合点刺激的治疗仪器,它能产生频率为几十至几百赫兹的双向脉冲波,通过电极刺激人体穴位。目前市场上针灸治疗仪种类繁多,大部分融合了传统针灸疗法和现代科学技术,如激光(7度激光针灸治疗仪、氦氖激光针灸仪)、微波(DBJ－1型微波针灸仪、微波针灸仪)、低频脉冲(G6805－1A型针灸治疗仪)、电疗(DZL－01型哮喘治疗仪)、功能电刺激(韩氏100系列疼痛治疗仪,基于偏瘫康复治疗的针灸电刺激仪)、毫米波(毫米波无伤针灸仪)、音频(音频治疗仪)、超声波(基于传统针刺规律的超声波治疗仪)等,以及集多种方法于一体的治疗仪,如声、光、电针灸仪将超声波技术、激光技术、低频脉冲电疗技术与针灸治疗有机地结合在一起;WHZ－H型针灸治疗仪同时具备电、热、磁等物理治疗的功能,使用时多种手段能同时作用于人体,各种效果互相补充,比使用单一功能或先后使用不同功能效果更佳。

(二)按摩类治疗仪

按摩是人类最古老的物理疗法,能舒筋活血、消除疲劳和防治疾病。按摩仪按其对人体的按摩方式大致可以分为两大类,一类是模拟人的指腹、手指关节或手掌等部位,以机械力量作用于人体表面,对人体表面进行按、挤、揉等动作,起到舒筋活血、改善局部皮肤微循环的作用;另一类是以电极板接触人体体表,输出各种类型的电磁波产生按、揉、抓等动作作用于人体表面,并通过刺激末梢神经,使局部毛细血管扩张,皮肤温度升高,血流速度加快,起到活血化瘀、改变局部新陈代谢的作用。

随着现代电子科技的不断发展,现代按摩器械能够模拟按摩多种传统人工按摩手法,如捶打、颤动、点按、揉散、挤压、按揉、压揉、按压揉、理法、抖法、敲击、强敲击等。此外,随着现代科技如红外技术、电脑中频等在医疗器械中的应用,结合了现代科技的按摩理疗器械,能够使经穴点位接受更多的刺激方式,达到局部充血、加速人体血液循环、疏通全身经络、消除疲劳的作用,从而达到提高疗效的目的。

第三章
中医康复术语规范化研究

随着我国社会经济的发展,人们越来越重视中医康复。但目前,在中医康复行业的相关领域,中医康复术语的应用仍然相对混乱,其语言规范性较差,制约了行业本身的发展,究其根本,原因是没有一套中医康复的术语标准。因此,本研究尝试在规范中医康复术语的基础上,开展中医康复术语标准的研制。

第一节　研究思路与方法

一、研究资料

本研究以中医康复学相关教材、中医康复理论相关著作和论文、中医药辞书以及相关标准为中医康复术语标准研制的资料来源。相关教材主要包括全国中医药行业高等教育"十三五"规划教材《中医康复学》(主编王瑞辉、冯晓东)、全国高等医学院校教材《中医康复学》(主编胡幼平)、新世纪全国高等中医药院校规划教材《中医康复学》(主编刘昭纯、郭海英)、全国中医药行业高等职业教育"十三五"规划教材《中医养生康复技术》(主编廖海清)和新编中医临床学科丛书《中医康复学》(主编赵永康)等教学用书,《中医康复辨治思路与方法》(主编唐强、王玲姝)、《中医康复保健》(主编黄岩松)等中医康复理论相关著作和检索自《中国生物医学文献数据库》《中国知网》的中医康复理论论文,中医药辞书包括《中医大辞典》《中医药学名词》《中医辞海》《中医药常用名词术语辞典》等。参考的标准主要分为两类,如《术语工作　原则与方法》(GB/T 10112—2019)的导则类标准和《中医治未病术语》(T/CACM 1067—2018)的相近标准。

■ 二、研究方法

（一）起草标准草案，规范中医康复术语

立足中医康复理论，严格按照《标准化工作导则 第1部分：标准化文件的结构和起草规则》(GB/T1.1—2020)、《术语工作 原则与方法》(GB/T 10112—2019)以及国家中医药管理局《中医药标准制定管理办法(试行)》等标准制定程序，综合运用标准学、文献学、术语学、逻辑学、统计学等研究方法，编制术语表、规范术语定义及其英文对应词，形成中医康复术语标准草案，草案最初包含中医康复术语102条，后根据专家意见进一步删减和修改，最终草案包含中医康复术语87条。

1. 编制术语表 基于文献学、术语学研究方法，检索中医康复学相关教材、中医康复理论相关著作和论文、中医辞书、相关标准，系统梳理中医康复理论相关术语，构建中医康复术语数据库。数据库内容包括提取的术语名称、术语概念、术语英文对应词、关联术语和来源文献等。在此基础上，结合统计学、逻辑学研究方法，经项目组专家讨论，提取公认度较高的中医康复理论术语。遵循术语选择和术语命名原则，确立中医康复术语条目名称，并根据术语间的逻辑关系，对术语条目进行分类和编排，完成条目编号，形成术语表。

2. 规范术语定义 基于中医康复术语数据库，应用中医术语学的基本原理和方法，遵循单义性、科学性、系统性、简易型、约定俗成、协调性等原则，对同一术语的不同释义进行比较、分析和归纳，找出其主体含义，经项目组专家讨论，确定术语表中术语的本义和引申义，拟定术语释义的规范表述。

3. 厘定术语英文对应词 标准制定项目组内有7位国际标准化组织/中医药技术委员会/中医术语与信息工作组(ISO/TC249/WG5)中方注册专家，他们是国际标准化组织认定的、具有中医药背景、标准化知识且英语水平过关的跨学科人才，项目组根据规范后的术语定义，结合相关标准、辞书、论文中的术语英译及不同译本在国内外的应用数据，对全部术语条目逐一讨论，按照标准制定的简单多数原则，确定所有中医康复术语的英文对应词。

（二）广泛征求专家意见

通过网络、会议、专家访谈、通信等途径广泛征求专家意见，共收到来自辽宁省标准化研究院、辽宁中医药大学、辽宁大学、中国人民解放军北部战区总医院、辽宁中医药大学附属医院、辽宁省中医药研究院、辽宁省肛肠医院、大连市中西医结合医院、营口市中医院和锦州市中医医院等12家单位的20位专家共提出反馈意见205条，包括2名语言学专家(汉语语言1人，英语语言1人)提出意见58条；1名标准学专家(省标准化研究院副院长)提出意见29条；9名中医康复相关领域临床专家(包括康复科主任5人)提出意见62条；6名中医康复基础专家(其中康复教研室主任2人)提出意见50条；2名中医基础理论专家提出意见6条。

（三）修改完善标准草案，进一步规范中医康复术语

建立专家反馈意见数据库，包括标准草案条目号、标准草案原文、专家意见、专家姓名、专家职称、专家单位等，并对专家意见按条目号进行整合。召开项目组研讨会，对每条专家意见进行逐一讨论，达成专家共识后，给出是否采纳专家意见的判断。经项目专家组研讨，共采纳意见136条。在此基础上，修改完善标准草案，最终规范中医康复术语87条。

第二节 术语名称及术语定义的规范

中医康复理论源远流长，但学术界对其核心概念的论述较少且尚未统一。如"中医康复"的定义，不仅各级各类标准中均未提及，常用的中医药辞典，如《中医大辞典》《中医药常用名词术语辞典》等也未见论述，仅在两本《中医康复学》教材中有所论及。中医康复术语，是历代医家在中医学发展的基础上历经临床实践，并结合古典经义阐发而成。因此，本研究在系统收集中医康复理论相关标准、辞书、教材、著作及论文的基础上，建立中医康复术语数据库，严格按照标准制定程序，并遵循中医术语的选择和命名原则，起草了中医康复术语标准草案，在广泛征求专家意见后，厘定了相对概念清晰、规范统一的中医康复术语，使中医康复术语的名称和定义得到了进一步规范。

在研究过程中，共提取中医康复学专业术语102条，经项目组专家充分研讨，广泛征求社会各界专家意见，完成同义词整合、术语名称规范和核心术语判定后，最终规范中医康复术语87条，建立了中医康复术语体系的4级架构（图3-1）。

总论、中医康复的基本原则和中医康复的基本方法构成了中医康复术语体系的一级架构。在此架构下，总论包括中医康复、中医康复学、中医康复评定、中医康复治疗技术4条术语；中医康复的基本原则包括整体康复、辨证康复、功能康复、综合康复、康复预防5条术语；中医康复的基本方法包括推拿康复疗法、针刺康复疗法、艾灸康复疗法、拔罐康复疗法、刮痧康复疗法、中药康复疗法、情志康复疗法、饮食康复疗法、传统运动康复疗法、环境疗法、传统物理疗法和娱乐康复疗法12类，共78条术语。其中，中医康复的基本方法类术语包括二级架构下术语12条，如传统运动康复疗法；三级架构下术语49条，如动功康复法；四级架构下术语17条，如太极拳康复法。

本研究规范的87条中医康复术语为中医康复领域的常用专业术语，未包括第二章中提到的中医基本理论术语和中医康复器械术语，原因如下。第一，《中医基础理论术语》（GB/T 20348—2006）对中医基础理论术语进行了规范，可直接引用。第二，中医康复器械术语的主要构成如针具、灸具、罐具等分属于针刺、艾灸、拔罐等领域，各领域有相对规范的术语定义。故经专家组讨论后，规范的中医康复术语由总论、中医康复的基本原则和中医康复的基本方法3部分构成。中医康复术语标准和中医康复术语体系不同，标准会根据其具体制定需求，选取术语体系中的术语，故标准草案中包含的术语词条数目要小于中医康复术语体系中的术语词条数目。

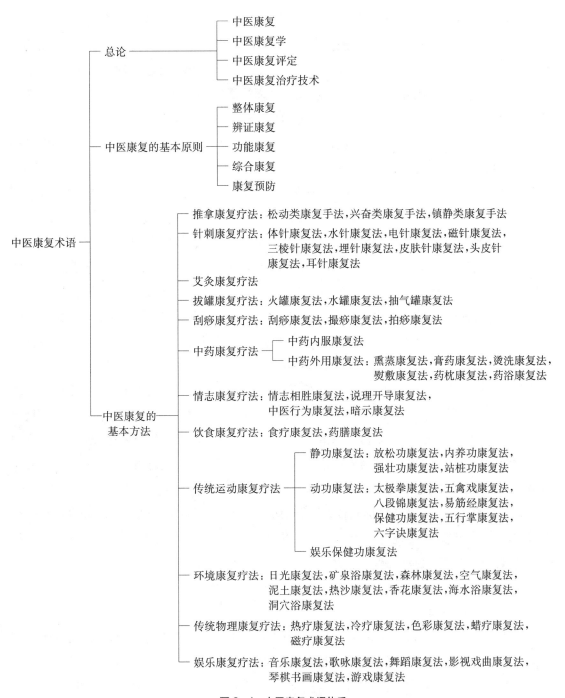

图 3-1 中医康复术语体系

一、总论类术语

(一)中医康复

1. 术语概述 中医学中最早出现康、复二字见于《素问·五常政大论》,提出对"久病"而

"不康"者,应"养之和之……待其来复"。后世出现"康复"一词,如宋代江少虞的《宋朝事实类苑·卷第九》载:"仁宗服药,久不视朝。一日,圣体康复,思见执政,坐便殿,促召二府。"明代龚廷贤的《万病回春》载一老人病残30多年,"膝趾肿痛,不能动履",已成"痼病",经"复沉潜诊视,植方投剂,获效如响,不旬日而渐离榻,又旬日而能履地,又旬日而康复如初。"清代魏之琇的《续名医类案·带下》载:"妇人罹患带下病,如法调理,康复如常。"

2. 术语规范过程 刘昭纯、郭海英主编的《中医康复学》及赵永康主编的《中医康复学》均将中医康复定义为:是指采用精神调节、合理饮食、体育锻炼、针灸推拿、服用药物及沐浴、娱乐等各种措施,对先天或后天各种因素造成的机体功能衰退或障碍进行恢复,以提高或改善病残者的生命质量。其他教材、图书和辞书未对中医康复这一术语进行定义。

本研究在标准草案中完全选用了这一定义。开展专家意见征集后,来自辽宁中医药大学、辽宁中医药大学附属医院、辽宁大学、辽宁中医药大学附属第三医院和锦州市中医医院的9位专家对这一术语的定义提出了12条修改意见。经专家组讨论后,接受的修改意见有8条,分别是:"采用精神调节、合理饮食……"建议修改为"以中医学理论为指导,采用各种中医康复治疗技术和方法,以及精神调节、合理饮食……";"服用药物"建议修改为"中药";"娱乐等各种措施"建议修改为"娱乐等各种方法"(2位专家提出);"病残"一词有待斟酌;"改善病残者"建议修改为"改善伤病残者";"生命质量"建议修改为"生存质量"(2位专家提出)。未接受的修改意见有4条,分别是"进行康复"建议修改为"综合协调地进行治疗,最大限度的";"服用药物及沐浴"建议修改为"药物内服或外用、沐浴";"体育锻炼"建议修改为"传统体育";以及建议将定义修改为"采用中医学理论、治疗措施,消除或减轻伤、病、残者身心及社会功能障碍,达到或保持最佳功能水平,改善患者与环境的关系,增强患者的自立能力与生存状态"。

3. 规范后的术语定义 为提高或改善伤、病、残者的生存质量,在中医理论的指导下,采用精神调节、合理饮食、传统运动、针灸、推拿、中药、沐浴、娱乐等各种方法,对先天或后天各种因素造成的机体功能衰退或障碍进行的恢复。

(二) 中医康复学

1. 术语概述 中医康复学思维和理论一直贯穿于中医学的发展过程中,虽然没有作为一个独立的学科被提出,但从《黄帝内经》时期到唐代《千金要方》、宋代《太平圣惠方》等历代专著中均有中医康复学理论的记载和论述。随着改革开放后现代康复医学的引入和发展,中医康复学也形成了独立的学科,时至今日,中医康复学已经得到了长足的发展,在理论、评定、治疗等方面逐渐形成自己的特色。

中医康复学是中医学的重要组成部分,是随着中医学发展而逐渐形成的一门新兴的综合性学科。它是以中医基础理论为指导,运用中医心理、中药、针灸、推拿、传统体育、气功、饮食、自然、传统物理、娱乐等多种方法,针对病残、伤残诸证和老年、慢性病证等的病理特点,进行辨证康复的综合应用学科。中医康复学既以中医基本理论为指导,又有自身独特的理论、观点和技术体系,基本内容主要包括中医康复学的基础理论、基本观点、中医康复疗法和临床康复。

2. 术语规范过程 《中医药学名词》将中医康复学定义为:研究康复医学基本理论、方法及其应用的中医学科。王瑞辉、冯晓东主编的《中医康复学》将中医康复学定义为:在中医学理论指导下,采用各种中医康复治疗技术和方法,改善和预防伤病残者的身心功能障碍,增强自立能力,使其重返社会,提高生存质量的一门学科。刘昭纯、郭海英主编的《中医康复学》和赵永康主编的《中医康复学》将中医康复学定义为:在中医理论指导下,研究康复医学的基本理论、医疗方法及其应用的一门学科。胡幼平主编的《中医康复学》将中医康复学定义为:在中医学理论指导下,研究中医康复学基本理论、治疗方法及其应用的一门学科。唐强、王玲姝主编的《中医康复辨治思路与方法》将中医康复学定义为:在中医学理论指导下,围绕病、伤、残者身心、社会功能障碍,综合运用各种中医康复方法、现代康复技术,消除或减轻各种功能障碍,达到或保持最佳的功能水平,提高生存质量,并使其重返社会的一门学科。

本研究在标准草案中将中医康复学定义为:以中医学理论为指导,采用各种中医康复治疗技术和方法,改善和预防伤病残者的身心功能障碍,增强自立能力,使其重返社会,提高生存质量的一门学科。开展专家意见征集后,来自辽宁中医药大学、辽宁中医药大学附属医院、辽宁中医药大学附属第二医院和锦州市中医医院的8位专家对这一术语的定义提出了8条修改意见。经专家组讨论后,仅将“伤病残”修改为“伤、病、残”。未接受的专家修改意见有8条,分别是:“采用各种中医康复治疗技术和方法”建议修改为“采用各种中医特有的康复技术和方法”;“增强自立能力”建议修改为“增强自理能力”(3位专家提出);“改善和预防伤病残者的身心功能障碍”建议修改为“预防和改善伤病残者的身心功能障碍”;“使其重返社会”建议修改为“使其回归家庭或重返社会”;建议将定义修改为“在中医学理论指导下,研究康复医学基本理论、医疗方法及其应用的一门学科”;或将定义修改为“是具有中医学理论基础、评定方法和治疗技术,以功能障碍的恢复为目标,以团队合作为基本工作模式的医学学科,是中医学体系的基本组成部分”。

3. 规范后的术语定义 以中医学理论为指导,采用各种中医康复治疗技术和方法,改善和预防伤、病、残者的身心功能障碍,增强自立能力,使其重返社会,提高生存质量的一门学科。

(三) 中医康复评定

1. 术语概述 中医康复评定是在整体、辨证、功能、预防康复观的指导下,运用四诊评定方法与现代康复医学评定方法相结合,对伤病残者的功能障碍进行全面、系统的综合评定,主要内容包括整体功能评定(通过四诊评定法对伤病残者的总体状态进行评定)、躯体功能评定(如关节活动度、肌肉力量、感觉、协调与平衡等功能的评定)、言语功能评定(如失语症、构音障碍等功能的评定)、精神心理功能评定(如情绪、心理、精神等状态的评定)和社会功能评定(如社会生活能力、生活质量和就业能力等评定)五大方面。通过综合评定,明确患者的残损程度,采取相应的康复措施,并在康复过程中和其最终阶段评定康复效果。

中医康复评定具有以下方面的特点。① 康复评定主要是针对伤病残者的总体状态和全身或局部功能障碍(功能障碍的原因、性质、部位、范围、程度、发展、转归和预后)进行。② 评定方法多样化、标准化、定量化。③ 由康复治疗小组各成员参与评定。④ 评定是多次进行,分为初期、中期和后期评定。⑤ 康复治疗始于评定,止于评定。

中医康复评定的目的是:明确患者的功能障碍和拟定治疗目标,检验治疗效果并拟定进一步的治疗方案,比较多种治疗方案之间的优劣,进行投资—效益的分析以及进行预后评估。

2. 术语规范过程　刘昭纯、郭海英主编的《中医康复学》和赵永康主编的《中医康复学》将中医康复评定定义为:在整体、辨证、功能、预防康复观的指导下,运用四诊评定方法与现代康复医学评定方法相结合,对病伤残者的功能障碍进行全面、系统的综合评定。唐强、王玲姝主编的《中医康复辨治思路与方法》将中医康复评定定义为:中医康复评定是建立在中医整体观念和辨证论治的基础上的综合评定。中医康复评定在中医理论指导下,通过中医四诊收集患者的基本病情资料,然后得出中医的辨证结果,并借此制定出合适的康复治疗方案、评估治疗效果和预测预后功能。其他教材和辞书未对中医康复评定这一术语进行定义。

本研究在标准草案中将中医康复评定定义为:在整体、辨证、功能、预防康复观的指导下,运用四诊评定方法与现代康复医学评定方法相结合,对病伤残者的功能障碍进行全面、系统的综合评定。开展专家意见征集后,来自北部战区总医院、辽宁大学、辽宁中医药大学和辽宁中医药大学附属医院的6位专家对这一术语的定义提出了8条修改意见。经专家组讨论后,接受的修改意见有4条,分别是:"对病伤残者的功能障碍进行全面、系统的综合评定"建议修改为"对病伤残者的身心功能障碍进行全面、系统的综合评定";"病伤残者"建议修改为"伤、病、残者";"病残"一词有待斟酌;"运用四诊评定方法……"建议修改为"运用中医四诊方法……"。部分采纳意见有2条,分别是:建议将术语定义修改为"在中医理论指导下,运用中医四诊方法,收集评定对象的病史和相关资料,结合现代康复医学评定方法,提出假设,实施检查和测量,对结果进行比较、综合、分析、解释,最后形成结论和障碍学诊断的过程";"运用四诊评定方法与现代康复医学评定方法相结合"建议修改为"运用四诊与现代康复医学相结合的评定方法"。未接受的修改意见有2条,分别是:"功能障碍进行全面、系统的综合评定"建议修改为"功能状况及其水平进行客观、定性和(或)定量的描述,并对结果做出合理解释的过程";"四诊评定方法"建议修改为"四诊辨证方法"。

3. 规范后的术语定义　在整体、辨证、功能、预防康复观的指导下,运用中医四诊方法,收集评定对象的病史和相关资料,结合现代康复医学评定方法,对伤、病、残者的身心功能障碍进行全面、系统的综合评定。

（四）中医康复治疗技术

1. 术语概述　康复治疗技术是中医康复学科的重要组成部分，也是康复医学工作的重要手段。中医康复治疗技术是以中医学理论为依据，以中医治疗方法为手段，来改善功能，提高生活自理能力和生存质量。中医康复治疗技术包括推拿、针刺、艾灸、拔罐、刮痧、中药、情志、饮食、传统运动、环境、传统物理、娱乐等康复技术方法。各种康复方法都有一定的治疗作用和适应范围，在具体运用中，应把多种康复方法有机地结合起来，充分发挥各种方法的康复作用，促进机体全面的、整体的康复。

2. 术语规范过程　王瑞辉、冯晓东主编的《中医康复学》将中医康复治疗技术定义为：以中医学理论为依据，采用中医治疗方法来改善功能、提高生活自理能力和生存质量。包括针灸疗法、推拿疗法、拔罐疗法、刮痧疗法、中药疗法、情志疗法、饮食疗法、传统运动疗法等。刘昭纯、郭海英主编的《中医康复学》将中医康复治疗技术定义为：以中医学理论为依据，以中医治疗方法为手段，来改善功能，提高生活自理能力和生存质量。

本研究在标准草案中将中医康复治疗技术定义为：以中医学理论为指导，以中医治疗方法为手段，改善病伤残者功能、提高生活自理能力和生存质量的中医治疗技术。开展专家意见征集后，来自辽宁大学、辽宁中医药大学和辽宁中医药大学附属第三医院的3位专家对这一术语的定义提出了4条修改意见。经专家组讨论后，接受的修改意见有2条，分别是："病伤残者"建议修改为"伤、病、残者"；"改善病伤残者功能"建议修改为"改善伤、病、残者功能障碍"。未接受的修改意见有2条，分别是："提高生活自理能力"建议修改为"提高其生活自理能力"；建议将定义修改为"以中医学理论为指导，以中医治疗方法为手段，改善病伤残者功能、提高生活自理能力和生存质量的中医治疗技术。包括但不限于中药内外治法、针灸、推拿、传统功法、正骨等方法，具有简便效廉的特点"。

3. 规范后的术语定义　以中医学理论为指导，以中医治疗方法为手段，改善伤、病、残者功能障碍，提高生活自理能力和生存质量的中医治疗技术。

■ 二、中医康复的基本原则类术语

（一）整体康复

1. 术语概述　整体康复观是建立在中医学整体观基础之上，是中医康复学理论体系的重要内容。整体康复的基本观点包括人与自然一体、人自身的形神一体、人与社会一体3方面的内容。① 人与自然一体：人类生活在大自然中，人类漫长的自身发展过程与自然界的变化紧密联系，并相互影响。人类在适应自然和改造自然的过程中，形成了适应自然的能力，并随自然界的变化，维持和调整着机体正常的生命活动，这就是人与自然一体的观点，又称天人相应。② 人自身的形神一体：中医学理论认为，人体是由脏、腑、经、络、皮、肉、津、血、脉、筋、骨、髓及精、气、神等构成的一个有机的整体。人体的"形"与"神"在生理状态下是相互资生、相互依

存的统一整体,以维持正常而协调的生理活动。人体各部分之间在病理上往往也相互影响,人体某一部分的病理变化与身体各部甚至全身脏腑功能、气血阴阳的盛衰密切相关。形体与精神康复相统一,是中医康复整体观的又一体现,又称形神一体观。③ 人与社会一体:人除了有自然属性外,社会性更是其根本属性,人与社会是密不可分的整体,复杂的、不断变迁的外部社会因素会直接或间接地影响人的性格、思想、嗜好和一些疾病的发生及其康复过程。康复临床时必须注意社会环境的各种因素对患者的影响,根据患者的情况,有针对性地运用社会环境因素的影响来调和情志,促进脏腑功能的恢复,调畅气血,进而使机体渐趋康复。

2. 术语规范过程　现行教材和辞书中并未对整体康复相关术语进行较为规范的定义,但对整体康复、整体康复观或整体原则进行了一定论述。

王瑞辉、冯晓东主编的《中医康复学》指出:整体观念是中国古代唯物论和辨证思想在中医学中的体现,贯穿于中医学病理、生理、辨证和治疗等各个方面。康复的所有技术和方法,都必须是从整体观念出发,在充分考虑人体自身的统一性、完整性,以及与自然界、社会环境密切相关的基础上,制定康复治疗措施。整体原则要求人们顺应自然,适应社会,形神共养,全面调治,整体康复。整体康复原则是中医康复学的重要特点,也是中医整体观念在中医康复学中的具体体现。刘昭纯主编的《中医康复学》和赵永康主编的《中医康复学》均提出:康复的所有技术和方法,都必须是从整体观念出发,在充分考虑人体自身的统一性、完整性以及与自然界、社会环境密切相关的基础上,制定康复治疗措施。胡幼平主编的《中医康复学》指出:整体康复观认为,人的形体与精神、人与自然、人与社会之间都是密切联系、相互影响的,康复医疗中必须利用形体与精神以及人与自然、人与社会之间的这种相互联系,通过顺应自然、适应社会、整体调治等手段,来达到人体的形神统一、整体康复的目的。其内容包括人体各部分相统一、形体与精神康复相统一、人体康复与自然环境相统一、人体康复与社会环境相统一。

本研究在标准草案中将这一原则名称规范为"整体康复",并将其定义为:康复的所有技术和方法,都必须是从整体观念出发,在充分考虑人体自身的统一性、完整性以及与自然界、社会环境密切相关的基础上,制定康复治疗措施。开展专家意见征集后,来自北部战区总医院、辽宁中医药大学和辽宁中医药大学附属第三医院的3位专家对这一术语的定义提出了3条修改意见。经专家组讨论后,接受修改意见1条,建议将定义修改为"从整体观念出发,在充分考虑人体自身的统一性、完整性以及人与自然环境、社会环境密切相关的基础上,制定康复治疗措施、应用康复技术和方法,使机体功能衰退或障碍得到恢复"。未接受的修改意见有2条,分别是:"与自然界、社会环境密切相关的基础上"建议修改为"及与自然界、社会因素和环境密切相关的基础上";定义建议修改为"与康复医学中的'全面康复'思想一致,利用综合性治疗的方法达到人体形神功能和社会活动能力的恢复"。

3. 规范后的术语定义　从整体观念出发,在充分考虑人体自身的统一性、完整性以及人与自然环境、社会环境密切相关的基础上,制定康复治疗措施、应用康复技术和方法,使机体功能衰退或障碍得到恢复。

（二）辨证康复

1. 术语概述　辨证康复观是根据中医辨证论治的基本特点，在充分考虑地域和个体差异基础上确立的康复治疗总原则。它要求康复必须与临床辨证结合起来，辨证是确定康复总体方案、选择具体康复疗法的根本前提和依据。只有辨证结果准确，才能确定正确的康复目标、康复治疗原则和康复疗法，从而提高康复疗效。辨证康复观强调遵循辨证原则，根据中医康复对象个体的具体病情处理，并把康复对象放在自然、社会的联系中去考察疾病的病因和病机，做出准确的病机概括，从而确定个体化的康复治疗目标、康复治疗原则和康复治疗疗法，充分体现了中医康复学"以人为本"的人文关怀思想。

2. 术语规范过程　刘昭纯主编的《中医康复学》和赵永康主编的《中医康复学》均提出：辨证康复原则就是根据中医辨证论治的基本特点，在充分考虑时间、地域以及个体体质差异的基础上，确立的康复治疗的总原则。胡幼平主编的《中医康复学》指出：辨证康复观是建立在中医学辨证论治观念基础之上的，它认为辨证与康复之间有着密切的关系，辨证是决定康复的前提和依据，康复则是根据辨证的结果确定相应的康复原则和方法。病同证异则康复亦异，病异证同则康复亦同，以及辨证与辨病相结合指导康复医疗，是辨证康复观的主要内容。

本研究在标准草案中将这一原则名称规范为"辨证康复"，并将其定义为：根据中医辨证论治的基本特点，在充分考虑时间、地域以及个体体质差异的基础上，根据辨证的结果确定相应的康复原则和方法。开展专家意见征集后，未有专家对辨证康复的术语名称和定义提出修改建议。

3. 规范后的术语定义　根据中医辨证论治的基本特点，在充分考虑时间、地域以及个体体质差异的基础上，根据辨证的结果确定相应的康复原则和方法。

（三）功能康复

1. 术语概述　中医学用运动的、变化的、发展的，而不是静止的、不变的、僵化的观点，来认识和分析研究生命、健康和疾病等医学问题，这种观点称为恒动观念。功能康复正是在恒动观的指导下，发掘、提高、加强功能障碍者的能力和残存功能，减轻或消除因伤残病等带来的身心障碍，最大限度地恢复受损的各种功能，恢复生活和职业能力。

功能康复观是中医康复学的重要原则之一，也是康复治疗的主要目的之一，其基本观点包括恢复脏腑组织功能、恢复生活及职业能力、功能补偿3方面内容。功能康复观重视加强或恢复脏腑组织功能，强调以加强或恢复生活和职业能力为目标的康复治疗。

2. 术语规范过程　刘昭纯主编的《中医康复学》和赵永康主编的《中医康复学》均提出：功能原则，就是以加强或恢复脏腑组织功能，加强或恢复生活和职业能力为目标的康复原则。胡幼平主编的《中医康复学》指出：功能康复观是建立在中医学恒动观基础之上的,它要求中医康复医生不单着眼于脏腑组织具体生理功能的恢复,更重要的是通过功能训练,从总体上促使患者日常生活和职业工作能力的恢复。其内容包括恢复脏腑组织生理功能及恢复生活和职业工作能力。

本研究在标准草案中将这一原则名称规范为"功能康复",并将其定义为:以中医学恒动观为基础,要求中医康复医生不单着眼于脏腑组织具体生理功能的恢复,更重要的是通过功能训练,从总体上促使患者日常生活和职业工作能力的恢复。开展专家意见征集后,来自辽宁中医药大学附属医院和锦州市中医医院的2位专家对这一术语的定义提出了2条修改意见。经专家组讨论后,未接受专家的修改意见。这2条修改意见分别是:"以中医学恒动观为基础"建议斟酌一下用词;"日常生活"建议修改为"日常生活自理能力"。

3. 规范后的术语定义 以中医学恒动观为基础,要求中医康复医生不单着眼于脏腑组织具体生理功能的恢复,更重要的是通过功能训练,从总体上促使患者日常生活和职业工作能力的恢复。

(四) 综合康复

1. 术语概述 综合康复观以中医整体观、辨证论治为基础,是中医康复学独具特色而历经实践检验的重要康复观点之一,其基本观点包括综合康复的优选原则、综合康复的重要意义。这种针对不同的体质和病情,综合运用中医心理康复法、中药康复法、针灸康复法、推拿康复法、传统体育康复法、气功康复法、饮食康复法、自然康复法、传统物理康复法、娱乐康复法等多种康复疗法,使患者全面康复、回归社会的康复治疗思想和方法,称为综合康复观。

康复病证常由多因素所致,多脏腑受累,病机复杂,不是单一疗法或一方一药能毕其功于一役的,而应采取"杂合以治"。《素问·异法方宜论》说:"故圣人杂合以治,各得其所宜。故治所以异而病皆愈者,得病之情,知治之大体也。"明代张景岳的《类经·论治类》注解此条说:"杂合五方之治而随机应变,则各得其宜矣。"即是针对疾病多因素、多脏腑、复杂病机的特点,综合不同的治法进行适宜的治疗。所谓"杂合以治""随机应变",还意味着从整体上把握病机变化,把各种具体方法有机地结合起来,进行全面治疗,方能取得良好的治疗效果。但综合康复不能理解为多种康复疗法简单的堆砌,而应是遵循综合康复的优选原则制订综合康复方案。

2. 术语规范过程 王瑞辉、冯晓东主编的《中医康复学》和刘昭纯主编的《中医康复学》均提出:综合康复观是以辨证论治为基础的,针对不同的体质和病情,综合运用多种康复方法,使患者全面康复,回归社会,是中医康复学独具特色而历经实践检验的重要康复观点之一,亦是"杂合以治"的具体体现。其他教材和辞书未对这一术语进行定义。

本研究在标准草案中将这一原则名称规范为"综合康复",并完全选用了这一定义。开展专家意见征集后,来自辽宁中医药大学和锦州市中医医院的2位专家对这一术语的定义提出了 2 条修改意见。经专家组讨论后,部分采纳的修改意见有 1 条:"使患者全面康复,回归社会"建议修改为"以减少病伤残者的躯体、心理和社会的功能障碍,发挥病伤残者的最高潜能,使其重返社会,提高生存质量";未接受的修改意见有 1 条:"使患者全面恢复"建议修改为"使病、伤、残(包括先天性疾病)者已经丧失的功能尽早、尽最大可能恢复"。

3. 规范后的术语定义 以辨证论治为基础,针对不同的体质和病情,综合运用多种康复方法,以改善伤、病、残者的身心功能障碍,提高生存质量,使其全面康复、重返社会。

(五)康复预防

1. 术语概述 中医康复预防观以中医学"治未病"的思想为基础,是中医康复学重要的特点之一,其基本观点包括未病先防、既病防变和瘥后防复。"治未病"是中医预防疾病的重要原则,一直为历代医家所强调和重视,正如《素问·四气调神大论》说:"是故圣人不治已病治未病,不治已乱治未乱,此之谓也。夫病已成而后药之,乱已成而后治之,譬犹渴而穿井,斗而铸锥,不亦晚乎!"康复预防不同于一般意义上的疾病预防,其着眼点在于预防可导致残疾病变的发生以及将残疾降低到最低限度。

2. 术语规范过程 王瑞辉、冯晓东主编的《中医康复学》指出:康复预防是在中医学理论指导下,通过总结研究人的健康和病残发生、发展及预后规律,采取综合措施以预防病残发生,或尽可能减低病残程度的理论。刘昭纯主编的《中医康复学》和赵永康主编的《中医康复学》均提出:中医康复预防原则,是在中医理论的指导下,从预防观点出发,通过研究人类健康与病残发生、发展和预后的规律,探索并采取积极有效的综合措施,以预防病残的发生,或将病残减低到最低程度的系统理论。

本研究在标准草案中将这一原则名称规范为"康复预防",并将其定义为:在中医理论的指导下,从预防观点出发,通过研究人类健康与病残发生、发展和预后的规律,探索并采取积极有效的综合措施,以预防病残的发生,或将病残减低到最低程度。开展专家意见征集后,来自北部战区总医院的专家对这一术语的定义提出了 1 条修改意见,将"或将病残减低到最低程度"建议修改为"或将病残降低到最低程度"。经专家组讨论后,接受修改意见。

3. 规范后的术语定义 在中医理论的指导下,从预防观点出发,通过研究人类健康与病残发生、发展和预后的规律,探索并采取积极有效的综合措施,以预防病残的发生,或将病残降低到最低程度。

三、中医康复的基本方法类术语

(一)推拿康复疗法

1. 术语概述 推拿疗法属中医外治法,由于其安全性高、施术方便、效果显著、人们容易接受,在疾病的康复中被广泛应用。《黄帝内经》中记载了推拿可以治疗痹证、痿证、口眼㖞斜和胃脘痛。如《素问·异法方宜论》记载："中央者……其民食杂而不劳，故其病多痿厥寒热，其治宜导引按跷。"《素问·举痛论》曰："寒气客于肠胃之间，膜原之下，血不得散，小络急引，故痛；按之则血气散，故按之痛止。"汉代张仲景在《金匮要略·脏腑经络先后病》说："若人能养慎，不令邪风干忤经络，适中经络，未流传脏腑，即医治之。四肢才觉重滞，即导引、吐纳、针灸、膏摩，勿令九窍闭塞。"晋代葛洪在《肘后方》也记载了指针疗法抢救昏迷不醒患者，捏脊疗法治疗小儿疳积，颠簸疗法治疗小儿腹痛等。清代吴谦的《医宗金鉴》将摸、接、端、提、按、摩、推、拿列为伤科八法。对跌仆损伤，除了用手法调治外，还设计了许多治疗器具，对推拿的适应证和治疗法则也有了比较系统和全面的阐述。

2. 术语规范过程　王瑞辉、冯晓东主编的《中医康复学》指出：推拿疗法是在中医基础理论和现代解剖学指导下，应用推拿手法或借助一定的器具，刺激患者体表特定部位或穴位，以防治疾病和强身健体的一种外治方法，古称"持""按摩""按跷""拆引""案抓"等。刘昭纯主编的《中医康复学》和赵永康主编的《中医康复学》均提出：推拿疗法是在中医基础理论和经络学说的指导下，通过手、肘或辅助器械等在人体体表一定部位施以各种手法，达到治疗疾病、促进康复的一种治疗手法。唐强、王玲姝主编的《中医康复辨治思路与方法》指出：推拿技术属于中医外治法范畴，是用手或肢体的其他部位，或借助一定的器具，在患者体表经络、穴位或特定的部位对患者起到康复治疗作用，从而减轻患者各种病症，改善患者肢体运动功能、感觉认知功能，提高生活质量与生活自理能力。

本研究为体现推拿疗法在康复治疗中的特定作用，在标准草案中将术语名称规范为"推拿康复疗法"，并将其定义为：在中医基础理论和经络学说的指导下，通过手、肘或辅助器械等在人体体表特定部位施以各种手法，达到治疗疾病、促进康复的一种治疗手法。开展专家意见征集后，来自北部战区总医院、辽宁大学、辽宁中医药大学和辽宁中医药大学附属医院的7位专家对这一术语的定义提出了7条修改意见。经专家组讨论后，接受的修改意见有3条，分别是："达到治疗疾病、促进康复的一种治疗手法"建议修改为"达到治疗疾病、促进康复的一种疗法"；"通过手、肘"建议修改为"康复师通过手、肘"；"通过手、肘"建议修改为"使用手、肘"。未接受的修改意见有4条，分别是："在人体体表特定部位"建议修改为"在人体体表一定部位或穴位"（2位专家提出）；定义建议修改为"在中医基础理论为指导，通过手、肘等在病患体表特定部位施以各种推拿手法的一种中医康复治疗手法"；定义建议增加"推拿疗法主要分为推法、拿法、按法、揉法、摩法、捏法、颤法、打法等"。

3. 规范后的术语定义　在中医基础理论和经络学说的指导下，康复师使用手、肘或辅助器械等在人体体表特定部位或穴位施以各种手法，达到治疗疾病、促进康复的一种疗法。

（二）松动类康复手法

1. 术语概述　松动类康复手法通常包括抖法、摇法、揉法、擦法、拿法、搓法和滚法。抖法是用单手或双手握住患肢的远端，做小幅度连续上下或左右方向连续抖动的手法，通常可分为抖上肢、抖下肢两种操作方法。摇法是使关节做被动的环转运动的手法，包括颈项部、肩部、腰部摇法。揉法是以手掌大鱼际、全掌或手指罗纹面着力，吸定于体表施术部位上，做轻柔和缓的上下、左右或环旋动作的手法。擦法是用指或掌贴附于体表一定部位，做较快速的直线往返运动，使之摩擦生热的手法。拿法是用拇指和其余手指相对用力，提捏或揉捏肌肤的手法。搓法是用双手掌面夹住肢体或以单手、双手掌面着力于施术部位，做交替搓动或往返搓动的手法，有夹搓法和推搓法两种。滚法是以第五掌指关节背侧吸定于体表施术部位，通过腕关节的屈伸运动和前臂的旋转运动，用小鱼际连同手背尺侧在施术部位上做持续不断的来回滚动的手法。

2. 术语规范过程　唐强、王玲姝主编的《中医康复辨治思路与方法》将松动类手法定义为：治疗关节活动障碍，如僵硬、可逆的关节活动度受限及关节疼痛的一类手法。其他教材和辞书未对这一术语进行定义。

本研究为体现其在康复治疗中的特定作用，在标准草案中将术语名称规范为"松动类康复手法"，并完全选用了这一定义。开展专家意见征集后，未有专家对此术语的名称和定义提出修改建议。经专家组讨论后，将定义最后部分的"一类手法"修改为"一种推拿康复疗法"，以体现松动类康复手法是推拿康复疗法的下位概念。

3. 规范后的术语定义　治疗关节活动障碍，如僵硬、可逆的关节活动度受限及关节疼痛的一种推拿康复疗法。

（三）兴奋类康复手法

1. 术语概述　兴奋类康复手法通常包括拍法、捏法、拨法、推法。拍法是用虚掌拍打体表的手法，称为拍法。捏法是用拇指和其他手指在施术部位对称性挤压的手法。拨法是用拇指深按于治疗部位，进行单向或往返拨动的手法。推法是以指、掌、拳或肘部着力于体表一定部位或穴位上，做单方向直线或弧形推动的手法，可分为指推法、掌推法、拳推法和肘推法。

2. 术语规范过程　唐强、王玲姝主编的《中医康复辨治思路与方法》提出：兴奋类手法是指施加于关节、肌腱、肌群，以促进虚弱的神经、肌肉功能恢复的一类手法。其他教材和辞书未对这一术语进行定义。

本研究为体现其在康复治疗中的特定作用，在标准草案中将术语名称规范为"兴奋类康复手法"，并完全选用了这一定义。开展专家意见征集后，来自辽宁中医药大学、辽宁中医药大学附属医院和辽宁中医药大学附属第二医院的 4 位专家对这一术语的定义提出了 4 条修改意见。经专家组讨论后，将定义最后部分的"一类手法"修改为"一种推拿康复疗法"，以体现兴奋类康复手法是推拿康复疗法的下位概念，但未采纳 4 位专家的修改意见。这 4 条建议分别是："虚弱的神经"斟酌一下用词（2 位专家提出）；"虚弱的神经"建议修改为"抑制的神经"；"关节、肌腱、肌群"建议修改为"关节、肌腱、肌群、筋膜"。

3. **规范后的术语定义**　施加于关节、肌腱、肌群，以促进虚弱的神经、肌肉功能恢复的一种推拿康复疗法。

（四）镇静类康复手法

1. **术语概述**　镇静类康复手法通常包括摩法、理法、按法、点法、抹法。摩法是用指或掌在体表做环形或直线往返摩动的手法，分为指摩法和掌摩法两种。理法是用手对肢体进行节律性握捏的手法，多作为结束推拿手法使用，可分为单手理法和双手理法两种。按法是以指或掌垂直按压体表的手法，分为指按法和掌按法两种。点法是用指端或屈曲的指骨间关节部着力于施术部位，持续地进行点压的手法，主要包括拇指端点法、屈拇指点法和屈示指点法等。抹法是指用单手或双手拇指指面或掌面紧贴皮肤，做上下、左右或弧形曲线往返移动的一种手法，主要包括指抹法和掌抹法。

2. **术语规范过程**　唐强、王玲姝主编的《中医康复辨治思路与方法》提出：镇静类手法是施加于关节、肌腱、肌群，以抑制亢进的神经、肌肉，促进功能恢复的手法。其他教材和辞书未对这一术语进行定义。

本研究为体现其在康复治疗中的特定作用，在标准草案中将术语名称规范为"松动类康复手法"，并完全选用了这一定义。开展专家意见征集后，辽宁中医药大学附属第二医院的专家建议将"以抑制亢进的神经、肌肉"修改为"以抑制神经、肌肉的兴奋性"。经专家组讨论后，未采纳该专家的修改意见，仅将定义最后部分的"一类手法"修改为"一种推拿康复疗法"，以体现镇静类康复手法是推拿康复疗法的下位概念。

3. **规范后的术语定义**　施加于关节、肌腱、肌群，以抑制亢进的神经、肌肉，促进功能恢复的一种推拿康复疗法。

（五）针刺康复疗法

1. **术语概述**　针刺治病，主要是通过刺激经络、腧穴，起到改善关节活动度、增强肌力、减轻疼痛等作用，从而改善功能障碍，提高日常生活能力。国内外学者对于针刺的作用机制开展了半个多世纪的研究和探索，形成了不同的理论和假说，主要包括局部机械传导理论、闸门控制理论、神经—体液理论、"神经—内分泌—免疫"网络理论、形态奇异性理论和神经节段理论等，但至今尚未有一种理论或假说能够完全解释针刺治疗的作用机制。因此，针刺的原理目前被认为很有可能是多种生理过程的综合，其内在机制仍需进一步研究探索。针刺疗法具有适应证广、操作方便、疗效明显、经济安全等优点，主要包括体针法、水针法、电针法、磁针法、三棱针法、埋针法、皮肤针法、头皮针法、耳针法等。

2. **术语规范过程**　王瑞辉、冯晓东主编的《中医康复学》提出：针刺疗法是以中医理论为指导,经络腧穴理论为基础,运用针刺防治疾病的一种方法。赵永康主编的《中医康复学》对针刺的论述为:以中医基础理论和经络学说为基础,通过针刺和灸法对一定腧穴部位进行适当刺激,以激发经络气血运行,疏通经络,调整脏腑,宣行气血,从而达到治疗疾病、促进身心康复的目的。胡幼平主编的《中医康复学》指出:针刺疗法是采用不同的针具刺激体表的穴位,运用各种方法激发经气,以调整人体功能,达到防治疾病的常用疗法。唐强、王玲姝主编的《中医康复辨治思路与方法》提出:针刺治病,主要是通过刺激经络、腧穴,起到改善关节活动度、增强肌力、减轻疼痛等作用,从而改善功能障碍,提高日常生活能力。

本研究为体现针刺疗法在康复治疗中的特定作用,在标准草案中将此术语名称规范为"针刺康复疗法",并将其定义为:以中医理论为指导,经络腧穴理论为基础,通过刺激经络、腧穴,起到改善关节活动度、增强肌力、减轻疼痛等作用,从而改善功能障碍、提高日常生活能力,进而达到防治疾病目的的疗法。开展专家意见征集后,来自辽宁大学、辽宁中医药大学、辽宁中医药大学附属医院和辽宁中医药大学附属第三医院的4位专家对这一术语的定义提出了4条修改意见。经专家组讨论后,接受的修改意见有2条,分别是:"通过刺激经络、腧穴"建议修改为"通过运用各种不同针法刺激经络、腧穴";"经络腧穴理论为基础"建议修改为"以经络腧穴理论为基础";部分采纳的修改建议有1条:"通过刺激经络、腧穴,起到改善关节活动度、增强肌力、减轻疼痛等作用,从而……"建议修改为"通过针具针刺的方法刺激经络、腧穴,从而……"。未接受的修改意见有1条:"增强肌力"建议修改为"改善肌力"。

3. 规范后的术语定义　以中医理论为指导,以经络腧穴理论为基础,通过运用各种不同针法刺激经络、腧穴,从而改善功能障碍、提高日常生活能力,进而达到防治疾病目的的疗法。

(六) 体针康复法

1. 术语概述　毫针是临床应用最广泛的一种针具,是古代"九针"之一,因其针体微小而细,针尖锋利,又称微针、小针。自古以来毫针刺法都是针刺疗法的主体,也是各种针法的基础,其基本操作技术包括持针法、进针法、行针法、留针法和出针法等。毫针疗法即体针疗法,临床应用十分广泛。适应证包括关节炎、风湿痛、头痛、偏头痛等痛症,过敏性鼻炎、鼻窦炎、重听、耳鸣等耳鼻喉疾患,胃痛、呃逆、便秘、泄泻等肠胃系统疾病,气喘、慢性支气管炎、咽喉炎、久咳等呼吸系统疾病,失眠、焦虑、精神症、神经衰弱等精神系统疾病,脑中风后遗症、偏瘫、肌肉萎缩、帕金森病等神经系统疾病,过敏性皮肤炎、带状疱疹疼痛、痤疮、全身痒疹等皮肤系统疾病,以及痛经、月经不调等妇科系统疾病。

2. 术语规范过程　刘昭纯主编的《中医康复学》将体针疗法定义为:又称毫针疗法,是以毫针为针刺工具,通过对人体经络上的腧穴施以一定的操作方法,以通调营卫气血,调整经络脏腑功能来治疗相关疾病的一种方法。其他教材和辞书未对这一术语进行定义。

本研究为体现其在康复治疗中的特定作用,在标准草案中将术语名称规范为"体针康复法",并选用了这一定义。开展专家意见征集后,未有专家对此术语的名称和定义提出修改建议。专家组讨论后,将定义最后部分的"一种方法"修改为"一种针刺康复疗法",以体现体针康复法是针刺康复疗法的下位概念。

3. 规范后的术语定义 又称毫针康复法,是以毫针为针刺工具,通过对人体经络上的腧穴施以一定的操作方法,以通调营卫气血,调整经络脏腑功能来治疗相关疾病的一种针刺康复疗法。

(七) 水针康复法

1. 术语概述 水针既有针刺的机械作用,又有药物的药理作用。常用药物如当归、丹参、黄芪、红花、板蓝根、丁公藤等注射液,维生素 B_1、维生素 B_6、维生素 B_{12} 注射液,生理盐水、注射用水等。水针疗法应用范围较广,适用于体表各部位的疼痛,包括神经、肌肉、关节等各组织器官疾病所引起的疼痛;某些炎症和感染及其他原因引起的功能障碍,如面瘫、头痛、胃痛、急性腰扭伤、颈椎病等疾病。

2. 术语规范过程 刘昭纯主编的《中医康复学》将水针疗法定义为:又称穴位注射,是将中西药物或组织液等液体注入人体有关穴位或部位以治疗疾病的方法。其他教材和辞书未对这一术语进行定义。

本研究为体现其在康复治疗中的特定作用,在标准草案中将术语名称规范为"水针康复法",并选用了这一定义。开展专家意见征集后,来自辽宁中医药大学和辽宁中医药大学附属医院的3位专家对这一术语提出了3条修改意见。经专家组讨论后,3条修改意见全部接受,并将定义最后部分的"方法"修改为"一种针刺康复疗法",以体现水针康复法是针刺康复疗法的下位概念。3位专家的具体意见为:"中西药物"建议修改为"中药或西药";"将中西药物或组织液等液体"建议删除"或组织液等液体";"注入人体有关穴位"建议修改为"注入人体相关穴位"。

3. 规范后的术语定义 又称穴位注射康复法,将中药或西药注入人体相关穴位或部位以治疗疾病的一种针刺康复疗法。

(八) 电针康复法

1. 术语概述 电针法是毫针与电生理效应的结合,可以提高治疗效果,减轻手法捻针的工作量,已经成为临床上普遍使用的治疗方法。电针的选穴与毫针刺法治疗大致相同,但应选取两个穴位以上,一般以取用同侧肢体 $1\sim3$ 对穴位为宜。电针的选穴,既可按经络选穴,又可结合神经的分布,选取有神经干通过的穴位及肌肉神经运动点。电针对急性病可加强刺激以缓急,对慢性病可进行轻而持续时间长的刺激以提高疗效,且能比较准确地掌握刺激参数,代替手法运针,节省人力。临床上常用于各种痛证,痹证,痿证,心、胃、肠、胆、膀胱、子宫等器官的功能失调,癫狂,肌肉、韧带、关节的损伤性疾病等,并可用于针刺麻醉。电针刺激量较大,临床操作时,电流强度需以患者能耐受为限。

2. 术语规范过程　王瑞辉、冯晓东主编的《中医康复学》提出:电针法是将针刺入腧穴得气后,在针具上接通接近人体生物电的微量电流,利用针和电两种刺激结合,以防治疾病的一种方法。刘昭纯主编的《中医康复学》将电针疗法定义为:是指针刺得气后,在针柄上通以微量电流以加强刺激,从而达到治疗目的的一种疗法。黄岩松主编的《中医康复保健》将电针法定义为:用电针仪输出脉冲电流,通过毫针等作用于人体经络腧穴以治疗疾病的一种方法。

本研究为体现其在康复治疗中的特定作用,在标准草案中将术语名称规范为"电针康复法",并将其定义为:针刺得气后,在针柄上通以微量电流以加强刺激,从而达到治疗目的的方法。开展专家意见征集后,未有专家对此术语的名称和定义提出修改建议。经专家组讨论后,将定义最后部分的"一种方法"修改为"一种针刺康复疗法",以体现电针康复法是针刺康复疗法的下位概念。

3. 规范后的术语定义　针刺得气后,在针柄上通以微量电流以加强刺激,从而达到治疗目的的一种针刺康复疗法。

(九) 磁针康复法

1. 术语概述　磁针器是应用高科技磁学与生物学相结合制造而成。磁针疗法具有镇痛、消肿、消炎、降压、止泻等作用,可用于各种急慢性疼痛性疾病、关节炎、扭挫伤、高血压及各种运动系统疾病的康复治疗。

2. 术语规范过程　刘昭纯主编的《中医康复学》将磁针疗法定义为:是磁场疗法和针灸相结合的新方法,指用不同的针具将外磁场作用于穴位中的一种方法,使一定的磁场量通过穴位作用于经络来调整人体气血和脏腑功能。

本研究为体现其在康复治疗中的特定作用,在标准草案中将术语名称规范为"磁针康复法",并将其定义为:用不同的针具将外磁场作用于穴位中的一种方法,使一定的磁场量通过穴位作用于经络来调整人体气血和脏腑功能的方法。开展专家意见征集后,未有专家对此术语的名称和定义提出修改建议。经专家组讨论后,将定义最后部分的"方法"修改为"一种针刺康复疗法",以体现磁针康复法是针刺康复疗法的下位概念。

3. 规范后的术语定义　用不同的针具将外磁场作用于穴位中的一种方法,使一定的磁场量通过穴位作用于经络来调整人体气血和脏腑功能的一种针刺康复疗法。

(十) 三棱针康复法

1. 术语概述　三棱针刺法有点刺法、散刺法和挑刺法 3 种。点刺法是点刺腧穴出血或挤出少量液体的方法,散刺法是在病变局部及其周围进行连续点刺以治疗疾病的方法,挑刺法是三棱针挑断穴位皮下纤维组织治疗疾病的方法。三棱针刺法具有行气活血、消肿止痛、泻热开窍等作用，临床上主要用于气滞证、血瘀证、实热证等所表现的以疼痛、发热、肿胀等症状为主要表现的疾病，如急性腰扭伤、痹证、痿证、偏瘫、失语等的康复；采用三棱针刺法放出一定量的血液对疑难杂证有特殊的疗效。临床应用时应注意以下事项：使用一次性针具，施术时必须无菌操作，以防感染；点刺、散刺时手法宜轻快，出血不宜过多，注意勿刺伤深部动脉；病后休弱、贫血、孕妇和有出血倾向者禁用。

2. 术语规范过程　王瑞辉、冯晓东主编的《中医康复学》提出：三棱针法是用三棱针点刺穴位或浅表血络，放出适量血液，治疗疾病的方法，又称"血络""刺络""放血疗法"等。刘昭纯主编的《中医康复学》将三棱针疗法定义为：是通过三棱针刺络放血，达到通经活络、开窍泄热、消肿止痛目的的一种针刺方法。黄岩松主编的《中医康复保健》将三棱针疗法定义为：是用三棱针刺破血络或腧穴，放出适量血液，或挤出少量液体，或挑断皮下纤维组织，以治疗疾病的方法。

本研究为体现其在康复治疗中的特定作用，在标准草案中将术语名称规范为"三棱针康复法"，并将其定义为：通过三棱针刺络放血，达到通经活络、开窍泄热、消肿止痛目的的一种针刺方法。开展专家意见征集后，辽宁中医药大学附属医院的专家建议将"消肿止痛目的"修改为"消肿止痛等目的"，经专家组讨论后，采纳了这条建议；并将定义最后部分的"一种针刺方法"修改为"一种针刺康复疗法"，以体现三棱针康复法是针刺康复疗法的下位概念。

3. 规范后的术语定义　通过三棱针刺络放血，达到通经活络、开窍泄热、消肿止痛等目的的一种针刺康复疗法。

（十一）埋针康复法

1. 术语概述　埋针疗法取法于《素问·离合真邪论》"静以久留"的刺法，适用于一些慢性疾病和经常发作的疼痛性疾病，如高血压、偏头痛、神经衰弱、三叉神经痛、面肌痉挛、支气管哮喘、胸痹、胃脘痛、胆绞痛、关节痛、软组织损伤、月经不调、痛经、小儿遗尿等。此外，还常用于戒毒、减肥等。埋针疗法应用时应注意以下事项：埋针宜选用较易固定和不妨碍肢体运动的穴位；埋针后，若受术者感觉局部刺痛，应将针取出重埋或改用其他穴位；埋针期间，针处不要着水，以免感染；热天出汗较多，埋针时间不宜过长；若发现埋针局部感染，应将针取出，并对症处理；溃疡、炎症、不明原因的肿块，禁忌埋针。

2. 术语规范过程　刘昭纯主编的《中医康复学》将埋针疗法定义为：是以特制的小型针具固定于腧穴的皮内或皮下，进行较长时间埋藏的一种方法。黄岩松主编的《中医康复保健》将埋针疗法定义为：埋针法是以皮内针刺入并固定于腧穴部位的皮内或皮下进行较长时间刺激以治疗疾病的方法。其他教材和辞书未对这一术语进行定义。

本研究为体现其在康复治疗中的特定作用，在标准草案中将术语名称规范为"埋针康复法",并将其定义为:以特制的小型针具固定于腧穴的皮内或皮下,进行较长时间埋藏以防治疾病的方法。开展专家意见征集后,辽宁中医药大学的专家建议将"进行较长时间"修改为"进行1~3天"。经专家组讨论后,采纳了这条建议;并将定义最后部分的"方法"修改为"一种针刺康复疗法",以体现埋针康复法是针刺康复疗法的下位概念。

3. 规范后的术语定义　以特制的小型针具固定于腧穴的皮内或皮下,进行1~3天埋藏以防治疾病的一种针刺康复疗法。

(十二)皮肤针康复法

1. 术语概述　皮肤针刺法就是采用皮肤针叩刺皮部,通过孙脉、络脉和经脉以调整脏腑功能,通行气血,平衡阴阳,从而达到内病外治的目的。常用于头痛、失眠、痴呆、脑瘫、智障、半身不遂、口眼㖞斜、颈椎病、肩周炎、胸胁痛、腰腿痛、胃脘痛、腹痛、痹证、荨麻疹、斑秃、肌肤麻木、阳痿、痛经等患者的康复治疗。

皮肤针刺法叩刺部位的选择主要有3种方式:① 循经叩刺,指沿着与疾病有关的经脉循行路线叩刺。主要用于项、背、腰、骶部的督脉和膀胱经,还可用于四肢肘、膝以下的三阴、三阳经。治疗相应脏腑经络病变。② 穴位叩刺,指选取与疾病相关的穴位叩刺。主要用于背俞穴、夹脊穴、某些特定穴和阳性反应点。③ 局部叩刺,指在病变局部叩刺。如治疗头面五官疾病、关节疾病、局部扭伤、顽癣等疾病。

2. 术语规范过程　王瑞辉、冯晓东主编的《中医康复学》提出:皮肤针法是运用皮肤针叩刺人体一定部位,以激发经络功能,调整脏腑气血的防治疾病的方法。刘昭纯主编的《中医康复学》将皮肤针疗法定义为:指用针浅刺人体皮肤的一定部位以疏通经络,调节脏腑虚实达到治疗疾病目的的一种疗法。胡幼平主编的《中医康复学》将皮肤针疗法定义为:是用皮肤针叩刺皮部以治疗疾病的方法,是古代毛刺、扬刺、半刺等刺法的发展。

本研究为体现其在康复治疗中的特定作用,在标准草案中将术语名称规范为"皮肤针康复法",并将其定义为:运用皮肤针叩刺人体一定部位,以激发经络功能,调整脏腑气血的防治疾病的方法。开展专家意见征集后,未有专家对此术语的名称和定义提出修改建议。经专家组讨论后,将定义最后部分的"的防治疾病的方法"修改为"以防治疾病的一种针刺康复疗法",以体现皮肤针康复法是针刺康复疗法的下位概念。

3. 规范后的术语定义　运用皮肤针叩刺人体一定部位,以激发经络功能,调整脏腑气血以防治疾病的一种针刺康复疗法。

(十三)头皮针康复法

1. 术语概述　头皮针法的理论依据主要是传统的脏腑经络理论和西医学大脑皮层的功能定位在头皮的投影,从而选取相应的头穴线来治疗疾病。标准头穴线均位于头皮部位,按颅骨的解剖名称分额区、顶区、颞区、枕区 4 个区,14 条标准线。头皮针的临床适应范围主要包括以下方面。① 中枢神经系统疾患:中枢神经系统疾患为头皮针主要适应证,包括脑血管病引起的偏瘫、失语、假性球麻痹,小儿神经发育不全和脑性瘫痪,颅脑外伤后遗症,脑炎后遗症等。② 精神疾患:头皮针有调节大脑皮层功能状态的作用,可用于精神分裂症、癔病、考试综合征、抑郁症、老年性痴呆等。③ 疼痛和感觉异常:临床上可用于头痛、三叉神经痛、颈项痛、肩痛、腰背痛、坐骨神经痛、胆绞痛、胃痛、痛经等各种急慢性疼痛疾病,有显著止痛作用。④ 皮层内脏功能失调所致的疾患:包括高血压、冠心病、溃疡病、男子性功能障碍和妇女月经不调以及神经性呕吐、功能性腹泻等。

2. 术语规范过程　王瑞辉、冯晓东主编的《中医康复学》提出:头皮针法又称头针,是针刺头部经络腧穴以治疗全身病症的方法。刘昭纯主编的《中医康复学》将头针定义为:又称头皮针疗法、颅针疗法,是根据大脑皮层的功能定位理论,在头皮分出皮层功能相应的刺激区,在有关刺激区进行持续快速捻针以治疗疾病的方法。胡幼平主编的《中医康复学》将头针疗法定义为:是在头部特定的穴线进行针刺防治疾病的一种方法。

本研究为体现其在康复治疗中的特定作用,在标准草案中将术语名称规范为"头皮针康复法",并将其定义为:又称头针康复法,针刺头部经络腧穴以防治全身病症的方法。开展专家意见征集后,辽宁中医药大学的专家建议将"针刺头部经络腧穴"修改为"根据头针标准,在不同部位或不同区域施针"。经专家组讨论后,未采纳此建议。但将定义最后部分的"方法"修改为"一种针刺康复疗法",以体现头皮针康复法是针刺康复疗法的下位概念。

3. 规范后的术语定义　又称头针康复法,针刺头部经络腧穴以防治全身病症的一种针刺康复疗法。

(十四) 耳针康复法

1. 术语概述　古代医籍中就有"耳脉"、耳与脏腑经络的生理病理关系,以及借以耳穴诊治疾病的理论和方法等记载。近几十年来,通过大量的临床实践和实验研究,耳穴诊治方法迅速发展,已初步形成了耳穴诊治体系。耳穴在耳郭上的分布有一定的规律,一般与头部、面部相应的耳穴多分布在耳垂和对耳屏;与上肢相应的耳穴多分布在耳舟;与躯体和下肢相应的耳穴多分布在对耳轮体部和对耳轮上、下脚;与腹腔脏器相应的耳穴多分布在耳甲艇;与胸腔脏器相应的耳穴多分布在耳甲腔;与消化道相应的耳穴多分布在耳轮脚周围;与耳鼻咽喉相应的耳穴多分布在耳屏四周。耳针在临床康复治疗中运用广泛,如偏瘫、面瘫、失语、高血压、头痛、眩晕、慢性阻塞性肺疾病、糖尿病、慢性胆囊炎等。

2. 术语规范过程　刘昭纯主编的《中医康复学》将耳针疗法定义为:用针或其他方法刺激耳穴来治疗疾病促进康复的一种方法。胡幼平主编的《中医康复学》将耳针疗法定义为:是指使用针刺或其他方法刺激耳穴,以诊治疾病的一种方法。

本研究为体现其在康复治疗中的特定作用,在标准草案中将术语名称规范为"耳针康复法",并将其定义为:用针或其他方法刺激耳穴来治疗疾病促进康复的方法。开展专家意见征集后,辽宁中医药大学附属医院的专家建议将"用针或其他方法"修改为"用针"。经专家组讨论后,采纳了这条建议;并将定义最后部分的"方法"修改为"一种针刺康复疗法",以体现耳针康复法是针刺康复疗法的下位概念。

3. 规范后的术语定义　用针刺激耳穴来治疗疾病促进康复的一种针刺康复疗法。

(十五) 艾灸康复疗法

1. 术语概述　艾灸疗法历史悠久,单纯的艾灸出现最早,随后衍化出多种灸法,一般可分为艾灸和非艾灸两大类。艾灸类主要分为4种。① 艾炷灸:这是将艾炷直接放在皮肤上施灸的方法,又称直接灸。根据灸后有无化脓,又分为化脓灸和非化脓灸。化脓灸又称瘢痕灸,是指用黄豆或枣核大小的艾炷放在一定部位施灸,局部组织经烫伤后,产生无菌性炎症的一种疗法。非化脓灸又称非瘢痕灸,是灸后产生温热效应但不形成灸疮的方法。间接灸又称间隔灸或隔物灸,是在艾炷下垫衬隔物施灸的方法。② 艾条灸:包括悬起灸和实按灸。悬起灸是将点燃的艾条悬于施灸部位上的一种灸法,分为温和灸、回旋灸和雀啄灸。实按灸是在施灸部位垫布或纸数层,然后将药物艾条点燃,趁热按到施术部位上,使热力透至深部的灸法。根据艾绒中加入药物的不同,又有太乙神针、雷火神针、百发神针等。③ 温针灸:这是针刺与艾灸结合的一种方法,适用于既要针刺留针同时需要施灸的疾病。④ 温灸器灸:温灸器是专门用于施灸的器具,用温灸器施灸的方法称为温灸器灸。非艾灸类主要指除艾灸外的各种灸法,种类繁多,如灯火灸、黄蜡灸、桑枝灸、阳燧灸、药锭灸、药捻灸、天灸、电热灸等。

2. 术语规范过程　王瑞辉、冯晓东主编的《中医康复学》将艾灸疗法定义为:又称灸焫、攻法、火法,是指采用艾绒或其他药物制成的灸炷或灸条点燃后熏熨,或采用光、电等其他刺激体表的一定部位,以起防治疾病作用的方法。赵永康主编的《中医康复学》将灸法定义为:利用艾绒等对一定的腧穴部位进行温热刺激以起到培元固本、祛风散寒、温通经脉的作用。刘昭纯主编的《中医康复学》将灸法定义为:借助灸的热力及药物作用,通过经络传导给人体以温热刺激,达到温通经脉、祛风散寒、回阳固脱的目的。胡幼平主编的《中医康复学》将艾灸疗法定义为:使用艾绒做成艾炷或艾条,点燃后在穴位或患处熏灸,借助温热性和药物作用,以温通经络,调和气血,燥湿祛寒,回阳救逆,消肿散结,达到治疗疾病的目的。黄岩松主编的《中医康复保健》提出:灸法是用艾绒或药物为主要灸材,点燃后放置腧穴或病变部位,进行烧灼和熏熨,借其温热刺激及药物作用,温通气血,扶正祛邪,以防治疾病的一种外治方法。

本研究为体现艾灸疗法在康复治疗中的特定作用,在标准草案中将术语名称规范为"艾灸康复疗法",并将其定义为:借助灸的热力及药物作用,通过经络传导给人体以温热刺激,以温通经脉、祛风散寒、回阳固脱,以防治疾病的一种外治方法。开展专家意见征集后,未有专家对此术语的名称和定义提出修改建议。经专家组讨论后,为规范同一级别的术语定义,使定义与术语名称呼应,将定义的最后一句"以防治疾病的一种外治方法"修改为"从而防治疾病的疗法"。

3. 规范后的术语定义　借助灸的热力及药物作用,通过经络传导给人体以温热刺激,以温通经脉、祛风散寒、回阳固脱,从而防治疾病的疗法。

(十六) 拔罐康复疗法

1. 术语概述　拔罐可用于治疗风寒湿痹而致的腰酸背痛、关节疼痛及虚寒性咳喘等,亦可用于疮疡和蛇毒咬伤的急性排毒。临床拔罐时,可根据不同的病情需要运用不同的方法,常用的有以下几种。① 留罐法:又称坐罐,即拔罐后,留罐 10～15 min,待局部皮肤充血,出现皮下瘀血时即可起罐。② 走罐法:亦称推罐法,拔罐时先在所拔部位的皮肤或罐口上涂一层凡士林、液体石蜡等润滑剂,再将罐拔住。然后,医者用右手握住罐底,稍倾斜,即后半边着力,前半边略提起,慢慢向前推动,这样在皮肤表面上下或左右来回推拉,反复移动数次,直至皮肤红润、充血甚或瘀血为止。③ 闪罐法:即将罐拔住后立即起下,如此反复多次地拔住起下、起下拔住,直至皮肤潮红、充血或瘀血为度。④ 刺血拔罐法:又称刺络拔罐法,即在应拔部位的皮肤消毒后,用三棱针点刺出血或用皮肤针叩打后,再将火罐拔于点刺的部位使之出血,以加强刺血治疗的作用。⑤ 留针拔罐法:简称针罐,即在针刺留针时,将罐拔在以针为中心的部位上 5～10 min,待皮肤红润、充血或瘀血时,将罐起下,然后将针起出。

2. 术语规范过程　王瑞辉、冯晓东主编的《中医康复学》提出:拔罐疗法,又称吸筒疗法、火罐气,古代称为"角法",是指用燃火、抽气等方法使罐内的气压低于大气压,并使罐吸附于病痛部位、经穴处的体表,以治疗疾病的方法。刘昭纯主编的《中医康复学》和赵永康主编的《中医康复学》将拔罐法定义为:以火罐为工具,利用燃烧排出其中空气造成负压,使火罐吸附在患部,产生温热刺激并造成瘀血现象的一种方法。黄岩松主编的《中医康复保健》提出:拔罐法是利用燃烧、抽吸、挤压等方法排出罐内空气,造成负压,使罐吸附于体表腧穴或患处产生刺激,以防病、治病的方法。廖海清主编的《中医养生康复技术》将拔罐法定义为:以罐为工具,利用燃烧、抽吸、挤压等方法排除罐内空气,造成负压,使罐吸附于体表特定部位(患处、穴位),产生广泛刺激,形成局部充血或瘀血现象,而达到防病治病、强身健体作用的一种治疗方法。

本研究为体现其在康复治疗中的特定作用,在标准草案中将术语名称规范为"拔罐康复疗法",并将其定义为:利用燃烧、抽吸、挤压等方法排出罐内空气,造成负压,使罐吸附于体表腧穴或患处产生刺激,以防治疾病的方法。开展专家意见征集后,未有专家对此术语的名称和定义提出修改建议。经专家组讨论后,为规范同一级别的术语定义,使定义与术语名称呼应,将定义的最后一句"以防治疾病的方法"修改为"以防治疾病的疗法"。

3. 规范后的术语定义　利用燃烧、抽吸、挤压等方法排出罐内空气,造成负压,使罐吸附于体表腧穴或患处产生刺激,以防治疾病的疗法。

(十七) 火罐康复法

1. 术语概述　　火罐法可分为投火法、闪火法、贴棉法和架火法。投火法是将蘸酒精的棉球或折叠的软质白色纸片(卷)点燃后投入罐内,趁火旺时迅速将罐扣于应拔部位的火罐法;多用于身体侧面横向拔罐。闪火法是用镊子夹住略蘸酒精的棉球,将棉球或纱布点燃后立即伸入罐内闪火即退出,速将罐扣于应拔部位的火罐法;适用于各部位,临床上最为常用。贴棉法是将直径1～2 cm的薄脱脂棉片略蘸酒精后贴于罐体内侧壁,点燃后迅速将罐扣于吸拔部位的火罐法;用于身体侧面横向拔罐。架火法是置胶木瓶盖或薄小面饼、中药饮片于应拔部位,并在其上放置酒精棉球,点燃后迅速将罐吸拔于该部位的火罐法;多用于肌肉丰厚而平坦部位的拔留罐、排罐。

2. 术语规范过程　　王瑞辉、冯晓东主编的《中医康复学》提出:火罐法是指借火力燃烧排出罐内空气形成负压,将罐吸附于体表的吸拔法。黄岩松主编的《中医康复保健》提出:火罐法系借燃烧火力排出罐内空气成负压,将罐吸附于体表的吸拔法。

本研究为体现其在康复治疗中的特定作用,在标准草案中将术语名称规范为"火罐康复法",并将其定义为:借火力燃烧排出罐内空气形成负压,将罐吸附于体表的拔罐疗法。开展专家意见征集后,来自北部战区总医院的专家建议将"拔罐疗法"修改为"一种拔罐康复疗法"。经专家组讨论后,采纳了这一建议。

3. 规范后的术语定义　　借火力燃烧排出罐内空气形成负压,将罐吸附于体表的一种拔罐康复疗法。

(十八) 水罐康复法

1. 术语概述　　水罐法的特点是拔罐时用水热排出罐内空气。根据用水的方式,可分为水煮法和蒸气法。水煮法是将竹罐放入水中或药液中煮沸2～3 min,然后用镊子将罐倒置夹起,迅速用干毛巾捂住罐口片刻,以吸去罐内的水液,降低罐口温度,趁热将罐拔于应拔部位,拔后轻按罐具30 s左右,令其吸牢。此法消毒彻底,温热作用强,且可罐药结合。但操作时应注意把控时间,出水后拔罐过快易烫伤皮肤,过慢又易致吸拔力不足。蒸气法的操作是将水或药液在小水壶内煮沸,至水蒸气从壶嘴或套于壶嘴的皮管内大量喷出时,将壶嘴或皮管插入罐内2～3 min取出,速将罐扣于吸拔部位。扣上后用手轻按罐30 s,使之拔牢。此法适用于身体各部拔留罐、排罐。

2. 术语规范过程　　王瑞辉、冯晓东主编的《中医康复学》提出:水罐法指拔罐时用水热排出罐内空气的方法,一般选用竹罐放入水中或药液中煮沸,使用时用镊子夹罐底(罐口朝下),迅速用凉毛巾捂住罐口片刻、吸去罐内的水液使温度降低但保持罐内热气,将罐扣于施术部位。黄岩松主编的《中医康复保健》提出：水罐法是指拔罐时用水热排出罐内空气的方法。

本研究为体现火罐法在康复治疗中的特定作用,在标准草案中将术语名称规范为"水罐康复法",并将其定义为：用水热排出罐内空气的拔罐疗法。开展专家意见征集后,来自北部战区总医院和辽宁中医药大学的 2 位专家提出了两条建议。经专家组讨论后,采纳的建议有 1 条,即"拔罐疗法"建议修改为"拔罐康复疗法"。未采纳的建议有 1 条,为"用水热排出罐内空气"建议修改为"用水煮排出罐内空气"。

3. 规范后的术语定义　用水热排出罐内空气的一种拔罐康复疗法。

(十九) 抽气罐康复法

1. 术语概述　抽气罐作为中医传统技术的现代运用,不仅具有传统火罐通经活络、行气活血、消肿止痛、吸毒排脓的作用,还具有操作简单、不易发生烫伤和罐口刮伤、操作透明可视等特点,因此受到人们的青睐。

2. 术语规范过程　王瑞辉、冯晓东主编的《中医康复学》提出：抽气法将抽气罐紧扣在施术部位上,通过活塞抽出罐内空气,使罐内产生负压的方法。黄岩松主编的《中医康复保健》关于抽气拔罐法有这样一段论述：先将抽气罐紧扣于需要拔罐的部位上,用注射器从橡皮塞中抽出瓶内空气,使产生负压,即能吸住。或用抽气筒套在塑料罐活塞上,将空气抽出,即能吸住。

本研究为体现其在康复治疗中的特定作用,在标准草案中将此术语名称规范为"抽气罐康复法",并将其定义为：将抽气罐紧扣在施术部位上,通过活塞抽出罐内空气,使罐内产生负压的拔罐疗法。开展专家意见征集后,来自北部战区总医院的专家建议将"拔罐疗法"修改为"一种拔罐康复疗法"。经专家组讨论后,采纳了这一建议。

3. 规范后的术语定义　将抽气罐紧扣在施术部位上,通过活塞抽出罐内空气,使罐内产生负压的一种拔罐康复疗法。

(二十) 刮痧康复疗法

1. 术语概述　刮痧是通过特制的刮痧器具和相应的手法,蘸取一定的介质,在体表进行反复刮动、摩擦,使皮肤局部出现红色粟粒状或暗红色出血点等"出痧"变化。刮痧具有调整阴阳、疏通经络、活血止痛的作用。研究表明,刮痧可以扩张毛细血管,增加汗腺分泌,促进血液循环,对高血压、中暑、肌肉酸痛等疗效显著。边缘光滑的物品均可作为刮痧工具,如铜钱、硬币、嫩竹板、小汤匙等。目前临床上最常用的刮痧板由水牛角或砭石制成,多为长方形。刮痧疗法的适应证较为广泛,临床应用于内外妇儿各科病证,如感受风寒暑湿引起的感冒发热、咳嗽、中暑、哮喘、心脑血管疾病、急慢性胃肠炎、便秘、失眠、高血压、糖尿病、甲状腺疾病、胆囊炎、各种头痛、神经痛等内科疾病,急性扭伤、落枕等以疼痛为主要症状的骨科及外科疾病,痛经、闭经、月经不调、乳腺增生、产后病等妇科疾病,小儿营养不良、食欲不振、生长发育迟缓、小儿腹泻等儿科疾病,牙痛、鼻炎、咽喉肿痛、近视、急性结膜炎、耳聋、耳鸣等五官科疾病,以及皮肤瘙痒症、荨麻疹、痤疮、湿疹等皮肤科疾病等。刮痧时应注意避风和保暖,刮痧后可饮热水一杯。

2. 术语规范过程　王瑞辉、冯晓东主编的《中医康复学》提出:刮痧疗法是指用边缘光滑的工具在患者体表部位由上而下、由内向外反复刮动,使局部充血(形成痧斑),以达到扶正祛邪、防病治病作用的疗法。唐强、王玲姝主编的《中医康复辨治思路与方法》提出:刮痧法是指用刮痧板蘸香油或润滑剂于患者相应的部位轻轻上下刮动,并逐渐加重,干则再蘸,再刮,以出现红紫斑点或斑块为度,用以治疗疾病的一种外治方法,属于物理疗法。黄岩松主编的《中医康复保健》提出:刮痧疗法是指应用光滑的硬物器具或手指、金属针具、瓷匙、古钱、玉石片等,蘸上食油、凡士林、白酒或清水,在人体表面特定部位,反复进行刮、挤、揪、捏、刺等物理刺激,造成皮肤表面瘀血点、瘀血斑或点状出血,通过刺激体表皮肤及经络,改善人体气血流通状态,从而预防疾病及促进机体康复。

本研究为体现其在康复治疗中的特定作用,在标准草案中将术语名称规范为"刮痧康复疗法",并将其定义为:通过刮动、提扯、拍打体表特定部位,使皮肤潮红、局部充血,形成痧斑,以达到扶正祛邪、防病治病作用的疗法。开展专家意见征集后,未有专家对此术语的名称和定义提出修改建议。

3. 规范后的术语定义　通过刮动、提扯、拍打体表特定部位,使皮肤潮红、局部充血,形成痧斑,以达到扶正祛邪、防病治病作用的疗法。

(二十一) 刮痧康复法

1. 术语概述　刮痧法可分为直接刮法和间接刮法。直接刮法是在施术部位涂上刮痧介质后,用刮痧工具直接接触患者皮肤,在体表的特定部位反复进行刮拭。临床操作时,患者取坐位或俯伏位,术者用热毛巾擦洗患者被刮部位的皮肤,均匀地涂上刮痧介质。术者持刮痧工具,在刮拭部位进行刮拭,以刮出出血点为止。间接刮法是先在患者将要刮拭的部位放一层薄布,然后再用刮拭工具在布上刮拭。此法可保护皮肤,适用于儿童、年老体弱、高热、中枢神经系统感染、抽搐、某些皮肤病患者。

2. 术语规范过程　王瑞辉、冯晓东主编的《中医康复学》提出:刮痧法是患者取舒适体位,充分暴露被刮部位,用刮痧板或其他工具(光滑的硬币、瓷碗、药匙等),蘸取油性介质(如刮痧油、香油或中药提取浓缩液等)或水,在体表特定部位按一定顺序反复刮拭的治疗方法。

本研究为体现其在康复治疗中的特定作用,在标准草案中将术语名称规范为"刮痧康复法",并将其定义为:患者取舒适体位,充分暴露被刮部位,用刮痧板或其他工具,蘸取油性介质或水,在体表特定部位按一定顺序反复刮拭的刮痧疗法。开展专家意见征集后,来自辽宁大学的专家建议将"患者"修改为"伤、病、残者";"充分暴露"修改为"并充分暴露";"被刮部位"修改为"被刮部位后"。经专家组讨论后,采纳了这 3 条建议,并在"用刮痧板或其他工具"前加入"康复师",并将定义最后部分的"刮痧疗法"修改为"一种刮痧康复疗法",以体现刮痧康复法是刮痧康复疗法的下位概念。

3. 规范后的术语定义 伤、病、残者取舒适体位,并充分暴露被刮部位后,康复师用刮痧板或其他工具,蘸取油性介质或水,在体表特定部位按一定顺序反复刮拭的一种刮痧康复疗法。

(二十二) 撮痧康复法

1. 术语概述 撮痧法又称扯痧法,撮痧时患者采取坐位或卧位,充分暴露局部皮肤。施术者用拇指指腹和示指第二指节蘸冷水后,扯起一部分皮肤及皮下组织,并向一侧牵拉拧扯,然后急速放开还原。也可用拇、示、中三指的指腹夹扯皮肤,依上述手法连续地向一定的方向拧扯,重复往返数次,以所扯皮肤处发红(紫)为止。此法主要应用于头部、颈项、背部及面额的太阳穴和印堂穴,方法简便,容易掌握,容易施用,效果较好。

2. 术语规范过程 王瑞辉、冯晓东主编的《中医康复学》提出:撮痧法又称扯痧法,在患者的一定部位,以大拇指与示指(或示指与中指)用力提扯患者的皮肤,使扯痧部位表皮出现紫红色或暗红色的痧点,以达到治疗疾病的方法。唐强、王玲姝主编的《中医康复辨治思路与方法》将扯痧法定义为:医者用自己的示指、大拇指提扯患者的皮肤和一定的部位,使表浅的皮肤和部位出现紫红色或暗红色的痧点。

本研究为体现其在康复治疗中的特定作用,在标准草案中将术语名称规范为"撮痧康复法",并将其定义为:在患者的一定部位,以大拇指与示指(或示指与中指)用力提扯患者的皮肤,使扯痧部位表皮出现紫红色或暗红色的痧点,以达到治疗疾病的刮痧疗法。开展专家意见征集后,来自辽宁大学和辽宁中医药大学的 2 位专家提出了 2 条修改意见。经专家组讨论后,采纳的建议有 1 条,即"患者"建议修改为"伤、病、残者";未采纳的建议有 1 条:定义中增加"又称揪痧或扯痧康复法"。同时,为体现撮痧康复法是刮痧康复疗法的下位概念,将定义最后部分的"刮痧疗法"修改为"一种刮痧康复疗法"。

3. 规范后的术语定义 在伤、病、残者的一定部位,以大拇指与示指(或示指与中指)用力提扯患者的皮肤,使扯痧部位表皮出现紫红色或暗红色的痧点,以达到治疗疾病的一种刮痧康复疗法。

(二十三) 拍痧康复法

1. 术语概述 拍痧是我国古老的保健、治病方法之一。相传拍痧疗法最初起源于北魏时期达摩大师的传授,距今已有约一千五百年的历史,也有一种说法是由中国后汉时期的华佗始创。拍痧的具体操作方法是用手掌或借助工具反复拍打身体患病部位直到出"痧"的程度,从而达到治病和保健的目的。早期使用的拍痧工具有竹条式拍痧棒和橡胶式拍痧掌等,供治病、保健使用。

2. 术语规范过程　王瑞辉、冯晓东主编的《中医康复学》提出：拍痧法指用虚掌拍打或用刮痧板拍打患者身体某部位，使之出痧的方法。唐强、王玲姝主编的《中医康复辨治思路与方法》和黄岩松主编的《中医康复保健》均指出：拍痧法是用虚掌拍打或用刮痧板拍打体表施术部位，一般为痛痒、胀麻的部位。

本研究为体现其在康复治疗中的特定作用，在标准草案中将术语名称规范为"拍痧康复法"，并将其定义为：用虚掌拍打或用刮痧板拍打患者身体某部位，使之出痧的刮痧疗法。开展专家意见征集后，来自辽宁中医药大学附属医院、辽宁大学的专家建议将"拍打患者"修改为"拍打伤、病、残者"；"身体某部位"修改为"身体特定部位"。经专家组讨论后，采纳了这 2 条建议，并将定义最后部分的"刮痧疗法"修改为"一种刮痧康复疗法"，以体现拍痧康复法是刮痧康复疗法的下位概念。

3. 规范后的术语定义　用虚掌拍打或用刮痧板拍打伤、病、残者身体特定部位，使之出痧的一种刮痧康复疗法。

(二十四) 中药康复疗法

1. 术语概述　中药疗法，根据中药的性味、功能特性以及方剂的配伍组成进行调治，达到补益虚损，化痰祛瘀，协调脏腑经络功能，从而促进患者的康复。中药疗法的使用要遵循中医辨证论治的指导原则，做到辨证施药。康复对象的病理特点是以虚为多，并常兼有痰瘀郁阻，因此药物内治应在补益法的前提下，适当配合疏通祛邪法。治疗时还应结合患者精神情志的特点，注意形神兼顾。由于患者病程长，为方便长期服用，可将煎剂制成丸、散、膏剂。中药疗法的治疗途径有内治和外治两方面，可根据疾病的性质、部位、药物作用趋向等方面的不同情况，分别采用内服、外治及两者相结合的给药形式。

2. 术语规范过程　刘昭纯主编的《中医康复学》和赵永康主编的《中医康复学》均将中药疗法定义为：以辨证康复观为指导，运用中药方剂，减轻和消除病人身体和精神情志的功能障碍，促进其身心康复的方法。唐强、王玲姝主编的《中医康复辨治思路与方法》将中药疗法定义为：应用中草药方剂，进行康复调治的一种治疗技术。胡幼平主编的《中医康复学》提出：中药康复法是指在疾病康复过程中，采用制成各种剂型的中药进行内服、外用，以减轻和消除患者形神功能障碍，促进其身心康复的方法，是中医康复技术中最常用、内容最丰富的方法之一。

本研究为体现其在康复治疗中的特定作用，在标准草案中将术语名称规范为"中药康复疗法"，并将其定义为：以辨证康复观为指导，运用中药方剂，减轻和消除患者身体和精神情志的功能障碍，促进其身心康复的方法。开展专家意见征集后，来自辽宁大学和辽宁中医药大学的2 位专家提出了 2 条修改意见："运用中药方剂"建议修改为"运用方药"；"患者"建议修改为"伤、病、残者"。经专家组讨论后，上述 2 条建议全部采纳。

3. **规范后的术语定义** 以辨证康复观为指导,运用方药,减轻和消除伤、病、残者身体和精神情志的功能障碍,促进其身心康复的疗法。

(二十五) 中药内服康复法

1. **术语概述** 中药内服的常用的治法可归纳为补虚、调理两种。

补虚,适用于形神受损、正气不足的患者,采用中药内服方法,达到康复形神功能的效果。补虚法包括补气法、养血法、补阳法和滋阴法。补气法用于气虚所致的身体虚弱、脏腑功能低下的康复患者,常用健脾益胃、补中升阳和补气固脱法。养血法用于久病气血生化不足,或失血过多而致血虚患者的康复,常用养血安神和养心健脾法。补阳法用于阳气不足的患者,其中以心、脾、肾三脏阳虚最为多见,常用温补肾阳、温补脾阳和温补心阳法。滋阴法用于阴虚者的康复,常用滋养肺胃、滋养肝肾、滋阴补肾和养阴增液法。

调理,适用于虚实夹杂而出现气郁、血瘀、痰阻,引起经络气血不通,脏腑功能失调者。调理法主要包括行气导滞、活血化瘀和化痰平喘法。行气导滞法用于气机郁滞者,治疗应行气开郁、导滞降逆,常用行气开郁、健脾消食,疏肝理气、和胃止痛,行气化痰、通阳散结法。活血化瘀法广泛应用于老年心血管疾病及其后遗症患者,常用行气活血化瘀、益气补血化瘀和温经活血化瘀法。化痰平喘法用于咳嗽气喘、痰多胸闷的患者,治疗时需辨标本虚实。常用温化痰湿、止咳平喘和滋肾润肺、化痰止咳法。

2. **术语规范过程** 刘昭纯主编的《中医康复学》和赵永康主编的《中医康复学》均提出:中药内服即根据中药的性味、归经等理论和方剂的配伍组成原则,在辨证的基础上,针对康复对象的病理特点,选用相应的方药。胡幼平主编的《中医康复学》提出:中药内治法是根据患者的具体情况,辨证处方,形神兼顾,合理选用汤、丸、散、膏等剂型内服,以达到协调阴阳、恢复脏腑经络气血功能目的的一种中药康复方法。

本研究为体现其在康复治疗中的特定作用,在标准草案中将术语名称规范为"中药内服康复法",并将其定义为:在辨证的基础上,根据中药的性味、归经等理论和方剂的配伍组成原则,合理选用汤、丸、散、膏等剂型内服,以达到协调阴阳、恢复脏腑经络气血功能目的的一种中药康复方法。开展专家意见征集后,来自辽宁大学专家建议将"膏等剂型内服"修改为"膏等剂型内服或外用"。经专家组讨论后,未采纳建议。

3. **规范后的术语定义** 在辨证的基础上,根据中药的性味、归经等理论和方剂的配伍组成原则,合理选用汤、丸、散、膏等剂型内服,以达到协调阴阳、恢复脏腑经络气血功能目的的一种中药康复疗法。

(二十六) 中药外用康复法

1. **术语概述** 中药外治法的应用在我国历史悠久,积累了丰富的经验。马王堆汉墓出土的成书于战国时期的《五十二病方》记载了熏洗疗法的临床应用。唐代《仙授理伤续断秘方》介绍了外治疗法在骨关节损伤中的应用,《千金要方》记载了中药蒸气熏蒸法、淋洗法、浴洗法、坐浴法、浸洗法等多种外治法。宋代《太平圣惠方》《圣济总录》全面系统地介绍了中药外治的方药,《太平圣惠方》中载熏洗方剂163首。直至清代,吴师机完成了中药外治疗法专著《理瀹骈文》,提出"外治之理,即内治之理;外治之药,即内治之药,所异者法耳"。中药外用可与传统、现代物理疗法相结合,综合多种理化作用,增强治疗效果。从古至今,中医学一直将中药外治法作为疾病的治疗和康复的重要手段。中药外治的主要疗法包括熏蒸疗法、膏药疗法、烫洗疗法、熨敷疗法、药枕疗法、药浴疗法等。

2. 术语规范过程　刘昭纯主编的《中医康复学》和赵永康主编的《中医康复学》均提出:中药外用是针对患者的病情,选择具有康复作用的中药,经过一定的炮制加工后,对患者全身和局部的病位给予敷、贴、熏、洗等不同方法的治疗,使药物经皮肤毛窍吸收进入体内,达到疏通经络、调和气血的康复作用。胡幼平主编的《中医康复学》提出:中药外治法是指针对患者的具体病情,选择适当的中药,经一定的炮制加工后,对患者全身或病变局部,进行体外治疗的方法。

本研究为体现其在康复治疗中的特定作用,在标准草案中将术语名称规范为"中药外用康复法",并将其定义为:针对患者的具体病情,选择适当的中药,对患者全身和局部的病位给予敷、贴、熏、洗等不同方法的治疗,使药物经皮肤毛窍吸收进入体内,达到疏通经络、调和气血的康复作用。开展专家意见征集后,来自辽宁大学的专家建议将"对患者全身"修改为"对伤、病、残者全身"。经专家组讨论后,采纳了这一建议,并将定义最后部分修改为"作用的一种中药康复疗法",以体现中药外用康复法是中药康复疗法的下位概念。同时,删除定义开头的"针对患者的具体病情",将定义中的"等不同方法的治疗"修改为"等方法"。

3. 规范后的术语定义　选择适当的中药,对伤、病、残者的全身和局部的病位给予敷、贴、熏、洗等方法,使药物经皮肤毛窍吸收进入体内,达到疏通经络、调和气血作用的一种中药康复疗法。

(二十七)熏蒸康复法

1. 术语概述　熏蒸疗法是通过温热和药气的共同作用,达到康复治疗效果。其中,热疗能疏松腠理,开放汗孔,活血通经,松弛痉挛的肌筋;药疗能对症治疗。两者配合使用,发挥散寒除湿、发汗祛风、温经通络、镇痛止痒的作用,可以加速血液、淋巴液的循环,促进新陈代谢,加快代谢产物的清除,同时利用热能的作用,促使皮肤、黏膜充血,有利于对药物的吸收,提高体内药物浓度。适用于脑卒中患者关节痉挛僵硬、运动系统疾病、慢性风湿性疾病、皮肤类疾病、痛症、周围血液循环障碍及内科普通疾病等。临床应用时根据不同症状、不同部位选取不同方药,灵活应用。如风寒湿痹证,可选用风湿痹痛方。痿证、瘫证、痹证、伤筋等,可选用活血化瘀方。若周身多处疼痛、痿软可熏蒸全身,某一肢体或局部为患则宜选蒸局部。凡有心脏病、高血压、肺结核、肝炎、肿瘤，或孕妇、妇女月经期间，均不宜采用熏蒸疗法。

2. 术语规范过程　王瑞辉、冯晓东主编的《中医康复学》提出：熏蒸疗法是利用药物加水煮沸后产生的蒸气熏蒸患处，通过热疗、药疗的双重作用而取效。刘昭纯主编的《中医康复学》、胡幼平主编的《中医康复学》和赵永康主编的《中医康复学》均将熏蒸疗法定义为：熏蒸疗法是利用中药煎煮后所产生的温热药气熏蒸患者身体，以达到康复治疗目的的(一种)方法。

本研究为体现其在康复治疗中的特定作用，在标准草案中将术语名称规范为"熏蒸康复法"，并将其定义为：利用中药煎煮后所产生的温热药气熏蒸患者身体，以达到康复治疗目的的中药外用方法。开展专家意见征集后，来自辽宁大学的 2 位专家建议将"熏蒸患者"修改为"熏蒸伤、病、残者"。经专家组讨论后，采纳了这条建议。同时，将定义最后部分的"方法"修改为"一种中药外用康复法"，以体现熏蒸康复法是中药外用康复法的下位概念。

3. 规范后的术语定义　利用中药煎煮后所产生的温热药气熏蒸伤、病、残者身体，以达到康复治疗目的的一种中药外用康复法。

(二十八) 膏药康复法

1. 术语概述　膏药黏性较好，使用方便，药效持久，便于贮存和携带，适合治疗多种疾病。现代的膏药制法有多种，如软膏、橡皮膏等。所用的膏方，大多取法于内治的汤、丸、散方。用于康复治疗的膏药分为以下两类。

(1) 改善形体功能膏药：这类膏药具有祛风除湿、温经通络、消肿止痛、坚骨续筋、活血化瘀的作用，能改善肢体、关节、筋骨的运动功能障碍。主要用于痹证、痿证、骨折、伤筋等病证的恢复期，以促进其功能的恢复。如风寒湿痹、肢体拘挛麻木、关节屈伸不利者，可选用万应膏、宝珍膏、狗皮膏、温经通络膏、舒筋活络药膏和麝香追风膏等；跌打损伤而致伤筋者，可选用伤药膏、损伤风湿膏、损伤膏、消肿止痛膏、跌打风湿膏药等。

(2) 调理脏腑功能膏药：这类膏药具有补虚扶弱或祛除病邪，协调脏腑气机，消除阴阳偏盛偏衰而恢复脏腑功能的作用。如温中膏，能温补中焦脾胃；补肺膏，能滋阴降火，治疗肺阴虚燥咳；养心安神膏，能补养心血、安神定志；十全大补膏，主治一切虚损疾患。

2. 术语规范过程　刘昭纯主编的《中医康复学》和赵永康主编的《中医康复学》均提出：膏药是将药物特殊加工后的一种膏脂状物，涂于布或纸等裱褙材料上，常温下呈固态，35～37℃时熔化，能粘贴于病位皮肤或一定穴位上，起到局部或全身的治疗作用。胡幼平主编的《中医康复学》提出：膏药疗法，是将药粉配合香油、黄丹或蜂蜡等基质炼制而成的硬膏，再将药膏摊涂在一定规格的布、皮、桑皮纸等上面而成。

本研究为体现其在康复治疗中的特定作用，在标准草案中将术语名称规范为"膏药康复法"，并将其定义为：将药物特殊加工后的一种膏脂状物，涂于布或纸等裱褙材料上，常温下呈固态，35～37℃时熔化，能贴于病位皮肤或一定穴位上，起到局部或全身的治疗作用的中药外用方法。开展专家意见征集后,来自辽宁大学的专家提出了 2 条修改意见:"贴于"建议修改为"粘贴于";"起到局部或全身的治疗作用"建议修改为"起到局部或全身治疗作用"。经专家组讨论后,上述 2 条建议全部采纳。同时,将定义最后部分的"中药外用方法"修改为"一种中药外用康复法",以体现膏药康复法是中药外用康复法的下位概念。

3. 规范后的术语定义　将药物特殊加工后的一种膏脂状物,涂于布或纸等裱褙材料上,常温下呈固态,35~37℃时熔化,能粘贴于病位皮肤或一定穴位上,起到局部或全身治疗作用的一种中药外用康复法。

(二十九) 烫洗康复法

1. 术语概述　烫洗疗法既具有热水浴的作用,又有药物的作用。其浸洗、沐浴方式与矿泉浴基本相同,但以坐浴和局部浸浴为主。常趁药液温度高,蒸气多时,先予熏蒸,然后当温度下降到能浸浴的温度时再烫洗。一旦药液温度低于体温,则应停止。一剂药液通常可反复加温使用 5~6 次。烫洗时间可视具体病情而定,一般以 20~25 min 为宜。

常用烫洗方有以下两类。① 祛风湿止痛类:主要用于风湿性关节病、寒湿腰痛等。如防风根汤用于风寒湿痹,乌附麻辛甘姜汤用于风寒湿腰痛。② 活血疗伤类:主要用于软组织损伤所致肿胀疼痛,骨折或关节脱位后期筋肉拘挛、关节僵硬。如散瘀和伤汤用于跌打损伤疼痛,化坚汤用于病程较长的局部软组织粘连、筋膜增厚等。

烫洗时,药液温度控制在 40~60℃,以患者能够耐受、不至烫伤为度。凡有皮肤破损者,不宜应用本法。

2. 术语规范过程　刘昭纯主编的《中医康复学》和赵永康主编的《中医康复学》均将烫洗疗法定义为:选配某些中草药制成煎剂,趁热浴洗患部或全身,以达到康复治疗目的的方法。胡幼平主编的《中医康复学》提出:烫洗疗法是指选配某些中草药制成煎剂,趁热进行局部或全身浸洗,以促进患者康复的方法。

本研究为体现其在康复治疗中的特定作用,在标准草案中将术语名称规范为"烫洗康复法",并将其定义为:选配某些中草药制成煎剂,趁热浴洗患部或全身,以达到康复治疗目的的中药外用方法。开展专家意见征集后,来自辽宁大学的专家建议将"患部"修改为"伤病残部"。经专家组讨论后,不采纳该建议。同时,将定义最后部分的"中药外用方法"修改为"一种中药外用康复法",以体现烫洗康复法是中药外用康复法的下位概念。

3. 规范后的术语定义　选配某些中草药制成煎剂,趁热浴洗患部或全身,以达到康复治疗目的的一种中药外用康复法。

(三十) 熨敷康复法

1. 术语概述　熨敷疗法的使用方法主要有两种。一是直接将加热的中草药敷于患部或穴位,外加包扎,如变凉则用热熨斗熨之。二是以两个布袋盛蒸热或炒热的药物,一袋温熨之,待冷则换另一袋,两袋交替加热使用。一般每日1~2次,15日左右为1个疗程。常用的熨敷方药及适应证有:熨风散,可用于风寒湿痹所致的筋骨疼痛;保元熨风方,可用于寒痹麻木肿痛,或遍身肩背骨节痛;御寒膏,可用于风冷肩背腰膝痛症;葱白方,可用于小便不通;韭菜叶方,可用于胁痛等。

此外,还可采用葱熨法、蚕砂熨法、盐熨法等。葱熨法:取新鲜大葱白500 g,捣烂炒热,用布包熨患处或脐、腹、胸等部位;适用于癃闭及痹、痈等疾病。蚕砂熨法:取蚕砂适量,分2~3袋,蒸热,以布袋盛装外熨患处,冷即易之;适用于手足不遂、关节不利诸症。盐熨法:将炒热的食盐500~1 000 g,装入布袋中,把口扎好,熨敷于患处;适用于脘腹胀痛、小便不通、脚气等病证。

2. 术语规范过程　胡幼平主编的《中医康复学》将熨敷疗法定义为:用中草药熨敷于患部或一定的穴位,在热气和药气的作用下,以温通经脉,畅达气血,协调脏腑,达到康复目的的一种方法。黄岩松主编的《中医康复保健》提出:药物熨敷法系指将发热的药物,置于身体的患病部位或某一穴位上,起到治病作用的一种外治法。刘昭纯主编的《中医康复学》和赵永康主编的《中医康复学》提出:将热物在病患部位慢慢地来回移动以熨之为热熨法;将热物贴敷于患处,固定不移为热敷法。

本研究为体现其在康复治疗中的特定作用,在标准草案中将术语名称规范为“熨敷康复法”,并将其定义为:用中草药熨敷于患部或一定的穴位,在热气和药气的作用下,以温通经脉,畅达气血,协调脏腑,达到康复目的的一种方法。将热物在病患部位慢慢地来回移动以熨之为热熨法;将热物贴敷于患处,固定不移为热敷法。开展专家意见征集后,来自辽宁大学专家建议将“患部”“患处”修改为“伤病残处”。经专家组讨论后,未采纳上述意见,但将热熨法、热敷法放入定义“注”的部分,并将定义最后部分的“一种方法”修改为“一种中药外用康复法”,以体现熨敷康复法是中药外用康复法的下位概念。

3. 规范后的术语定义　用中草药熨敷于患部或一定的穴位,在热气和药气的作用下,以温通经脉,畅达气血,协调脏腑,达到康复目的的一种中药外用康复法。

注:将热物在病患部位慢慢地来回移动以熨之为热熨法;将热物贴敷于患处,固定不移为热敷法。

(三十一) 药枕康复法

1. 术语概述　药枕疗法融芳香醒神、辟秽行气于一体,将治疗融入日常生活中,既经济又无痛苦,适用于各种经络阻滞、气血不通、瘀血内停等病证,如颈椎病、失眠、郁证、胸痹、心痛等。清代曹庭栋《养生随笔·枕》云:“侧卧耳必着枕,其长广如枕,高不过寸,中开一孔,卧时加于枕,以耳纳入。耳为肾窍,枕此并杜耳鸣耳塞之患。”药枕的制作方法因其种类不同而稍有差异。一般而言,根蔓、木本、藤类药物多需晾晒或烘干,再粉碎成粗末即可;花、叶类药物多于晾晒后搓碎即可;矿石类、角质类药物多需打碎成小块和米粒大小,或制成粉类,再装入枕芯;冰片、麝香等贵重和易挥发类药物多混入药末之中,不需另加炮制。诸药混匀后,装入由纱布或棉布缝制的枕芯中,底层枕芯可加塑料布1块,防止药物渗漏而遗失。枕芯多选用松、柔、薄、透气良好的棉布、纱布,忌用化纤、尼龙类。药枕不使用时最好用塑料包封,防止有效成分散发,并置于阴凉干燥处,防止霉变。

2. 术语规范过程　胡幼平主编的《中医康复学》提出:药枕疗法是将具有芳香开窍、活血通络、镇静安神、益智醒脑等作用的药物碎断成块状或研粗末装入布袋内作枕头,用以防治疾病和延年益寿的一种自然疗法。其他教材和辞书未对这一术语进行定义。

本研究为体现其在康复治疗中的特定作用,在标准草案中将术语名称规范为"药枕康复法",并完全选用了这一定义。开展专家意见征集后,来自辽宁大学的专家建议将"作枕头"修改为"做枕头"。经专家组讨论后,采纳了这一建议。同时,为体现药枕康复法是中药外用康复法的下位概念,将定义最后部分的"自然疗法"修改为"中药外用康复法"。

3. 规范后的术语定义　将具有芳香开窍、活血通络、镇静安神、益智醒脑等作用的药物碎断成块状或研粗末装入布袋内做枕头,用以防治疾病和延年益寿的一种中药外用康复法。

(三十二) 药浴康复法

1. 术语概述　药浴在我国有着悠久的历史,早在三千年前的殷商时期,宫廷中就盛行在浴水中放入药物进行沐浴。我国现存最早的古医籍《五十二病方》中已有温熨、药摩、外洗等外治法的记载。如今,药浴更是风靡世界,为人类的健康保健做出了巨大的贡献。药浴通过皮肤给药,许多中草药中含有生物碱、黄酮类、多糖类、氨基酸、微量元素、维生素及植物激素等,对皮肤有滋养的作用,同时也能发挥强化内脏功能的效果,不仅能用于美容美发,还可治疗多种疾病,达到祛病强身的保健目的。药浴疗法疗效显著,更有其独特的特点,不但患者乐于接受,副作用少,而且简便、易于推广,适用范围也非常广泛。

2. 术语规范过程　黄岩松主编的《中医康复保健》将药浴定义为:利用单味中药或复方中药煎水,滤渣取液,选择适当温度,洗浴全身或患部的一种治疗方法。其他教材和辞书未对这一术语进行定义。

本研究为体现其在康复治疗中的特定作用,在标准草案中将术语名称规范为"药浴康复法",并完全选用了这一定义。开展专家意见征集后,来自辽宁大学的专家建议将"患部"修改为"伤病残部"。经专家组讨论后,未采纳这一建议。但为体现药浴康复法是中药外用康复法的下位概念,将定义最后部分的"治疗方法"修改为"中药外用康复法"。

3. 规范后的术语定义　利用单味中药或复方中药煎水,滤渣取液,选择适当温度,洗浴全身或患部的一种中药外用康复法。

（三十三）情志康复疗法

1. 术语概述　中医学对心理现象的认识集中在情志学说之中。感物而动于心者曰情，"意已决而卓有所立者曰志"。情志是人对感受到的客观事物是否符合自身需求而产生的内心体验和意志过程，包括认知、情绪、情感、意志内在的心理活动。关于精神康复，我国医家早已有深刻的认识并付诸了临床实践，所提出的形神统一理论正是世界上最早的身心医学概念。中医学认为，人体是一个形神相互作用、相互制约的统一体。在病理状态下，形伤可引起情志失调，精神情志的失调又可加重形体损伤。正如《景岳全书·郁证》所述："凡五气之郁，则诸病皆有，此因病而郁也；至若情志之郁，则总由乎心，此因郁而病。"情志与疾病之间存在着"因病而郁"和"因郁而病"的相互关系。

在人体遭受伤病致残后，患者的情绪通常要经历震惊、否认、悲痛、抑郁或愤怒、过分依赖，直至适应等阶段。而在漫长的康复期，由于长期的病痛折磨和社会适应困难，其情绪状态更是复杂多样。这些情绪反应直接影响着患者的康复，若不能到达最后的适应阶段，则必然导致病损残疾的加重，甚至造成患者轻生等严重后果。因此，情志疗法在整个康复医疗过程中都具有举足轻重的作用。

2. 术语规范过程　王瑞辉、冯晓东主编的《中医康复学》和刘昭纯主编的《中医康复学》、赵永康主编的《中医康复学》均将情志疗法定义为：又称为精神康复法，古称"意疗""心疗"，是指康复工作者在整体观念的指导下，通过制订康复计划，运用语言、表情、姿势、行为等手段，影响身心功能障碍患者的感受、认识、情绪和行为，改善异常情志反应，消除致病的情志因素，达到形神调和，促使心身功能康复的一类方法。胡幼平主编的《中医康复学》提出：中医心理康复法，传统称为情志疗法，是康复工作者运用中医心理学的理论和方法，通过语言或非语言因素，影响或改善伤残病给患者带来的不良认知和异常情志、行为反应，使形神调和，以减轻功能障碍，促进患者全面康复的一类康复方法。

本研究为体现其在康复治疗中的特定作用，在标准草案中将术语名称规范为"情志康复疗法"，并将其定义为：又称精神康复法，在整体观念的指导下，通过制订康复计划，运用语言、表情、姿势、行为等手段，影响身心功能障碍患者的感受、认识、情绪和行为，改善异常情志反应，消除致病的情志因素，达到形神调和，促使身心功能康复的一类方法。开展专家意见征集后，来自辽宁中医药大学和辽宁大学的2位专家对这一术语的定义提出了3条修改意见。经专家组讨论后，接受的修改意见有2条，分别是："患者"建议修改为"伤、病、残者"；建议删除"通过制订康复计划"。未接受的修改意见有1条："语言、表情、姿势、行为等手段"建议修改为"通过怡养心神、调摄情志、调剂生活等方法"。同时，将定义最后部分的"一类方法"修改为"一种中医康复疗法"，以规范同一组别的定义用词。

3. 规范后的术语定义　又称精神康复法，在整体观念的指导下，运用语言、表情、姿势、行为等手段，影响身心功能障碍的伤、病、残者的感受、认识、情绪和行为，改善异常情志反应，消除致病的情志因素,达到形神调和,促使身心功能康复的一种中医康复疗法。

(三十四)情志相胜康复法

1. **术语概述**　情志相胜法可分为五志相胜疗法和阴阳情志制约法两类。五志相胜法是根据五行制约关系确立的情志相胜法,包括悲胜怒、喜胜悲、恐胜喜、思胜恐和怒胜思。悲胜怒是通过引发患者的悲忧情绪来纠正其愤怒太过的方法,常用于兼有情绪亢奋的病证,如眩晕、狂证、痫证等。喜胜悲(忧)是通过语言、影视等方法使患者喜笑颜开来克制其悲哀太过的方法,临床上各种悲哭证、脏躁证和由悲哀过度所致的病证都可以使用此法治疗。恐胜喜是通过危言使患者恐惧来收敛其因过喜而耗散的心神,恢复心神功能的方法,常用于喜笑不休、心气涣散的病证和因过喜而致的情志失调。思胜恐是通过使患者深思明辨来克制其过于惊恐的方法,常用于惊恐证的康复医疗,以消除患者的恐惧情绪。怒胜思是通过激发患者大怒来解除其思虑太过、气机郁滞的方法,适用于长期忧思不解、气结成痰或情绪异常低沉,或用喜法治疗无效的病证,如郁证、失眠、癫痫等。阴阳情志制约法是根据阴阳对立统一原理,将阴阳属性相对立的情志进行组合,选择一种情志反向调节原有过激的情志,从而治愈疾病的方法。

2. **术语规范过程**　胡幼平主编的《中医康复学》将情志相胜法定义为:根据阴阳五行的制约关系,用一种情志纠正其所制约的另一种情志的异常活动,从而改善或消除这种异常情志所导致的身心障碍,又称以情制情疗法,这是中医心理治疗中最系统、最具特色的心理康复法。王瑞辉、冯晓东主编的《中医康复学》和刘昭纯主编的《中医康复学》、赵永康主编的《中医康复学》均提出:情志相胜法是中医独特的情志康复方法。它是根据《内经》的五脏情志相胜理论,即悲胜怒,恐胜喜,怒胜思,喜胜忧,思胜恐,有目的地通过语言或非语言的多种手段,激起患者的某些情志活动,以达到纠正其异常的情志活动,减轻和消除某些躯体症状,或促使某些情志病证痊愈的目的。

本研究为体现其在康复治疗中的特定作用,在标准草案中将术语名称规范为"情志相胜康复法",并将其定义为:根据五脏情志相胜理论,有目的地通过语言或非语言的多种手段,激起患者的某些情志活动,以达到纠正其异常的情志活动、减轻和消除某些躯体症状、促使某些情志病证痊愈的目的一种情志疗法。开展专家意见征集后,来自辽宁大学和辽宁中医药大学附属第二医院的2位专家提出了3条修改意见,分别是:"患者"建议修改为"伤、病、残者";"以达到纠正其异常的情志活动、减轻和消除某些躯体症状"建议修改为"纠正其异常的情志活动,以减轻或消除某些躯体症状";"痊愈的目的"建议修改为"痊愈的"。经专家组讨论后,上述3条建议全部采纳。同时,为体现情志相胜康复法是情志康复疗法的下位概念,将定义最后部分的"一种情志疗法"修改为"一种情志康复疗法"。

3. **规范后的术语定义**　根据五脏情志相胜理论,有目的地通过语言或非语言的多种手段,激起伤、病、残者的某些情志活动,纠正其异常的情志活动,以减轻和消除某些躯体症状、促使某些情志病证痊愈的一种情志康复疗法。

(三十五) 说理开导康复法

1. **术语概述**　对患者而言,当出现不良情绪时,向朋友、家人、医生倾诉,宣泄心中郁闷,主动接受劝解疏导,可以借此化解或排遣不良情绪;临床医务人员则常常自觉或不自觉地运用此法,故其应用范围极广,是中医情志康复的重要方法之一。解释、鼓励、安慰、保证是一般语言疏导法最常用的方法。人类的词汇和语言是对大脑皮层发生影响,并通过大脑皮层而作用于躯体的强有力的刺激信息,是情志治疗最为有力的工具。患者常由于不了解自身病证的关键所在,总是被动地接受医生的治疗,若及时积极地加以说明,则能主动地从心理、行为上配合治疗,故此疗法对于身心病证治疗具有普遍的意义。而医生在进行劝说开导时,应掌握语言的技巧,取得患者的信任,以便针对不同性格、不同病证的患者采取不同的疏导方法,争取获得最佳的治疗效果。

2. **术语规范过程**　王瑞辉、冯晓东主编的《中医康复学》和刘昭纯主编的《中医康复学》、赵永康主编的《中医康复学》均提出:说理开导法指通过劝说、指导、安慰、保证等手段来疏泄情感,消除患者的焦虑、紧张、恐惧等心理障碍,提供精神支持的一种方法。胡幼平主编的《中医康复学》提出:情志引导法是指通过语言或其他方式来启发患者,使其逐渐认识到原有的认知、情绪表现的错误,从而建立起健康的认知,能够用以克服情绪、行为等方面不良表现的方法。

本研究为体现其在康复治疗中的特定作用,在标准草案中将术语名称规范为"说理开导康复法",并将其定义为:通过劝说、指导、安慰、保证等手段来疏泄情感,消除患者的焦虑、紧张、恐惧等心理障碍,提供精神支持的一种情志疗法。开展专家意见征集后,来自辽宁大学的专家建议将"患者"修改为"伤、病、残者"。经专家组讨论后,采纳了该建议。同时,为体现说理开导康复法是情志康复疗法的下位概念,将定义最后部分的"一种情志疗法"修改为"一种情志康复疗法"。

3. **规范后的术语定义**　通过劝说、指导、安慰、保证等手段来疏泄情感,消除伤、病、残者的焦虑、紧张、恐惧等心理障碍,提供精神支持的一种情志康复疗法。

(三十六) 中医行为康复法

1. **术语概述**　人们的情志心理活动与外在的行为密切相关,病态心理往往出现异常行为。由于病伤残疾本身以及由此而造成的对社会生活环境不适应,很容易导致患者各种病态、不良行为的产生,如自责、自戕、自杀、厌食、厌世、烟瘾、酒瘾、药瘾等。医生针对患者的不同身心状态,可按康复计划,分别采用奖惩、厌恶、习见习闻、劳动等措施,校正其异常行为,康复其身心。

中医行为康复法主要包括奖惩法、厌恶疗法、习见习闻法和劳动疗法。奖惩法是对患者能坚持强化某种正常行为进行奖励、对不良病态行为予以某种惩罚,以达到强化良性行为、康复机体目的的治疗方法。厌恶疗法是一种通过惩罚来消除不良行为的治疗方法。习见习闻法是通过反复练习使受惊、敏感的患者对刺激习惯而恢复常态的心理疗法,相当于现代行为治疗中的系统脱敏疗法。劳动疗法是让患者参加有医疗意义的工作或劳动来治疗疾病的一种行为疗法。

2. 术语规范过程 胡幼平主编的《中医康复学》提出:中医行为疗法是指采用中医治疗手段帮助患者消除或建立某些适应性行为,从而达到治疗目的的一种康复方法。其他教材和辞书未对这一术语进行定义。

本研究为体现其在康复治疗中的特定作用,在标准草案中将术语名称规范为"中医行为康复法",并将其定义为:针对患者的不同身心状态,采用奖惩、厌恶、习见习闻、劳动等措施,校正患者的异常行为,从而康复患者身心的一种情志疗法。开展专家意见征集后,来自辽宁大学的专家提出了3条建议,分别是:"针对患者的"建议修改为"针对伤、病、残者的";"校正患者的"建议修改为"校正其";"从而康复患者身心的"建议修改为"从而康复身心的"。经专家组讨论后,上述3条建议全部采纳。同时,为体现中医行为康复法是情志康复疗法的下位概念,将定义最后部分的"一种情志疗法"修改为"一种情志康复疗法"。

3. 规范后的术语定义 针对伤、病、残者的不同身心状态,采用奖惩、厌恶、习见习闻、劳动等措施,校正其异常行为,从而康复身心的一种情志康复疗法。

(三十七) 暗示康复法

1. 术语概述 暗示疗法可采用言语,也可通过手势、表情、动作和环境进行。暗示有着惊人的力量,"望梅止渴"的故事,正是曹操利用语言暗示收到止渴之效的范例。早在先秦时期,古代医家已能有意识、有目的地应用本法来提高治疗效果。

根据施术者的不同,暗示可分为他人暗示和自我暗示两类。他人暗示法主要是由医生施与暗示以达到治疗目的。自我暗示法则是由自己通过意念活动,塑造某种意识形象,或进入某种情景,以心理影响其生理,从而达到防病治病、保健强身等目的。如《道枢·枕中》中引孙思邈所述"瞑目内视,使心生火,想其疾之所在,以火攻之,疾则愈矣",就是借助于入静存想的方法,以意念导引治病的一种自我暗示疗法。

按照作用结果的性质,暗示可分为积极暗示和消极暗示,即产生积极结果、正面效应的暗示称为积极暗示,产生消极结果、负面效应的暗示称为消极暗示。在医疗上,积极暗示可使疾病向愈;相反,医务人员不慎的言语和行为带给患者的消极暗示,或患者的自我消极暗示,则会加重病情。

按照实施的形式,暗示法包括语言暗示、借物暗示、祝由、催眠等类型。

2. 术语规范过程 王瑞辉、冯晓东主编的《中医康复学》和刘昭纯主编的《中医康复学》、赵永康主编的《中医康复学》并未明确定义暗示疗法,但在论述暗示疗法时均提出:在面对患者时,医师施术要注意自己的语言、表情、姿势和行为,还要照顾到患者周围的人文环境和社会环境是否恰当,最大限度地为患者创造康复的条件,通过他人暗示调动患者的自我暗示来寻求内心的平衡。胡幼平主编的《中医康复学》提出:暗示引导法是指采用含蓄、间接的方式,对患者的心理状态施加影响信息,诱导患者不经过充分的理性思考和判断,无抵抗地接受医生(包括本人)的治疗性意见和信念,并做出相应反应,从而达到治疗目的的一种心理康复疗法。本疗法可采用言语,也可通过手势、表情、动作和环境进行。

本研究为体现其在康复治疗中的特定作用,在标准草案中将术语名称规范为"暗示康复法",并将其定义为:面对患者时,医师通过自己的语言、表情、姿势和行为,充分考虑患者周围的人文环境和社会环境,最大限度地为患者创造康复的条件,通过他人暗示调动患者的自我暗示来寻求内心平衡的一种情志疗法。开展专家意见征集后,来自辽宁大学的一位专家提出了3条修改意见:"患者"建议修改为"伤、病、残者";"医师通过自己的"建议修改为"通过医者的";"充分考虑"建议修改为"并充分考虑"。经专家组讨论后,上述3条建议全部采纳。同时,为体现暗示康复法是情志康复疗法的下位概念,将定义最后部分的"一种情志疗法"修改为"一种情志康复疗法"。

3. 规范后的术语定义 面对伤、病、残者时,通过医者的语言、表情、姿势和行为,并充分考虑伤、病、残者周围的人文环境和社会环境,最大限度地为伤、病、残者创造康复的条件,通过他人暗示调动伤、病、残者的自我暗示来寻求内心平衡的一种情志康复疗法。

(三十八) 饮食康复疗法

1. 术语概述 自古以来,饮食与人类健康的关系密不可分。饮食进入人体后,成为水谷精微而滋养人体的脏腑、经脉、筋骨、肌肤等。因此,大部分食物都能够有效地补充人体的气血、津液,保证身体健康。饮食康复疗法的治疗原则有以下方面。① 辨证施食:这是饮食疗法的根本原则,贯穿于整个康复过程中。它以所辨的"证"为前提和依据,按不同"证"的需要分别配制不同的饮食,是中医辨证施治在饮食疗法中的具体应用。② 辨病施食:这是以辨证施食为前提,根据病种的不同而选用不同的饮食。③ 三因制宜:即因人、因地、因时制宜。因人的性别、年龄、禀赋强弱及性格类型等差异,其饮食忌宜有所不同,因此需因人制宜;我国地域辽阔,各地自然条件、饮食习惯亦有不同,因此需因地制宜;饮食疗法还应随四季气候的变化而相应地改变,即因时制宜。此外,饮食疗法中,不可偏嗜五味中的某一味或某几味,日久可导致脏腑功能失调,正气受损,不利于机体康复,甚至可导致病情加重。

2. 术语规范过程 胡幼平主编的《中医康复学》提出:饮食康复法是在中医基础理论的指导下,根据食物的性味、归经、功效,选择具有康复治疗意义的食物或食物与药物配合的药膳,按照饮食调理的原则,以促进身心康复的一种康复方法。王瑞辉、冯晓东主编的《中医康复学》

提出：饮食疗法是在中医理论指导下，有目的地选择有关饮食，或将食物与药物配合制成药膳，来治疗或辅助治疗疾病，以助患者康复的治疗方法。

本研究为体现其在康复治疗中的特定作用，在标准草案中将术语名称规范为"饮食康复疗法"，并将其定义为：在中医基础理论的指导下，根据食物的性味、归经、功效，选择具有康复治疗意义的食物或食物与药物配合的药膳，按照饮食调理的原则，以促进身心康复的一种康复方法。开展专家意见征集后，来自辽宁中医药大学的专家建议将"康复治疗意义"修改为"康复治疗作用"。经专家组讨论后，采纳了该建议。同时，将定义最后部分的"一种康复方法"修改为"一种中医康复疗法"，以规范同一组别的定义用词。

3. 规范后的术语定义　在中医基础理论的指导下，根据食物的性味、归经、功效，选择具有康复治疗作用的食物或食物与药物配合的药膳，按照饮食调理的原则，以促进身心康复的一种中医康复疗法。

（三十九）食疗康复法

1. 术语概述　食疗与中药治疗疾病一样可因食材性味不同而功效各异，《本草求真·卷九》说："食之入口，等于药之治病，同为一理。"所以，在辨证的基础上，可施用食疗以扶正补虚，协调阴阳的偏盛偏衰。正如《养老奉亲书·序》说："是以一身中之阴阳运行，五行相生莫不由于饮食也。"如羊肉味甘性温热，有补虚温中、益肾壮阳之效，故能治疗脏腑虚寒一类病证，以调整脏腑功能，恢复阴阳平衡。食疗康复法主要适用于老残病证和瘥后诸证以及慢性虚损痼疾，如心痛、眩晕、消渴、虚损、失眠、健忘、癃闭、头痛、心悸；截瘫、痿痹、脏躁、五迟五软；遗精、阳痿、早泄、肥胖、老人咳喘、妇人漏下等。

2. 术语规范过程　胡幼平主编的《中医康复学》提出：饮食疗法简称食疗、食治，是利用食物来影响机体各方面的功能，使其获得健康或愈疾防病的一种方法。刘昭纯主编的《中医康复学》和赵永康主编的《中医康复学》均将提出：饮食疗法，是指有针对性地选择食品的品种，调节饮食的质量，以促进人体身心康复的方法。

本研究为体现其在康复治疗中的特定作用，在标准草案中将术语名称规范为"食疗康复法"，并将其定义为：有针对性地选择食品的品种，调节饮食的质量，以促进身心康复的方法。开展专家意见征集后，来自辽宁中医药大学附属医院和辽宁中医药大学附属第二医院的两位专家对这一术语的定义提出了2条修改意见。经专家组讨论后，接受了这两条意见，分别是："调节饮食的质量"建议修改为"调节饮食的结构与质量"；建议斟酌"调节饮食的质量"的用词。同时，为体现食疗是饮食康复疗法的下位概念，将定义最后部分的"方法"修改为"一种饮食康复疗法"。

3. 规范后的术语定义　有针对性地选择食品的品种，调节饮食的结构与质量，以促进身心康复的一种饮食康复疗法。

(四十) 药膳康复法

1. **术语概述** 食药同源,皆以性味功效疗疾,只要合理调配,烹调有方,食药性味与五脏病性结合,就能产生康复的养治作用。药膳疗法能充分发挥药物和食物的康复作用,是饮食康复中最常用的治疗方法,广泛地用于各类康复病证。药膳疗法的康复饮食调理配方、制作方法,多取法于日常饮膳,常用的有煎、煮、熬、蒸,煨、焖、炖、卤、烧等。其制成品主要有膏、羹、粥、饼、面、酒、醪、醴、糖、汤、饮、汁、蜜饯、罐头、糕粉、膳食和菜肴等。药膳主要可分为补益类、安神类、理血类、止咳祛痰平喘类、祛风除湿类、理气消导类、润下类药膳,可用于慢性病、老年病、伤残病证及精神疾患的康复,如遗精、阳痿、早泄、肥胖、老人咳喘、各种虚损、小儿五迟五软,心痛、心悸、眩晕、消渴、失眠、健忘、癃闭、便秘,截瘫、痿痹、中风后遗症、夜盲、耳聋,脏躁、癫狂痫、郁症等。

2. **术语规范过程** 中华中医药学会团体标准《中医治未病术语》(T/CACM 1067—2018)将药膳定义为:用药料作膳食的一类。中医药理论指导下,将药食同源之中药与相应的食物原料相配,采用独特的加工烹调技术制作的食品,并具有预防、治疗及保健作用。并注:药膳食品通常有粥类、汤羹类、饮食点心类、菜肴类、酒饮类等。胡幼平主编的《中医康复学》提出:药膳疗法是用药物与食物相配合,经过烹调而形成的具有康复治疗作用的药膳处方治病的一种方法。黄岩松主编的《中医康复保健》提出:药膳是以药物和食物为原料,经过烹饪加工制成的一种具有食疗作用的膳食。

本研究为体现其在康复治疗中的特定作用,在标准草案中将术语名称规范为"药膳康复法",并将其定义为:用药物与食物相配合,经过烹调而形成的具有康复治疗作用的药膳处方治病的一种方法。开展专家意见征集后,来自北部战区总医院的专家建议将"用药物与食物相配合"修改为"将药物与食物相配合"。经专家组讨论后,采纳了该建议。同时,为体现药膳康复法是饮食康复疗法的下位概念,将定义最后部分的"一种方法"修改为"一种饮食康复疗法"。

3. **规范后的术语定义** 将药物与食物相配合,经过烹调而形成的具有康复治疗作用的药膳处方治病的一种饮食康复疗法。

(四十一) 传统运动康复疗法

1. **术语概述** 我国古代,康复体育运动被养生家和体育史学家称为导引。"导",指宣导气血;"引",本是开弓,引申为伸展、伸展肢体之意。主要是以主动的肢体运动,配合呼吸运动或自我按摩而进行锻炼,相当于现今的气功和体育疗法。它以养生保健和"治未病"的医疗预防观点为理论基础,以我国传统的健身法作为自我锻炼和康复的手段,以达到强身、延年、防病、祛疾的体育和医疗的目的。

传统运动疗法与现代运动方法相比,有两个特点。① 注重体验,不求争先。传统运动疗法大多不是竞技型运动,没有争夺输赢的目的。如太极拳、五禽戏、八段锦和易筋经之类的导引方法,注重的是自身的精神状态、形体动作与自然界融为一体,讲究的是身体内部功能的融合圆通。因此,从外表上看,表现为祥和安坦,从容不迫,而不似现代竞技体育运动那样争先恐后,激烈勇猛。② 三才兼修,融会贯通。就养生康复的目的而言,构成人体生命活动的三要素是精、气、神,要达到身心状态的协调完好,修习中国传统运动不仅仅是锻炼形体,也要养精、调神,达到身心最佳状态。因此,传统运动康复不仅仅是形体的动作,同时也需要练形、练气、练意。

2. 术语规范过程 王瑞辉、冯晓东主编的《中医康复学》将传统运动疗法定义为:又称为传统体育疗法,是指进行具有我国特色和优良传统的运动锻炼形式,通过练意、练息、练形,以调养患者的精、气、神,进而促使其身心康复的一类方法。刘昭纯主编的《中医康复学》和赵永康主编的《中医康复学》均将传统运动疗法定义为:是功能障碍者运用肢体运动、呼吸、意念等手段,起到调身、调息、调神的作用,促进身心功能康复的方法。黄岩松主编的《中医康复保健》提出:传统体育康复保健,是指运用传统的体育运动方式进行锻炼,通过自身形体活动、呼吸吐纳、心理调节等方式,畅达经络、疏通气血、和调脏腑、调节心神,从而达到增强体质、益寿延年目的的一种保健方法。胡幼平主编的《中医康复学》提出:气功康复法是患者用意识不断地调整呼吸和姿势,以意引气,循经运行,增强元气,调和气血、脏腑功能,恢复机体的阴阳平衡,从而促进身心康复的方法。

本研究为体现其在康复治疗中的特定作用,在标准草案中将术语名称规范为"传统运动康复疗法",并将其定义为:功能障碍者通过采用肢体运动、呼吸、意念等手段,起到调身、调息、调神的作用,促进身心功能康复的方法。开展专家意见征集后,来自辽宁中医药大学的专家建议"功能障碍者"修改为"伤、病、残者"。经专家组讨论后,采纳了该建议。同时将定义最后部分的"方法"修改为"疗法",以规范同一级别的定义用词。

3. 规范后的术语定义 伤、病、残者通过采用肢体运动、呼吸、意念等手段,起到调身、调息、调神的作用,促进身心功能康复的疗法。

(四十二) 静功康复法

1. 术语概述 静功以练功时不做肢体运动为特征,对许多慢性疾病和素体虚弱的患者尤为适合。历代医家及养生家创造并改进了多种具体的静功功法,如放松功、内养功、强壮功等,每一种又有其具体的分类。

2. 术语规范过程 刘昭纯主编的《中医康复学》和赵永康主编的《中医康复学》均将静功定义为:是一种运用意识,包括呼吸及相对特定的姿势以实现形体放松、呼吸协调、宁心安神的一大类功法。其他教材和辞书未对这一术语进行定义。

为体现静功在康复治疗中的特定作用,在标准草案中将此术语名称定义为"静功康复法",并完全选用了这一定义。开展专家意见征集后,未有专家对此术语的名称和定义提出修改建议。但为体现静功康复法是传统运动康复疗法的下位概念,经专家组讨论后,将定义最后部分的"一大类功法"修改为"传统运动康复疗法"。

3. 规范后的术语定义 一种运用意识,包括呼吸及相对特定的姿势以实现形体放松、呼吸协调、宁心安神的传统运动康复疗法。

(四十三) 放松功康复法

1. 术语概述 放松功行、立、坐、卧均可练习,以自然呼吸为主,尽量顺其自然。其主要是发挥自我暗示的作用,以良好的心理状态影响生理状态。临床运用时,如高血压患者,可以想象如洗淋浴一样,呼气时如流水从头松到脚,这样下行放松,可引导气血下行,有利于休息放松和降低血压;如果血压偏低或低血压患者,可以想象如躺在河水里仰泳一样,呼气时好像河水从足向头上流过,从脚一直松到头。这样倒行放松,可引导气血上升,有利于体弱者补养气血和血压恢复正常。放松功康复法临床上可应用于预防中风,以及与中风后遗症、高血压、低血压、胃及十二指肠溃疡、冠心病、青光眼、哮喘、神经衰弱、内脏下垂、焦虑症和精神紧张所引起的各种慢性疾病的治疗。

2. 术语规范过程 中华中医药学会团体标准《中医治未病术语》(T/CACM 1067—2018)将放松功定义为:以意念和身体放松为主的练功方法,采用卧、坐、站等姿势来练习的入门静功。通过有步骤、有节奏地放松身体各部位,结合默念"松""守"诀,把身心调整到轻松、舒适、自然的状态。胡幼平主编的《中医康复学》将放松功定义为:以吸气时默念"静"字,呼气时默念"松"字为引导方法,有步骤、有节奏地依次注意身体的各部位,逐步把全身调整得自然、轻松、舒适,进而解除精神紧张和形体疲劳,使身心都处于一种放松状态,让紧张与松弛趋于平衡。其他教材和辞书未对这一术语进行定义。

本研究为体现其在康复治疗中的特定作用,在标准草案中将术语名称规范为"放松功康复法",并将其定义为:通过有步骤、有节奏地放松身体各部位,结合默念"松""守"诀,把全身调整得自然、轻松、舒适,进而解除精神紧张和形体疲劳,使身心都处于一种放松状态,让紧张与松弛趋于平衡的一种静功。开展专家意见征集后,未有专家对此术语的名称和定义提出修改建议。但为规范用词,并体现放松功康复法是静功康复法的下位概念,经专家组讨论后,将定义最后部分的"静功"修改为"静功康复法"。

3. 规范后的术语定义 通过有步骤、有节奏地放松身体各部位,结合默念"松""守"诀,把全身调整得自然、轻松、舒适,进而解除精神紧张和形体疲劳,使身心都处于一种放松状态,让紧张与松弛趋于平衡的一种静功康复法。

(四十四) 内养功康复法

1. 术语概述 内养功是古代内丹术的筑基功,是以吐纳和守窍为主的静功。其在调息上,并用腹式呼吸法、节律呼吸法和动舌呼吸法;在调心上,并用意守法和默诵法。这种多法并用的方式能有效地控制心神外驰,使练功者易于凝神定志,进入心神静、脏腑动的境地,从而达到清心宁神、培补元气、调和气血、疏通经络、协调脏腑之功,促进慢性虚损病证的康复和老弱病残者保健延年。内养功按照姿势分侧卧式、仰卧式、坐式和站式4种,按呼吸法分吸停呼、吸呼停和吸停吸呼3种,按意守分意守丹田、意守膻中和意守脚趾3种。

内养功配合意守,侧重呼吸锻炼,通过意守和呼吸锻炼,达到大脑静、脏腑动的目的,对神经、循环系统,尤其是对消化系统和呼吸系统功能活动都有很好的调整作用。临床应用于慢性病证治疗为主,如胃脘痛、泄泻、消渴、便秘、胁痛、眩晕、月经不调、痛经、癌症等。凡心痛、心悸、出血诸证和高血压性心脏病、风湿性心脏病、冠心病、心律不齐、心房纤颤等,皆属禁用之列。

2. 术语规范过程 中华中医药学会团体标准《中医治未病术语》(T/CACM 1067—2018)将内养功定义为:采用静坐、导引、吐纳等方法,以修身养性的功法。胡幼平主编的《中医康复学》将内养功定义为:一种静功,它通过特定的姿势、呼吸和意念的调练,使形体松适、呼吸调和、意念恬静,从而起到静心宁神、复元固本、协调脏腑等作用。其他教材和辞书未对这一术语进行定义。

本研究为体现其在康复治疗中的特定作用,在标准草案中将术语名称规范为"内养功康复法",并将其定义为:通过特定的姿势、呼吸和意念的调练,使形体松适、呼吸调和、意念恬静,从而起到静心宁神、复元固本、协调脏腑等作用的一种静功。开展专家意见征集后,未有专家对此术语的名称和定义提出修改建议。但为规范用词,并体现内养功康复法是静功康复法的下位概念,经专家组讨论后,将定义最后部分的"静功"修改为"静功康复法"。

3. 规范后的术语定义 通过特定的姿势、呼吸和意念的调练,使形体松适、呼吸调和、意念恬静,从而起到静心宁神、复元固本、协调脏腑等作用的一种静功康复法。

(四十五)强壮功康复法

1. 术语概述 强壮功是在内养功的基础上进一步锻炼的静功,其特点原理与内养功相同,但在入手功夫上,内养功侧重调息,而强壮功侧重调心。强壮功的姿势通常分为坐式、站式和自由式,在呼吸方法上采用静呼吸法、深呼吸法和逆呼吸法,以加强强壮作用。同时,在调身、调息的基础上,着重调心,即着重调整练功意识。意守丹田遵循"似守非守,绵绵若存"的原则,诱导深度入静,进而由静生动,使气血运行旺盛,起到康复治疗、防病健身、延年益寿、开发智力等作用,临床上可应用于病后体弱、眩晕、耳鸣、失眠、健忘和便秘、月经不调等。

2. 术语规范过程 中华中医药学会团体标准《中医治未病术语》(T/CACM 1067—2018)将强壮功定义为:我国民间功法,吸收了各家功法精华综合整理而成。在呼吸和姿势方面有其特点,有养气壮力、健身防病、延年益寿的作用。并注:如盘膝坐及站桩等。胡幼平主编的《中医康复学》将强壮功定义为:将民间以及儒、道、佛三家用于呼吸养生的练功方法的精华,综合整理而成的一种功法,20 世纪 50 年代初与内养功同时推广应用。其他教材和辞书未对这一术语进行定义。

本研究为体现其在康复治疗中的特定作用,在标准草案中将术语名称规范为"强壮功康复法",并将其定义为：集民间以及儒、道、佛各家功法精华综合而成,在呼吸和姿势方面有其独特特点,具有养气壮力、健身防病、延年益寿的作用的一种静功。开展专家意见征集后,辽宁大学的专家建议将"延年益寿的作用"修改为"延年益寿作用"。经专家组讨论后,采纳了这条建议。同时,为规范用词,并体现强壮功康复法是静功康复法的下位概念,将定义最后部分的"静功"修改为"静功康复法"。

3. 规范后的术语定义 集民间以及儒、道、佛各家功法精华综合而成,在呼吸和姿势方面有其独特特点,具有养气壮力、健身防病、延年益寿作用的一种静功康复法。

(四十六) 站桩功康复法

1. 术语概述 站桩功是一种内外兼练的基础功夫,大致分为养气型、练气型、内气外放型 3 类。站桩使整个躯干、四肢肌肉放松,中枢神经系统处于松静的自然状态,使得人自然而然地在轻松的气功状态中消除疲劳、改善精神状态。通过练习站桩可使元气充沛,经气旺盛,四肢百骸得到气血充分的濡养和润泽,而使人生机旺盛,祛病延年。临床上既可用于体弱及病后虚损患者康复锻炼,也可用于喘证、哮证、失眠、胃痛、腰痛、水肿、郁证、痹证等患者。

2. 术语规范过程 胡幼平主编的《中医康复学》提出：站桩功是一种形与神合、动静相兼、内外兼练的锻炼方法。其他教材和辞书未对这一术语进行定义。

本研究为体现其在康复治疗中的特定作用,在标准草案中将术语名称规范为"站桩功康复法",并将其定义为：通过站桩使患者自然而然地在轻松的气功状态中消除疲劳、改善精神状态,达到形与神合、动静相兼、内外兼练的一种静功。开展专家意见征集后,来自辽宁大学的专家建议将"患者"修改为"伤、病、残者"。经专家组讨论,采纳了这条建议。同时,为规范用词,并体现站桩功康复法是静功康复法的下位概念,经专家组讨论后,将定义最后部分的"静功"修改为"静功康复法"。

3. 规范后的术语定义 通过站桩使伤、病、残者自然而然地在轻松的气功状态中消除疲劳、改善精神状态,达到形与神合、动静相兼、内外兼练的一种静功康复法。

(四十七) 动功康复法

1. 术语概述 动功多种多样,以导引运动和保健气功为主,练功时必须做肢体运动是其重要特征。动功不仅可以在日常生活中作为养生的一种方法,而且对于许多功能障碍尤其是肢体功能障碍的康复有十分重要的作用和意义。流传至今的众多动功功法包括洗髓易筋经、五禽戏、八段锦、太极拳等。这些功法既可整体应用,也可根据患者的具体病情有选择地进行选用。

2. 术语规范过程　刘昭纯主编的《中医康复学》和赵永康主编的《中医康复学》均将动功定义为：一种主要运用姿势，配合呼吸和意念以实现益气活血，调畅气机，强壮筋骨，枢利关节，协调脏腑，促进形体功能的恢复和代偿的一大类功法。其他教材和辞书未对这一术语进行定义。

本研究为体现其在康复治疗中的特定作用，在标准草案中将术语名称规范为"动功康复法"，并完全选用了这一定义。开展专家意见征集后，未有专家对此术语的名称和定义提出修改建议。但为体现动功康复法是传统运动康复疗法的下位概念，经专家组讨论后，将定义最后部分的"一大类功法"修改为"传统运动康复疗法"。

3. 规范后的术语定义　一种主要运用姿势，配合呼吸和意念以实现益气活血，调畅气机，强壮筋骨，枢利关节，协调脏腑，促进形体功能的恢复和代偿的传统运动康复疗法。

（四十八）太极拳康复法

1. 术语概述　太极拳是我国宝贵的民族遗产，姿势优美，动作柔和，既能锻炼身体，又能防病治病。不仅我国人民喜练，而且受到世界各国人民的欢迎。太极拳的种类很多，其中流传较为广泛、特点较为显著的有陈式太极拳、杨式太极拳、吴式太极拳、武式太极拳、孙氏太极拳五派。近年来，国家为方便大家练习，综合上述五大派特点先后创编了24式简化太极拳、48式简化太极拳和32式简化太极拳。太极拳特别强调肢体活动的流畅和连贯，动作柔和、缓慢，动作运行路线处处带有弧形，对偏瘫患者的功能改善很有帮助。研究发现，太极拳运动对神经系统功能的改善起着重要的作用；对于心血管系统疾病患者有较好疗效，并有预防心血管疾病的作用；对呼吸及消化系统功能也有明显促进作用。长期练习太极拳的老年人，其肌肉的力量、控制力、耐力均有明显提高，骨矿物质含量、骨密度显著高于一般老年人。

2. 术语规范过程　中华中医药学会团体标准《中医治未病术语》(T/CACM 1067—2018)将太极拳定义为：中国国家级非物质文化遗产。是结合阴阳五行、中医经络学说、导引、吐纳之术而形成的一种内外兼修、缓慢轻灵、刚柔相济的拳术。王瑞辉、冯晓东主编的《中医康复学》将太极拳定义为：以"太极"哲理为依据，以太极图形组编动作的一种拳法。胡幼平主编的《中医康复学》提出：太极拳是由练身、练意、练气三者结合而成，是一种"周身一家""劲走螺旋"的整体立体化运动。黄岩松主编的《中医康复保健》提出：太极拳是我国传统的体育保健疗法之一，具有疏经活络、调和气血、营养脏腑、强筋健骨的功效。其他教材和辞书未对这一术语进行定义。

本研究为体现其在康复治疗中的特定作用，在标准草案中将术语名称规范为"太极拳康复法"，并将其定义为：结合阴阳五行、中医经络学说、导引、吐纳之术而形成，以"太极"哲理为依据，以太极图形组编动作的一种内外兼修、缓慢轻灵、刚柔相济的拳术。开展专家意见征集后，未有专家对此术语的名称和定义提出修改建议。但为体现太极拳康复法是动功康复法的下位概念,经专家组讨论后,将定义最后部分的"拳术"修改为"动功康复法"。

3. 规范后的术语定义　结合阴阳五行、中医经络学说、导引、吐纳之术而形成,以"太极"哲理为依据,以太极图形组编动作的一种内外兼修、缓慢轻灵、刚柔相济的动功康复法。

(四十九) 五禽戏康复法

1. 术语概述　五禽戏是中国民间广为流传的,也是流传时间最长的健身方法之一。1982年6月28日,国家卫生部、教育部和国家体育运动委员会发出通知,把五禽戏等中国传统健身法作为在医学类大学中推广的"保健体育课"的内容之一。2003年中国国家体育总局把重新编排后的五禽戏等健身法作为"健身气功"的内容向全国推广。

五禽戏,又称五禽操、五禽气功、百步汗戏等,为"仿生式"导引法,讲究"形、神、意、气"相结合,是一种外动内静、动中求静、动静兼备、有刚有柔、刚柔并济、练内练外、内外兼练的仿生功法。五禽戏运动能"摇筋骨,动肢节","导气令和,引体令柔"。该功法在中医学的五行、脏腑、经络学说基础上,结合五禽的秉性特点,使之既有整体的健身作用,又有每一戏的特定功效。效仿虎之威猛、鹿之安舒、熊之沉稳、猿之灵巧、鸟之轻盈的动作,使人体筋骨活络、肢体舒展、血脉疏通、气息调畅,从而达到祛病强身、延年益寿的目的。特别是对颈椎、胸椎、腰椎等部位关节的锻炼作用明显。

2. 术语规范过程　中华中医药学会团体标准《中医治未病术语》(T/CACM 1067—2018)将五禽戏定义为:传说由东汉名医华佗模仿虎、鹿、熊、猿、鹤5种动物的动作创编的一套防病、治病、延年益寿的医疗气功。是外动内静、动中求静、动静兼备、有刚有柔、刚柔相济,内外兼练的养生功法。王瑞辉、冯晓东主编的《中医康复学》将五禽戏定义为:模仿虎、鹿、熊、猿、鸟5种禽兽的动作,组编而成的一套锻炼身体的方法。胡幼平主编的《中医康复学》提出:五禽戏是一套动功保健疗法,通过模仿动物的动作和神态达到强身防病的目的。黄岩松主编的《中医康复保健》提出:五禽戏是汉末名医华佗根据古代导引、吐纳之术,研究了虎、鹿、熊、猿、鸟的活动特点,并结合人体脏腑、经络和气血的功能所编成的一套具有民族风格的健身气功功法,以活动筋骨、疏通气血、防病治病、健身延年为目的。

本研究为体现其在康复治疗中的特定作用,在标准草案中将术语名称规范为"五禽戏康复法",并将其定义为:模仿虎、鹿、熊、猿、鸟5种禽兽的动作,组编而成的一套具有活动筋骨、疏通气血、防病治病、健身延年作用的功法。开展专家意见征集后,未有专家对此术语的名称和定义提出修改建议。但为体现五禽戏康复法是动功康复法的下位概念,经专家组讨论后,将定义最后部分的"功法"修改为"动功康复法"。

3. 规范后的术语定义　模仿虎、鹿、熊、猿、鸟5种禽兽的动作,组编而成的一套具有活动筋骨、疏通气血、防病治病、健身延年作用的动功康复法。

(五十) 八段锦康复法

1. **术语概述** 八段锦动作简单易行,作用明确,效果显著,一直流行于民间,深受人们欢迎。据说隋唐时期以后就有此名,多认为是南宋初年创编。据宋人洪迈的《夷坚志》记载,政和七年有李似矩在练八段锦。在长期流传中,又形成了许多流派,北派托名岳飞所传,以刚为特色,动作繁难;南派所谓梁世昌所传,以柔为特点,动作简易。

八段锦在流传中,为便于诵记,又编了歌诀,经过不断修改,至清代光绪初期逐渐定型为七言诀:"两手托天理三焦,左右开弓似射雕;调理脾胃须单举,五劳七伤往后瞧;摇头摆尾去心火,两手攀足固肾腰;攒拳怒目增气力,背后七颠百病消。"概括了此功的基本要领和作用。常练此功不但可柔筋健骨,养气壮力;而且可以行气活血,调理脏腑。八段锦的运动锻炼特别适合各脏腑组织或全身功能的衰减者,尤其受到老年人、慢性病患者喜爱。

2. **术语规范过程** 中华中医药学会团体标准《中医治未病术语》(T/CACM 1067—2018)将八段锦定义为:中国古代著名导引功法。"八段"谓其节数,"锦"谓其珍贵。在历代相传中,形成许多流派。在练功姿势上有站式和坐式的不同,在动作风格上有南派和北派的区别。南派,又称文八段,动作以柔为主,法简易学。北派,又称武八段,动作以刚为主,多用马步,术繁而难练。胡幼平主编的《中医康复学》提出:八段锦是指八节运动肢体的动功,由古代导引总结而成,可谓是古代医疗保健体操。黄岩松主编的《中医康复保健》提出:八段锦是以肢体运动为主的一种导引术,共8节。

本研究为体现其在康复治疗中的特定作用,在标准草案中将术语名称规范为"八段锦康复法",并将其定义为:"八段"谓其节数,"锦"谓其珍贵,是以肢体运动为主的一种动功康复法。开展专家意见征集后,未有专家对此术语的名称和定义提出修改建议。

3. **规范后的术语定义** "八段"谓其节数,"锦"谓其珍贵,是以肢体运动为主的一种动功康复法。

(五十一) 易筋经康复法

1. **术语概述** 易筋经为中国气功传统功法之一,最早由少林寺众僧习练。经过千余年之实践证明,确有养生效果。据传,易筋经是少林寺大乘祖师菩提达摩根据众僧锻炼身体之验所集成,大约于宋代译撰成法诀,公开出版,广传于世。易筋经内可运气用气,外可活动肢体,故说:"内外兼修炼者可得皮、得肉、得骨、得髓。"历代学者认为练此功法,可以使人体的神、体、气三者紧密结合起来,经过循序渐进之锻炼,使五脏六腑、十二经脉及全身得到充分的调理,又能平衡阴阳,舒筋活络,调整人体之新陈代谢,增强各部之生理功能,从而达到强健体质、抗疫祛病、抵御早衰、延年益寿之目的。易筋经的主要特点是以动为主,动静结合;内静以收心调息,外动以易筋壮骨。正是由于易筋经内可以练气养气,外可以强筋壮骨,老、弱、病、残者等可作为锻炼、康复的手段。但应量力而行,循序渐进,持之以恒,一般3~6个月即可收效,有增进饮食、改善睡眠、强筋健骨的功效。

2. 术语规范过程　中华中医药学会团体标准《中医治未病术语》(T/CACM 1067—2018)将易筋经定义为：变易筋骨以强身健体的功法。站立练功,共 12 种姿势,即韦驮献杵、横担降魔杵、掌托天门、摘星换斗、倒拽九牛尾、出爪亮翅、九鬼拔马刀、三盘落地、青龙探爪、卧虎扑食、打躬、掉尾等。王瑞辉、冯晓东主编的《中医康复学》将易筋经定义为：一种改变肌肉、筋骨质量的特殊锻炼方法,除练肌肉、筋骨外,同时也练气和意,是一种意念、呼吸、动作紧密结合的功法。黄岩松主编的《中医康复保健》提出："易"的含义即变易、活动、改变,引申为强化之义;"筋"指筋脉、肌肉、筋骨;"经"为方法。"易筋经"即通过活动筋骨,达到强身健体、祛病延年目的的方法。

本研究为体现其在康复治疗中的特定作用,在标准草案中将术语名称规范为"易筋经康复法",并将其定义为：一种改变肌肉、筋骨质量的特殊锻炼方法。在练肌肉、筋骨的同时也练气和意,是一种意念、呼吸、动作紧密结合的功法。开展专家意见征集后,未有专家对此术语的名称和定义提出修改建议。但为体现易筋经康复法是动功康复法的下位概念,经专家组讨论后,将定义最后部分的"功法"修改为"动功康复法"。

3. 规范后的术语定义　一种改变肌肉、筋骨质量的特殊锻炼方法。在练肌肉、筋骨的同时也练气和意,是一种意念、呼吸、动作紧密结合的动功康复法。

(五十二) 保健功康复法

1. 术语概述　保健功共有 18 节,包括静坐、耳功、叩齿、舌功、漱津、擦鼻、目功、擦面、项功、揉肩、夹脊功、搓腰、搓尾骨、擦丹田、揉膝、擦涌泉、织布式以及和带脉。此功法具有疏通经脉、调和营卫、畅通气血、舒利关节、健筋壮骨等作用,临床上应用于高血压、心脏疾患、慢性肝炎、慢性肾炎、腹胀、便秘、腰痛、痛经、闭经、子宫脱垂等疾病。

2. 术语规范过程　胡幼平主编的《中医康复学》提出：保健功都是以自我按摩和简单肢体运动为主的动功,是在传统导引功法基础上编制的一种防治疾病、健身益寿的锻炼方法,又称保健操。其他教材和辞书未对这一术语进行定义。

本研究为体现其在康复治疗中的特定作用,在标准草案中将术语名称规范为"保健功康复法",并将其定义为：又称保健操康复法,以自我按摩和简单肢体运动为主,在传统导引功法基础上编制的一种防治疾病、健身益寿的锻炼方法。开展专家意见征集后,未有专家对此术语的名称和定义提出修改建议。但为体现保健功康复法是动功康复法的下位概念,经专家组讨论后,将定义最后部分的"锻炼方法"修改为"动功康复法"。

3. 规范后的术语定义　又称保健操康复法,以自我按摩和简单肢体运动为主,在传统导引功法基础上编制的一种防治疾病、健身益寿的动功康复法。

(五十三) 五行掌康复法

1. **术语概述**　五行掌起源不详,估计有数百年历史,据说是五台山传下来的功法,其功法原理来源于中医学的五行学说。五行掌功法除起式和收式外,有5节正功,对应于五脏及其经络,也对应东南西北的不同方位和春夏秋冬的不同季节。第一节为推法。属木,对应于肝脏、东方和春季,功在疏肝理气、平肝潜阳。第二节为拓法。属火,对应于心脏、南方和夏季,功在清心泻火、养血安神。第三节为抎法。属土,对应于脾脏、南方和长夏,功在健脾和胃、消食导滞。第四节为捏法。属金,对应于肺脏、西方和秋季,功在宣畅肺气、降气除痰。第五节为摸法。属水,对应于肾脏、北方和冬季,功在温肾祛寒、益阴泻热。

2. **术语规范过程**　中华中医药学会团体标准《中医治未病术语》(T/CACM 1067—2018)将五行掌定义为:五台山上传下来的功法。其特点是"三调"并用,动静兼练,刚柔相济,虚实变换,松紧相辅。以呼为泻,以吸为补。包括预备活动和推、拓、抎、捏、摸5种功法。推法属木,与肝相应,默念"嘘"字。拓法属火,与心相应,默念"呵"字。抎法属土,与脾相应,默念"呼"字。捏法属金,与肺相应,默念"呬"字。摸法属水,与肾相应,默念"吹"字。胡幼平主编的《中医康复学》提出:五行掌是由五台山流传而来的养生祛病功法,其特点是三调并用、动静兼练、刚柔相济、虚实变换、松紧相辅、运动全面。其他教材和辞书未对这一术语进行定义。

本研究为体现其在康复治疗中的特定作用,在标准草案中将术语名称规范为"五行掌康复法",并将其定义为:五台山上传下来的功法,以三调并用、动静兼练、刚柔相济、虚实变换、松紧相辅为特点,具有养生祛病作用的功法。开展专家意见征集后,辽宁中医药大学的专家建议将"五台山上传下来的功法"修改为"源于五台山功法"。经专家组讨论后,采纳了该建议。同时,将定义最后部分的"功法"修改为"动功康复法",以体现五行掌康复法是动功康复法的下位概念。

3. **规范后的术语定义**　源于五台山功法,以三调并用、动静兼练、刚柔相济、虚实变换、松紧相辅为特点,具有养生祛病作用的动功康复法。

(五十四) 六字诀康复法

1. **术语概述**　六字诀的特点是以默念嘘、呵、呼、呬、吹、嘻六字字音进行呼吸练习,用于调整内脏功能和通经活络。运用六字诀时,应对患有不同证候的患者进行辨证施功。如对表现有胸胁胀满、阳气逆上、心烦易怒、小便癃闭、食欲不振者则用"嘘字功",以平肝气;对表现有心火上炎、咽喉肿痛、口舌生疮、心烦不安、口渴尿赤、心悸失眠者则用"呵字功",以去心火、滋心阴;对表现有四肢无力、浮肿、泄泻、呕吐腹胀、消化不良者则用"呼字功",以培脾胃;对表现有咳喘、尿频、气短、肩背痛、怕冷者则用"呬字功",以理肺气;对表现有腰膝酸软、脱发落齿、眼花、多梦、易惊、尿急、尿频、阳痿遗精、月经不调者则用"吹字功",以强肾固精等;"嘻字功"用于三焦不畅而引起的眩晕、耳鸣、喉痛、胸腹胀闷、小便不利等疾患。也可在全面练习六字诀的基础上,对有不同证候的患者再加练其相应的某一个字,这样既表现了整体调理原则,又体现了辨证论治的特点。

2. 术语规范过程　中华中医药学会团体标准《中医治未病术语》(T/CACM 1067—2018)将六字诀定义为:吐纳功法。通过呬、呵、呼、嘘、吹、嘻六个字的发音口型,唇齿喉舌的用力不同,以调节脏腑经络气血运行。胡幼平主编的《中医康复学》提出:六字诀自先秦流传至今已两千多年,六字诀养生法为吐纳法,它是通过六种不同的口型、发音,使唇、舌、齿、喉产生不同的形状和变化,从而造成胸腹腔内产生不同的内压力,影响不同的脏腑。其他教材和辞书未对这一术语进行定义。

本研究为体现其在康复治疗中的特定作用,在标准草案中将术语名称规范为"六字诀康复法",并将其定义为:通过呬、呵、呼、嘘、吹、嘻六个字的发音口型,唇齿喉舌的用力不同,以调节脏腑经络气血运行的吐纳功法。开展专家意见征集后,辽宁大学的专家建议将"通过呬、呵、呼、嘘、吹、嘻"修改为"通过'呬''呵''呼''嘘''吹''嘻'"。经专家组讨论,采纳了该建议。同时,为体现六字诀康复法是动功康复法的下位概念,经专家组讨论后,将定义最后部分的"吐纳功法"修改为"一种动功康复法",并附注:"六字诀康复法也是一种吐纳功法"。

3. 规范后的术语定义　通过"呬""呵""呼""嘘""吹""嘻"六个字的发音口型,唇齿喉舌的用力不同,以调节脏腑经络气血运行的一种动功康复法。

注:六字诀康复法也是一种吐纳功法。

(五十五) 娱乐保健功康复法

1. 术语概述　传统体育疗法通过形体、筋骨关节的运动,使周身经脉通畅、气血调和、筋骨强健。唐代名医孙思邈在《保生铭》中就提出"人若劳于形,百病不能成";清代教育家、思想家颜元指出:"养身莫善于习动。""一身动,则一身强;一家动,则一家强;一国动,则一国强;天下动,则天下强。"通过运动可以达到"畅其积郁,舒其筋骨,和其血脉,化其乖暴,缓其急躁"的作用。娱乐使人放松身心、释放压力、增加乐趣,让人们感受到生活的乐趣和美好,更加积极、开心地面对生活中的挑战,促进人们的身心健康,对心血管系统、呼吸系统和免疫系统功能有积极影响。娱乐保健功康复法集传统体育疗法和娱乐于一体,可以很好地促进伤、病、残者的康复。

2. 术语规范过程　刘昭纯主编的《中医康复学》和赵永康主编的《中医康复学》均提出:娱乐保健功是一类将传统体育疗法与娱乐的因素结合起来,使康复的过程充满趣味,寓锻炼于玩耍中,充分调动功能障碍者的积极性和主动性,以实现功能康复的功法。其他教材和辞书未对这一术语进行定义。

本研究为体现其在康复治疗中的特定作用,在标准草案中将术语名称规范为"娱乐保健功康复法",并完全选用了这一定义。开展专家意见征集后,未有专家对此术语的名称和定义提出修改建议。但为体现娱乐保健功康复法是传统运动康复疗法的下位概念,经专家组讨论后,将定义最后部分的"功法"修改为"一种传统运动康复疗法"。

3. 规范后的术语定义 将传统体育疗法与娱乐的因素结合起来,使康复的过程充满趣味,寓锻炼于玩耍中,充分调动功能障碍者的积极性和主动性,以实现功能康复的一种传统运动康复疗法。

(五十六) 环境康复疗法

1. 术语概述 人与自然环境之间既存在着相互联系和相互促进的一面,又存在着相互制约和相互克制的一面。被污染的有害环境是导致疾病的主要因素之一,但同时自然环境是为人类的子孙万代造福的。实践证明,许多疾病通过自然或人为制造的环境进行康复和治疗,可收到许多药物无法比拟的治疗效果。环境康复疗法包括日光疗法、矿泉浴疗法、森林疗法、空气疗法、泥土疗法、热沙疗法、香花疗法、海水浴疗法、洞穴浴疗法等。

2. 术语规范过程 刘昭纯主编的《中医康复学》和赵永康主编的《中医康复学》均将环境疗法定义为:指利用自然环境所提供的条件,如日光、泉水、空气、森林等大自然资源的某些治疗作用,来促进人体身心疾病康复的方法。胡幼平主编的《中医康复学》提出:自然康复法是利用自然界具有康复或治疗作用的天然物理、化学因素影响机体,促进疾病的痊愈和身心健康的一种方法。其他教材和辞书未对这一术语进行定义。

本研究为体现其在康复治疗中的特定作用,在标准草案中将术语名称规范为"环境康复疗法",并将其定义为:利用自然环境所提供的条件,如日光、泉水、空气、森林等大自然资源的某些治疗作用,来促进人体身心疾病康复的方法。开展专家意见征集后,未有专家对此术语的名称和定义提出修改建议。但经专家组讨论后,将定义最后部分的"方法"修改为"疗法",以规范定义用词。

3. 规范后的术语定义 利用自然环境所提供的条件,如日光、泉水、空气、森林等大自然资源的某些治疗作用,来促进人体身心疾病康复的疗法。

(五十七) 日光康复法

1. 术语概述 现代研究表明,太阳光谱中的各种光线作用于机体会产生不同的治疗作用,如紫外线具有杀菌、加速伤口与溃疡面的愈合、刺激血液再生、增强机体免疫力等作用;红外线具有温热效应,能促进血液循环和新陈代谢。日光康复法主要分背光浴、面光浴和全身日光浴,适用于阳虚体弱,寒湿为患所引起的痹证、腰痛、痿证和健忘失眠、小儿佝偻,以及疾病恢复期等。

日光康复法应选择阳光充足、空气清新、污染少的地点,如海滨湖畔、江河岸边、山区林间等。在春、秋两季,以上午 8～10 时、下午 2～4 时为宜;夏季日照时间较春、秋两季时间适当缩短,以上午 8～10 时较合适;冬季以中午 11～13 时为宜。在日照过程中,应喝水以补充水分。空腹和进食后不宜立即进行日光浴。因长时间日光照射对皮肤有害,故日光浴的时间不宜过长。如在进行日光浴过程中出现头晕、头痛、恶心、心悸、食欲减退、体力下降、皮肤脱屑等不良反应,应暂停。

2. 术语规范过程　中华中医药学会团体标准《中医治未病术语》(T/CACM 1067—2018)将日光浴定义为:通过晒太阳,利用日光来健身防病的一种养生方法。刘昭纯主编的《中医康复学》和赵永康主编的《中医康复学》均将日光疗法定义为:利用日光的生物效应原理,促进疾病康复的方法。胡幼平主编的《中医康复学》提出:日光疗法是利用天然的日光照射身体来治疗疾病的一种方法。

本研究为体现其在康复治疗中的特定作用,在标准草案中将术语名称规范为"日光康复法",并将其定义为:利用天然的日光照射身体,以促进疾病康复的方法。开展专家意见征集后,未有专家对此术语的名称和定义提出修改建议。但为体现日光康复法是环境康复疗法的下位概念,经专家组讨论后,将定义最后部分的"方法"修改为"一种环境康复疗法"。

3. 规范后的术语定义　利用天然的日光照射身体,以促进疾病康复的一种环境康复疗法。

(五十八) 矿泉浴康复法

1. 术语概述　矿泉水有冷、热两种,冷泉常属饮用,热泉多入浴,由于沐浴的矿泉水多有一定的温度,故矿泉浴又称温泉浴,古书中称温泉为汤泉、沸泉。我国古代关于矿泉浴健身防病的文献记载很多,对矿泉的分类也做过很多探索。李时珍在《本草纲目》中对我国 600 多处矿泉做了记载和分类,记述其不同作用,他将当时的矿泉分为硫黄泉、朱砂泉、雄黄泉、矾石泉、砒石泉等。矿泉不同于井水和一般泉水,它是一种由地壳深层自然流出或钻孔涌出地表、含有一定量矿物质的地下水。与普通地下水相比,具有温度较高,含有较高浓度的化学成分和一定的气体等特点。

由于各种矿泉的化学成分及含量有所不同,在适宜范围上也有区别。① 淡泉浴:其中温泉浴适用于神经、心血管、内分泌等多系统的疾患,微温泉浴对中风后遗症之瘫痪有显著疗效,而热泉浴多用于运动器官、神经系统疾患。② 碳酸泉浴:最常用于皮肤病的康复治疗,如慢性湿疹、银屑病等。还可用于早期高血压、周围血管循环障碍等疾病。③ 硫化氢泉浴:适用于疥癣、痤疮等多种皮肤病,以及多种慢性关节病变。④ 氮泉浴:适用于早期高血压、早期动脉硬化、轻度心脏瓣膜病、心肌炎恢复期等。

2. 术语规范过程　中华中医药学会团体标准《中医治未病术语》(T/CACM 1067—2018)将矿泉浴定义为:应用一定温度、压力和不同成分的矿泉水沐浴。刘昭纯主编的《中医康复学》和赵永康主编的《中医康复学》均将矿泉浴定义为:外浴含有一定量的矿物质而具有医疗作用的地下水,以促进人体疾病康复的方法。胡幼平主编的《中医康复学》提出:矿泉疗法系指应用一定温度、压力和不同成分的矿泉水,促进人体疾病痊愈和身心康复的方法。

本研究为体现其在康复治疗中的特定作用,在标准草案中将术语名称规范为"矿泉浴康复法",并将其定义为:外浴含有一定量的矿物质而具有医疗作用的地下水,以促进人体疾病康复的方法。开展专家意见征集后,辽宁中医药大学的专家建议将"外浴含有"修改为"运用含有"。经专家组讨论后,未采纳该建议,但将定义最后部分的"方法"修改为"一种环境康复疗法",以体现矿泉浴康复法是环境康复疗法的下位概念。

3. 规范后的术语定义　外浴含有一定量的矿物质而具有医疗作用的地下水,以促进人体疾病康复的一种环境康复疗法。

(五十九) 森林康复法

1. 术语概述　森林的绿色环境、林中的鸟语和潺潺的流水能陶冶情操,使人心旷神怡,消除人体疲劳。而新鲜、湿润的空气使人头脑清醒,对于增强体质、促进康复有很大好处。明代龚廷贤就有"山林逸兴,可以延年"的描述。森林康复法适用于瘥后诸证、慢性宿疾,如咳喘、胸痹、消渴、心痛、眩晕等,尤以肺痨最宜。亦用于精神情志疾患等。

进行森林康复法最理想的时间是 5—10 月的夏、秋季节。在这个时间段,太阳辐射强,树木的光合作用好,且森林中的气温、温度适宜。每日的行浴时间,以阳光灿烂的白天最为理想,一般以上午 10 时为宜。行浴时,要求穿宽松衣服,先在林中散步 10 min 左右,做深长舒缓的呼吸运动以增加肺活量。然后在机体适应的情况下,逐渐脱去外衣,最大的裸露面积是穿短衣、短裤,但不宜全裸。行浴方式,既可采用卧于床榻或躺椅上的静式森林浴,也可采用做一般体育活动式森林浴。

2. 术语规范过程　中华中医药学会团体标准《中医治未病术语》(T/CACM 1067—2018)将森林浴定义为:在树林中裸露肢体,或减少衣服,配合适当运动,利用森林中的良好环境条件、气候因素、净化空气、树木释放出的氧气及分泌出的多种芳香物质以强身健体的养生方法。刘昭纯主编的《中医康复学》将森林疗法定义为:是利用森林环境的影响,促进人体康复的方法。胡幼平主编的《中医康复学》提出:森林浴是指在森林公园、森林疗养地或人造森林中较多地裸露身体,尽情地呼吸,利用森林中洁净的空气和特有的芳香物质,以增进健康和防治疾病的一种方法。

本研究为体现其在康复治疗中的特定作用,在标准草案中将术语名称规范为"森林康复法",并将其定义为:利用森林环境的影响,促进人体康复的方法。开展专家意见征集后,辽宁中医药大学的专家建议将"利用森林环境的影响"修改为"利用森林特定温度、湿度、负氧离子等环境的影响"。经专家组讨论后,未采纳该建议,但将定义最后部分的"方法"修改为"一种环境康复疗法",以体现森林康复法是环境康复疗法的下位概念。

3. 规范后的术语定义　利用森林环境的影响,促进人体康复的一种环境康复疗法。

(六十) 空气康复法

1. **术语概述**　人通过呼吸,吐故纳新。人体只有经受大自然中风寒的刺激,才能锻炼体魄、有益摄生。如果长居室内,不接触新鲜空气,就会使人体弱多病。人体和室外空气接触后,随着氧气对身体的作用和冷空气的刺激,可使肺活量增加,改善肺泡通气,提高肺泡中氧气张力,从而使血液中的氧气增加。明代龚廷贤的《寿世保元》说:"呼出脏腑之毒,吸来天地之精。"常在空气中沐浴锻炼,使肌肤固密,耐风寒,不易生病。现代研究表明,露天的自然氧气密度较室内高出 10%～15%,故多在室外呼吸新鲜空气,对加强身体各部分的功能,尤其是提高心肺的容量,非常有益。空气康复法利于多数慢性病的康复,如高血压、慢性阻塞性肺疾病等。尤其适用于肺卫表虚,易感外邪,对气候变化适应力差者。

空气疗法包括呼吸法和空气外浴法两种。呼吸法是通过呼吸道呼出"浊气",吸入"清气",以养五脏而补肺气;空气外浴法是让天然空气尽量接触皮肤。进行空气浴时最好在清晨、空气新鲜的地方,尽量少穿衣服,体强者只穿单衣、短裤进行,也可同时配合做深呼吸、扩胸运动或慢跑、散步、太极拳、体操等活动。每次时间可从 10 min 开始逐渐增加到 1～2 h,要根据体质和气温而定。在天气寒冷或有大风时,可在室内或暂时停止。冬季沐浴时间宜短,以不出现寒战为度,浴后要用毛巾擦身和按摩皮肤至发热。

2. **术语规范过程**　中华中医药学会团体标准《中医治未病术语》(T/CACM 1067—2018)将空气浴定义为:裸体或部分裸体以使身体直接接触空气,利用空气的物理特性和化学成分,以健身防病的一种养生保健方法。刘昭纯主编的《中医康复学》将空气疗法定义为:充分利用自然界新鲜空气,促进身心疾病康复的方法。胡幼平主编的《中医康复学》提出:空气疗法是接触沐浴自然界中的新鲜空气,以达到摄生防病目的的一种康复方法。

本研究为体现其在康复治疗中的特定作用,在标准草案中将术语名称规范为"空气康复法",并将其定义为:充分利用自然界新鲜空气,促进身心疾病康复的方法。开展专家意见征集后,未有专家对此术语的名称和定义提出修改建议。经专家组讨论后,将定义最后部分的"方法"修改为"一种环境康复疗法",以体现空气康复法是环境康复疗法的下位概念。

3. **规范后的术语定义**　充分利用自然界新鲜空气,促进身心疾病康复的一种环境康复疗法。

(六十一) 泥土康复法

1. **术语概述**　具有治疗和保健价值的泥类有淤泥、腐殖泥、煤泥、黏土泥、矿泉泥、火山泥等,最常用的是淤泥和矿泉泥。各种泥土的气味、功效和使用方法的不同,对疾病的康复治疗效果也不同。张从正的《儒门事亲》中就有用泥饼加艾灸治疗冻疮、损伤的记载。泥土康复法使泥类在温热、化学、机械刺激的综合作用下,能促进人体的血液循环,增强新陈代谢功能,调节神经系统的兴奋性和抑制过程,并具有良好的消炎、消肿、镇静、止痛和提高免疫功能等作用,适用于痹证和颈椎病、骨折、腰痛、骨质疏松症等。

泥土康复法包括热敷法、热灸法和热浴法。热敷法是以水和黄土为泥饼加温,先在治疗部位涂一层适温泥土保护,然后将加热泥土敷于上面,外用敷料保温。待泥土无温热感时,将之除去,用温水洗净,每日1次,15次为1个疗程。热灸法是将黄土、水调和做成厚薄适宜的泥饼,上穿数个小孔,放于治疗部位,上置艾炷灸之。常用于冻疮、局部寒湿痹痛等。热浴法是以黄土煮水行泥浴,泥温控制在34~37℃,浸泡身体病变部位。待泥土无温热感时,将之除去,用温水洗净,每日1次,15次为1个疗程。

2. 术语规范过程　中华中医药学会团体标准《中医治未病术语》(T/CACM 1067—2018)将泥浴定义为:用泥、湖泥等泥类物质敷于体表,或在特制的泥浆里浸泡,以求达到健身祛病目的的养生方法。刘昭纯主编的《中医康复学》将泥土疗法定义为:泥土疗法是利用海泥、湖泥、矿泥等天然泥类物质敷于躯体,以达到康复医疗目的的方法。胡幼平主编的《中医康复学》提出:泥浴法是指将含有矿物质、有机物、微量元素等的泥类,经过加温后,敷于身体,或在泥浆里浸泡,以达到健身祛病的养生保健法,属于一种温热疗法。

本研究为体现其在康复治疗中的特定作用,在标准草案中将术语名称规范为"泥土康复法",并将其定义为:利用海泥、湖泥、矿泥等天然泥类物质敷于体表,或在特制的泥浆里浸泡,以达到康复医疗目的的方法。开展专家意见征集后,未有专家对此术语的名称和定义提出修改建议。但经专家组讨论后,将定义最后部分的"方法"修改为"一种环境康复疗法",以体现泥土康复法是环境康复疗法的下位概念。

3. 规范后的术语定义　利用海泥、湖泥、矿泥等天然泥类物质敷于体表,或在特制的泥浆里浸泡,以达到康复医疗目的一种环境康复疗法。

(六十二) 热沙康复法

1. 术语概述　热沙外用,对人体产生温热和机械刺激,具有热疗和局部按摩的作用。《本草纲目》在论及热沙疗法时指出:"风湿顽痹不仁,筋骨挛缩,冷风瘫痪,血脉断绝。六月取河沙,烈日暴令极热,伏坐其中,冷即易之。"因为热砂疗法方便经济,简单易行,且疗效较好,故一直为民间所乐用。热沙康复法通过温热和机械的综合作用,能增强机体的代谢过程,促进排汗,同时也使血液循环和呼吸功能加强,促进骨组织的生长。适用于风寒湿痹和颈椎病、骨折、腰痛、肩周炎等。

热沙康复法可选用全身疗法、局部疗法。全身疗法是患者躺在热沙上,用旁边的热沙覆盖除头面、颈部、胸部以外的全身各部,其厚度一般是5~10 cm。治疗时间以10~20 min为宜,可隔日1次。局部疗法一般是患者坐于热沙上,然后用热沙覆盖腰以下部位。也可将热沙装入布袋,放于身体患处。

2. 术语规范过程　中华中医药学会团体标准《中医治未病术语》(T/CACM 1067—2018)

将沙浴定义为：将全身或身体局部埋入沙中如同洗浴,利用其冷热和机械按摩等作用,以达到养生保健,或病后康复的一种方法。刘昭纯主编的《中医康复学》将热沙疗法定义为:利用天然热沙外用以促进人体某些疾病康复的方法。胡幼平主编的《中医康复学》提出:沙浴疗法是将身体的局部或大部浸埋在热沙之中,利用热沙的温度和机械作用来治疗疾病的一种方法,海滨和江河流域有沙地区均可使用本法。

本研究为体现其在康复治疗中的特定作用,在标准草案中将术语名称规范为"热沙康复法",并将其定义为:利用天然热沙外用以促进人体某些疾病康复的方法。开展专家意见征集后,未有专家对此术语的名称和定义提出修改建议。但经专家组讨论后,将定义最后部分的"方法"修改为"一种环境康复疗法",以体现热沙康复法是环境康复疗法的下位概念。

3. 规范后的术语定义　利用天然热沙外用以促进人体某些疾病康复的一种环境康复疗法。

(六十三) 香花康复法

1. 术语概述　香花是通过其色、气、形等方面影响人的情绪而起到调节心理活动和生理活动平衡的作用。例如,艳丽的牡丹花,使人兴奋、欢快;素雅的兰花、茉莉花,使人沉静、安宁;傲雪斗霜的梅花,激发人坚强勇敢之志。吴师机在《理瀹骈文》中说:"七情之为病,看花解闷。"现代研究表明,某些花卉具有吸收二氧化碳、有毒气体,并释放氧气的作用,对净化空气、减少疾病发作、促进康复都有益处。

香花康复法根据香花产生的不同作用,可用于多种病证。具有解郁作用的鲜花,多用于情志抑郁、忧愁寡欢者;具有宁神定志的鲜花,多用于情绪急躁者;有散寒作用的鲜花,多用于虚寒者;有清热作用的鲜花,多用于瘥后余热未尽者。可在室内摆设数盆鲜花,或指定患者去香花园,在园中观赏、散步、下棋、读书等。还可与其他康复方法结合使用。常用的香花处方有:由牡丹花、芍药花、桃花、梅花、栀子花、桂花、凌霄花等组成的解郁方;由兰花、茉莉花、百合花、莲花、丁香花、山茶花、菊花、水仙花等组成的宁神方;由丁香花、茉莉花、梅花等组成的祛寒方;由荷花、兰花、紫薇花、木槿花等组成的清热方。

2. 术语规范过程　刘昭纯主编的《中医康复学》将香花疗法定义为:香花疗法是利用鲜花的颜色、形态和自然香气,及其对环境的美化、净化作用,促进人体身心疾病康复的方法。胡幼平主编的《中医康复学》提出:芳香疗法是患者通过闻馨香和具有养心安神、疏肝理气、芳香开窍等保健与康复作用的香气,从而促进康复的疗法。

本研究为体现其在康复治疗中的特定作用,在标准草案中将术语名称规范为"香花康复法",并将其定义为:利用鲜花的颜色、形态和自然香气,及其对环境的美化、净化作用,促进人体身心疾病康复的方法。开展专家意见征集后,未有专家对此术语的名称和定义提出修改建议。但经专家组讨论后,将定义最后部分的"方法"修改为"一种环境康复疗法",以体现香花康复法是环境康复疗法的下位概念。

3. 规范后的术语定义　利用鲜花的颜色、形态和自然香气,及其对环境的美化、净化作用,促进人体身心疾病康复的一种环境康复疗法。

(六十四) 海水浴康复法

1. 术语概述　海水的温度和它对机体的静水压力、浮力和海浪的冲击作用,都能直接影响人体的产热和散热过程,激发酶促反应,促进物质代谢和能量交换,提高人体对环境温度变化的适应能力,并能显著地引起循环、呼吸、神经、骨骼、肌肉、内分泌代谢及血液成分的变化。海水中富含大量无机盐类及多种微量元素,如氯化钠、氯化钙、硫酸镁、碳酸钙、碳酸镁等。这些化学成分对人体能够发生多方面的作用和影响。

海水浴康复法包括全身浸浴法、半身浸浴法和浅水坐浴法。① 全身浸浴法：适用于健康人及无禁忌证的人员。② 半身浸浴法：将人体腰部以下或膝关节以下浸泡在海水里,适用于体弱者沐浴。③ 浅水坐浴法：坐在海边浅水,用海水冲洗,按摩身体各部,适用于老年人及体弱者。经常进行海水浴可增强体质、锻炼身体,海水浴康复法对神经衰弱、慢性气管炎、早期高血压、慢性关节炎、腰腿痛、术后恢复及营养性肥胖症、胃肠功能障碍等疾病均有一定的治疗作用。

2. 术语规范过程　胡幼平主编的《中医康复学》提出：海水浴是利用海水的温度、化学成分,对人体产生特殊的影响,促进疾病痊愈和身心康复,从而达到养生长寿的目的。其他教材和辞书未对这一术语进行定义。

本研究为体现其在康复治疗中的特定作用,在标准草案中将术语名称规范为"海水浴康复法",并将其定义为：利用海水的温度、化学成分,对人体产生特殊的影响,促进疾病痊愈和身心康复的方法。开展专家意见征集后,北部战区总医院的专家建议将"促进疾病痊愈"修改为"促进疾病转归"。经专家组讨论后,删除了"疾病痊愈"。同时,将定义最后部分的"方法"修改为"一种环境康复疗法",以体现海水浴康复法是环境康复疗法的下位概念。

3. 规范后的术语定义　利用海水的温度、化学成分,对人体产生特殊的影响,促进身心康复的一种环境康复疗法。

(六十五) 洞穴浴康复法

1. 术语概述　由于天然岩洞有特殊的环境,洞中不仅景色宜人,而且冬暖夏凉,幽雅安静,空气清新,有毒微生物极少,有的岩洞空气中还含有人体必需的微量元素,居住其中,能使人心情舒畅,耳目聪明,精神振奋,思维敏捷,易消除疲劳,改善睡眠,增加食欲,降低血压,增强机体的免疫功能,防止疾病的发生。李时珍《本草纲目·木部》中有"医置山穴中"用治"病癫"的记载,即选用岩洞为麻风病患者的隔离治疗场所。

洞穴浴康复法可分为病房式和游洞式。病房式于洞口或干燥的通风较好的洞内设置病床,并配备专门的医护人员,指导神志病证一类患者进行综合疗养,每日定时到洞外活动。游洞式是昼住岩洞,夜则出洞入房安睡,洞中可设置简易床位,供患者暂时休养。洞穴浴康复法有利于正气虚弱的患者,宜用于哮喘、慢性支气管炎、皮肤和关节病、失眠、头痛、眩晕等患者的康复治疗。

2. 术语规范过程　胡幼平主编的《中医康复学》提出:洞穴浴是利用天然岩洞、人工洞穴的特殊环境来影响人体,摄生治病的方法。其他教材和辞书未对这一术语进行定义。

本研究为体现其在康复治疗中的特定作用,在标准草案中将术语名称规范为"洞穴浴康复法",并将其定义为:利用天然岩洞、人工洞穴的特殊环境来影响人体,摄生治病的方法。开展专家意见征集后,未有专家对此术语的名称和定义提出修改建议。但经专家组讨论后,将定义最后部分的"方法"修改为"一种环境康复疗法",以体现洞穴浴康复法是环境康复疗法的下位概念。

3. 规范后的术语定义　利用天然岩洞、人工洞穴的特殊环境来影响人体,摄生治病的一种环境康复疗法。

(六十六) 传统物理康复疗法

1. 术语概述　传统物理康复疗法主要包括热疗、冷疗、色彩疗法、蜡疗和磁疗等。

2. 术语规范过程　胡幼平主编的《中医康复学》将传统物理康复法定义为:利用天然物经加工产生的物理因素,作用于人体的形神,达到协调经络、气血和脏腑的功能活动,促进疾病痊愈、身心全面康复的目的。其他教材和辞书未对这一术语进行定义。

本研究为体现其在康复治疗中的特定作用,在标准草案中将术语名称规范为"传统物理康复疗法",并完全选用了这一定义。开展专家意见征集后,未有专家对此术语的名称和定义提出修改建议。但经专家组讨论后,将定义最后部分的"目的"修改为"疗法",以规范定义用词。

3. 规范后的术语定义　利用天然物经加工产生的物理因素,作用于人体的形神,达到协调经络、气血和脏腑的功能活动,促进疾病痊愈、身心全面康复的疗法。

(六十七) 热疗康复法

1. 术语概述　热疗康复法是根据《黄帝内经》"寒者热之""热因热用"的治疗原则而创立的。其对人体有助阳通阴,温通经络,使气血"得热则行"的作用。正如《素问·调经论》说:"血气者,喜温而恶寒,寒则泣而不能流,温则消而去之。"因为寒为阴邪,其性凝滞,热疗能使气血运行,经络疏通,从而调和阴阳,使慢性痼疾渐次康复,热疗目的即在恢复人体阳气。此外,热疗亦具有"热因热用"从治法原理,从治其本,以求其属。老弱痼残者得热则瘀祛痰散,气血流畅,经络脏腑功能协调,则虚热自消。

热疗康复法主要包括热浴法、热熨法、热敷法、热熏法和热饮法。① 热浴法:是以具有一定温度的水、药剂或某些特定的物质为介质,以沐浴的方式防治疾病的一种自然保健方法。适用于风寒湿痹慢性痼疾的治疗和康复。② 热熨法:是将热物在患者一定穴位或患部慢慢地来回移动滚熨的方法。适用于慢性虚寒型腹痛、腹泻、胃痛、痿证、偏瘫、腰痛及咳嗽、哮喘、跌仆损伤等。③ 热敷法:是指将热物固定不移敷于患部或穴位处的方法。适用于跌打损伤或慢性虚寒腹痛、腹泻及痿证、痹证、偏瘫、寒湿身痛、腰骨痛等。④ 热熏法:是取具有舒筋活血、祛风除湿的中草药煎汤置于特制的药煲内,上留一小孔,将患处特定穴位置于其上熏蒸的方法。适用于半身不遂、痹证、痿证等。⑤ 热饮法:是患者直接饮用热汤或热食的方法。适用于素体阳虚而患有各种慢性病者。

2. 术语规范过程　刘昭纯主编的《中医康复学》和赵永康主编的《中医康复学》均将热疗定义为:利用温热作用,在人体一定部位进行浴、洗、熨、敷等而达到康复治疗目的的一种方法。胡幼平主编的《中医康复学》提出:热疗法是利用温热或火烤的物理作用,作用于机体,以促进身体康复的一种理疗方法。

本研究为体现其在康复治疗中的特定作用,在标准草案中将术语名称规范为"热疗康复法",并将其定义为:利用温热作用,在人体一定部位进行浴、洗、熨、敷等而达到康复治目的的一种方法。开展专家意见征集后,未有专家对此术语的名称和定义提出修改建议。但经专家组讨论后,将定义最后部分的"一种方法"修改为"一种传统物理康复疗法",以体现热疗康复法是传统物理康复疗法的下位概念。

3. 规范后的术语定义　利用温热作用,在人体一定部位进行浴、洗、熨、敷等而达到康复治疗目的一种传统物理康复疗法。

(六十八) 冷疗康复法

1. 术语概述　冷疗康复法是根据《黄帝内经》"热者寒之""寒因寒用"的治疗原则而创立的。"热者寒之",寒凉具有清热镇静、疏通经络、流通气血、调节脏腑之功。《万病回春·癫狂》载:"一妇人发狂,弃衣而走,逾屋上垣,不识亲疏,狂言乱语,人拿不住,诸医措手。余令家人将凉水乱泼,不计其数。"说明凉水的物理刺激,具有清热泻火、安神镇静的作用。"寒因寒用"的从治法,其机制仍在于疏通经络,调畅气血。《华佗临症秘传·华佗治寒热要诀》认为:"冷浴有反激之力,初极冷,继极热,足以清毛管,除废料,有经络肌肤为寒温所困,不能发汗者,冷浴最效。"说明采用冷疗法确有流通气血、调和经络脏腑之功。

冷疗康复法分为内用和外用两种。内用包括冷饮、冷食;外用包括冷浴、冷熨、冷敷和冷居法等。冷饮法是以新汲井水、腊雪冬霜及夏冰所化之水内服,主要适用于痰热狂证、痫证、热痹关节疼痛、消渴、外感热病瘥后余热未尽者,或热淋、痔漏、急性病瘥后津亏者。冷食法主要采用可食用的冷物,或家用冰箱自制的冰冷之物内服。适用于慢性病患者、内有郁热喜食冷物者。冷浴法是置患者于专门治疗的水池中进行全身冷浴和局部冷浴的方法。适用于狂证、痫证、情志或其他精神疾患,以及虚损郁热、阳亢眩晕、肌肉筋骨疼痛、烧伤等证。冷熨法是选用寒冷的石块、金属块外熨头、胸、脐、腹等部位,温即易之。适用于痹证、冻结肩、头痛、筋骨疼痛、郁热内伏心烦、局部热痛等证。冷敷法是将毛巾或布浸于20℃以下的冷水中浸透,然后拧干交替敷于头、胸、脐、腹等部位,或用冰块、冰袋外敷于关节灼痛部位,温即易之。适用于热痹、鹤膝风和康复对象为急性病变期间所产生的热性病证等。冷居法为将患者置于阴凉通风处或用冰置于室内,或采用空调降低室内温度。适用于康复对象病变期间出现的高热证、心中烦热等证。

2. 术语规范过程　刘昭纯主编的《中医康复学》和赵永康主编的《中医康复学》均将冷疗定义为:冷疗是指利用冰雪等物外用,以达到康复治疗目的的一种方法。胡幼平主编的《中医康复学》提出:冷疗法是利用冰雪、水、石等寒冷之物的凉性特点,刺激机体,通过内服、外用以促进疾病康复的治疗方法。

本研究为体现其在康复治疗中的特定作用,在标准草案中将术语名称规范为"冷疗康复法",并将其定义为:利用冰雪、水、石等寒冷之物外用,以促进疾病康复的治疗方法。开展专家意见征集后,北部战区总医院的专家建议将"利用冰雪、水、石等寒冷之物外用"修改为"外用冰雪、水、石等寒冷之物"。经专家组讨论后,未采用该意见。同时,将定义最后部分的"治疗方法"修改为"一种传统物理康复疗法",以体现冷疗康复法是传统物理康复疗法的下位概念。

3. 规范后的术语定义　利用冰雪、水、石等寒冷之物外用,以促进疾病康复的一种传统物理康复疗法。

(六十九) 色彩康复法

1. 术语概述　中医学认为,各种色彩对人体脏腑功能均有影响,《素问·金匮真言论》曰:"东方青色,入通于肝……南方赤色,入通于心……中央黄色,入通于脾……西方白色,入通于肺……北方黑色,入通于肾。"多年来,五色配五脏理论一直卓有成效地指导着临床实践。色彩对人的神情影响,一方面是色彩本身直接作用于视觉器官,经过神经、内分泌系统影响身心功能;另一方面则是通过定型性联想来影响人体的心理、生理功能,如太阳、炉火为红色,让人感到温暖;月光呈银白色,使人感到清冷、静谧;森林为绿色,海洋为蓝色,让人觉得心胸宽广,心情舒畅等。

色彩疗法使用简单,对某些疾病疗效较好,临床反应较好。常用的色彩处方及其适应证如下。① 暖色方:有红色、橙色、黄色等,具有温暖、兴奋、驱寒等作用。适用于神情淡漠、少言寡语等郁证、癫证、嗜睡、痴呆等。② 冷色方:有青色、紫色、蓝色、绿色,有清热、镇静、抑制的作用。适用于惊恐失眠、烦躁易怒及狂证等。③ 喜色方:有红色、粉红色,使人喜悦。适用于悲伤忧虑、情绪低落等。④ 悲色方:有黑色或白色,有制止过喜的作用。适用于过喜不休、狂证等。⑤ 思色方:有黄色、浅蓝色、淡绿色,有利于思维的作用。适用于惊恐、思想不集中等。

2. 术语规范过程　刘昭纯主编的《中医康复学》和赵永康主编的《中医康复学》均将色彩疗法定义为：五色配五脏情志理论的具体应用，是根据中医五色配五脏情志的理论，让患者目睹各种相应颜色，从而产生影响以促进身心康复的方法。胡幼平主编的《中医康复学》提出：色彩疗法是根据中医五色配五脏理论，让患者目睹各种相应颜色，从而发挥治愈疾病、康复身心作用的疗法，简称为色疗。唐强、王玲姝主编的《中医康复辨证思路与方法》将色彩疗法定义为：根据中医五色配五脏情志的理论，让患者目睹各种相应颜色，从而产生影响以促进身心康复的方法。

本研究为体现其在康复治疗中的特定作用，在标准草案中将术语名称规范为"色彩康复法"，并将其定义为：根据中医五色配五脏情志的理论，让患者目睹各种相应颜色，从而产生影响以促进身心康复的方法。开展专家意见征集后，辽宁大学的专家建议将"患者"修改为"伤、病、残者"。经专家组讨论后，采用了该意见。同时，将定义最后部分的"方法"修改为"一种传统物理康复疗法"，以体现色彩康复法是传统物理康复疗法的下位概念。

3. 规范后的术语定义　根据中医五色配五脏情志的理论，让伤、病、残者目睹各种相应颜色，从而产生影响以促进身心康复的一种传统物理康复疗法。

（七十）蜡疗康复法

1. 术语概述　石蜡是高分子的碳氢化合物，具有热容量大、导热性小的特点，主要通过温热效应和机械压迫效应实现治疗目的。前者可使局部血管扩张，促进血液循环，有利于消炎、消肿，并有明显的止痛作用。后者因石蜡与皮肤接触，使热的传导深入而持久。《本草纲目·虫部》称其具有"生肌止血定痛、补虚续筋接骨"之效，因其质地滑腻，又可消除瘢痕，润肤美容。

蜡疗康复法主要包括溶贴法、溶裹法、冷贴法和灌注法。溶贴法是将蜡熔化后贴于患处的方法。适用于头身部位或脘腹长期疼痛患者，以及损伤、瘢痕、手术后遗症。溶裹法是将蜡化摊于纱布上，随患部大小，趁热缠裹，冷即易之。适用于四肢部位疼痛，如风湿痹证、痿证、损伤后遗症和关节强直、活动受限以及运动损伤的急性期康复治疗，冻疮亦可用。冷贴法是将蜡熔化放冷，摊于纱布上，贴于患处系定。适用于烫火伤、金疮瘢痕等的康复。灌注法是将所患部位以湿面固定，捻钱厚一饼盖之，上着艾火令其熔化，待艾烬去之。适用于慢性疮疡，久不敛口和犬咬蛇伤等。

2. 术语规范过程　胡幼平主编的《中医康复学》提出：蜡疗是指以加温后的液体石蜡作为导热体，敷盖于疼痛部位以促进形体康复的一种治疗方法。其他教材和辞书未对这一术语进行定义。

本研究为体现其在康复治疗中的特定作用，在标准草案中将术语名称规范为"蜡疗康复法"，并完全选用了这一定义。开展专家意见征集后，北部战区总医院的专家建议将"敷盖于疼痛部位以促进形体康复"修改为"敷盖于体表一定部位以促进形体康复"。经专家组讨论后，采用了该意见。同时,将定义最后部分的"一种治疗方法"修改为"一种传统物理康复疗法",以体现蜡疗康复法是传统物理康复疗法的下位概念。

3. 规范后的术语定义　以加温后的液体石蜡作为导热体,敷盖于体表一定部位以促进形体康复的一种传统物理康复疗法。

(七十一) 磁疗康复法

1. 术语概述　传统的磁疗法,分内服和外敷。内服常采用"磁化水",如《本草本汇精要·卷之三》谓"磁化水"能"养肾脏,强骨气,益精、除烦……小儿惊痫,炼水饮之";外用多采用贴敷、口含等方法,如《本草纲目·石部》治耳聋有"用慈石一小粒,放入病耳内……病耳渐愈"。天然磁石可入肝、心、肾三经,具有平肝潜阳、镇静安神、聪耳明目、纳气平喘等功效。由天然磁石产生的磁场作用于人体生物磁场,可以调节人体经络的功能活动,促进脏腑的阴阳平衡,达到身心康复的目的。

根据临床实践,目前常用的磁疗康复法主要有恒磁穴位贴敷法、磁水法和内外结合法。恒磁穴位贴敷法是指将永磁体贴敷在人体体表穴位处治疗疾病的一种方法,又分直接贴敷法、间接贴敷法两种,适用于哮喘、头痛、眩晕、癫痫及肾虚耳聋、瘫痪、痿证、痹证、郁证、脏躁、慢性眼病等。磁水法又称磁水疗法,是通过内服磁处理水达到治疗疾病的方法,适用于癃闭、漏下、慢性腹泻等。内外结合法又称为内外结合磁疗法,是内服磁化水,外用磁石塞耳中以治疗疾病的方法,适用于耳鸣、耳聋、目昏、目盲等。

2. 术语规范过程　胡幼平主编的《中医康复学》提出:磁疗法是应用磁石所产生的磁场作用于人体的穴位、官窍或患部,以促进身心健康、治疗疾病的一种物理疗法。其他教材和辞书未对这一术语进行定义。

本研究为体现其在康复治疗中的特定作用,在标准草案中将术语名称规范为"磁疗康复法",并完全选用了这一定义。开展专家意见征集后,未有专家对此术语的名称和定义提出修改建议。但经专家组讨论后,将定义最后部分的"一种物理方法"修改为"一种传统物理康复疗法",以体现磁疗康复法是传统物理康复疗法的下位概念。

3. 规范后的术语定义　应用磁石所产生的磁场作用于人体的穴位、官窍或患部,以促进身心健康、治疗疾病的一种传统物理康复疗法。

(七十二) 娱乐康复疗法

1. 术语概述　近年来,以娱乐方式辅助治疗疾病得到越来越多专家学者的倡导,并逐步得到推广。娱乐康复疗法有很多积极的作用,可减少抑郁、增加活动能力、增强体力和机体免疫功能、增强自信,从总体上改善患者的运动、认知、情感和社会功能。娱乐康复疗法包括音乐康复法、歌咏康复法、舞蹈康复法、影视戏曲康复法、琴棋书画康复法、游戏康复法等。

2. 术语规范过程　胡幼平主编的《中医康复学》将娱乐康复法定义为：选择性地利用具有娱乐性质的活动，通过对人体形神功能的影响而促使身心康复的一类方法。其他教材和辞书未对这一术语进行定义。

本研究为体现其在康复治疗中的特定作用，在标准草案中将术语名称规范为"娱乐康复疗法"，并完全选用了这一定义。开展专家意见征集后，未有专家对此术语的名称和定义提出修改建议。但经专家组讨论后，将定义最后部分的"方法"修改为"疗法"，以规范定义用词。

3. 规范后的术语定义　选择性地利用具有娱乐性质的活动，通过对人体形神功能的影响而促使身心康复的一类疗法。

(七十三) 音乐康复法

1. 术语概述　音乐揽天地精华、借万物灵气，畅体舒心，流通气血，宣导经络，与药物治疗一样，对人体具有调治之功。《黄帝内经》于两千年前就明确提出了"五音疗疾"，《灵枢·五音五味》中详细地记载了宫、商、角、徵、羽5种不同的音阶调治疾病的内容。唐宋时期，音乐治病已较广泛地应用于实践。金元时期，四大名医之一的张从正，善用音乐治病，如"以针下之时便杂舞，忽笛鼓应之，以治人之忧而心痛者"。至明代，对音乐治病的机制有了进一步的认识，张景岳提出音乐"可以通天地而合神明"。清代吴谦的《医宗金鉴》，更进一步地将如何发五音、五音的特点与治病的机制做了详细的说明。

音乐康复法主要用于补本脏之虚，克制所胜脏腑之过极。传统的中医音乐疗法是在"五音通五脏"理论的指导下选择相应的音乐进行治疗的。用乐如用药，朱震亨就明确指出"乐者，亦为药也"。五音疗法绝非单纯以音律中的五音与五行、五脏对应来治病，更主要的是强调通过乐器、节奏、旋律等各种方法表现出5种音乐风格模式，相应调节人体的情志、脏腑功能，从而产生不同的治疗效应，以达到补本脏之虚、克制所胜脏腑之过极的作用。此外，音乐康复法还可以缓解紧张情绪，消除身心疲劳，亦可用于止痛和益智。

2. 术语规范过程　胡幼平主编的《中医康复学》将音乐疗法定义为：运用音乐特有的生理、心理效应，通过各种专门设计的音乐行为，使患者处于特定的音乐环境，经历音乐体验，娱神悦性，宣调气血，达到身心康复目的的一种疗法。其他教材和辞书未对这一术语进行定义。

本研究为体现其在康复治疗中的特定作用，在标准草案中将术语名称规范为"音乐康复法"，并完全选用了这一定义。开展专家意见征集后，辽宁大学的专家建议将"患者"修改为"伤、病、残者"。经专家组讨论后，采用了该意见。同时，将定义最后部分的"疗法"修改为"娱乐康复疗法"，以体现音乐康复法是娱乐康复疗法的下位概念。

3. 规范后的术语定义　运用音乐特有的生理、心理效应，通过各种专门设计的音乐行为，使伤、病、残者处于特定的音乐环境，经历音乐体验，娱神悦性，宣调气血，达到身心康复目的的一种娱乐康复疗法。

（七十四）歌咏康复法

1. 术语概述　歌唱是人们抒发感情和内心体验的主要方式,是愉悦精神、陶冶性情、纾解压力的娱乐行为。可用于伤病、残疾之后情绪抑郁、消极者以及与之有关的各种病证的康复期。

歌咏康复法的作用主要有以下3点。① 畅志咏怀:歌咏可以怡养性情,改变情绪,除却忧郁和悲伤,增强患者抗病信心和勇气。因此,凡伤、病、残疾之后情绪抑郁、消极者以及与这种不良情绪有关的各种病证,均可采用歌咏调畅情志,所谓"长歌以抒怀也"。② 调息聚气:歌咏与气功有相似之处,如气功要求调心、调形、调气;而歌咏同样需要集中注意力和想象力,以便进入意境,同时要调节身体姿势,运气发声,而传统唱法尤其讲究气运丹田。③ 康复哮喘:歌咏适用于呼吸系统疾病,哮喘患者的康复期尤为适合。由于哮喘患者正常的胸式呼吸受到影响,而借助于腹式呼吸的方法,常人不易掌握,此时通过唱歌训练则有助于解决这一难题。

2. 术语规范过程　胡幼平主编的《中医康复学》将歌咏疗法定义为:让患者通过歌唱,促进身心康复的方法,是娱乐疗法之一。其他教材和辞书未对这一术语进行定义。

本研究为体现其在康复治疗中的特定作用,在标准草案中将术语名称规范为"歌咏康复法",并将此术语定义为:让患者通过歌唱,促进身心康复的娱乐康复法。开展专家意见征集后,辽宁大学的专家建议将"患者"修改为"伤、病、残者"。经专家组讨论后,采用了该意见。同时,将定义最后部分的"娱乐康复法"修改为"娱乐康复疗法",以体现歌咏康复法是娱乐康复疗法的下位概念。

3. 规范后的术语定义　让伤、病、残者通过歌唱,促进身心康复的一种娱乐康复疗法。

（七十五）舞蹈康复法

1. 术语概述　舞蹈是人类最早的娱乐形式,也是最早的养生、治疗和康复措施。《论语集注·秦伯》曰:"歌咏所以养其性情,舞蹈所以养其血脉。"跳舞时,通过肢体、身躯运动及呼吸的协调,令舞者感到身心轻快。适当跳舞,既可以舒筋活络、调和气血,又可以怡神畅志,达到促进身心健康的目的。

舞蹈康复法中选用舞蹈可分为民族舞蹈和流行舞蹈,其主要作用有二。① 娱情畅志:舞蹈可以抒发欢愉之情,用于情绪忧郁、悲伤、烦恼等情志病证者,或智力障碍者、痴呆、神经衰弱等神经病证者。不必追求形体美和技巧性的舞蹈艺术,而只求悦心畅怀,摆脱不良情绪的困扰。② 舒筋活血:形体病证诸如偏瘫、痿证、痹证、五软、伤筋的康复期以及肥胖症、骨质疏松症和废用综合征均可采用舞蹈疗法,以消除运动功能障碍,恢复肢体、关节的生理功能。

2. 术语规范过程　胡幼平主编的《中医康复学》提出:舞蹈是人类最早的娱乐形式,它是通过有节奏的、经过提炼和组织的人体动作、造型来表达思想感情的行为、艺术,也是最早的养生、治疗和康复措施。其他教材和辞书未对这一术语进行定义。

本研究为体现其在康复治疗中的特定作用,在标准草案中将术语名称规范为"舞蹈康复法",并将此术语定义为:通过有节奏的、经过提炼和组织的人体动作、造型来表达思想感情的行为、艺术,也是最早的养生、治疗和康复措施。开展专家意见征集后,北部战区总医院的专家建议将"来表达思想感情的行为、艺术"修改为"来表达思想感情的行为艺术"。经专家组讨论后,采用了该意见,并将定义的最后修改为"也是最早的康复疗法之一"。

3. 规范后的术语定义 通过有节奏的、经过提炼和组织的人体动作、造型来表达思想感情的行为艺术,也是最早的康复疗法之一。

(七十六) 影视戏曲康复法

1. 术语概述 影视戏曲康复法选用的影视戏曲可分为传统戏剧和现代影视。传统戏剧是由说唱、表演结合形成的艺术形式。唱腔具有诗歌美和音乐美,表演具有舞蹈美和形体美,道白具有吟咏叙事作品的效果,都给人以优美的视觉和听觉感受。就剧情而言,喜剧,宜情绪悲忧者观赏;悲剧,易于引起悲伤情绪,对性格急躁易怒者有较好作用。现代影视集文学、戏剧、音乐、美术、摄影、舞蹈等艺术形式为一体,凭借动作、语言、音乐、旋律来抒发人们的各种感情,加上线条、光影、色彩、造型等的空间显现,给人一种身临其境的真实感受,令人忘记自己的客观环境,产生愤怒、欢乐、思念、悲哀、惊恐等多种情感活动,给人以充分的娱乐,起到调节情绪的作用。

对于情绪异常的患者,要针对患者的具体情况,选择不同的影视戏曲作品。凡情绪抑郁、消沉的一类患者,应选择轻松愉快,或热烈激昂的,如喜剧等。而情绪烦躁、亢奋的一类患者,则应选择恬静优雅的,如各种正剧。

2. 术语规范过程 胡幼平主编的《中医康复学》提出:影视戏剧主要对情志疾病有康复作用。由于影视戏剧具有很强的情节性,很容易使观众进入剧情。各种角色、情节,有的使人捧腹大笑,有的使人悲哀涕泣,既使人情绪激昂,又可使人心情愉悦。如此产生或喜或悲或愁或乐的情感,达到调摄情志的功效。其他教材和辞书未对这一术语进行相关定义。

本研究为体现其在康复治疗中的特定作用,在标准草案中将术语名称规范为"影视戏曲康复法",并将此术语定义为:通过观看影视戏剧,产生或喜或悲或愁或乐的情感,促进身心疾病的康复。开展专家意见征集后,未有专家对此术语的名称和定义提出修改建议。但经专家组讨论后,将定义最后部分的"促进身心疾病的康复"修改为"以促进身心健康的一种娱乐康复疗法",以体现影视戏曲康复法是娱乐康复疗法的下位概念。

3. 规范后的术语定义 通过观看影视戏剧,产生或喜或悲或愁或乐的情感,以促进身心健康的一种娱乐康复疗法。

(七十七) 琴棋书画康复法

1. 术语概述　弹琴的康复作用是通过"安神定志"和"运指健脑"两方面来实现的。一方面,弹琴时的专心致志和恬愉优美的音乐享受,使人心情舒畅,故有畅快神情的作用。自古即有"弹琴医躁"之说,心情浮躁、急躁,可抚琴疏解。另一方面,弹琴具有练习指掌,使之灵活自如,帮助手指关节恢复活动功能的功效,故情志抑郁、愤怒者,自可抚琴寄思,以畅心怀。所谓"听之以耳,应之以手",泄其忧愤。中风后遗症、痿证、痹证、烧伤、伤筋等病证所致手指拘挛、屈指不利等,亦可通过弹琴以消除手指功能障碍。

棋类活动是一种简单而复杂的文化娱乐活动。身体虚弱,有慢性疾病的患者,因不宜做剧烈的体育活动,弈棋则是其促进身心康复的有效方法。弈棋之时,全神贯注,意守棋局,杂念尽消,保证大脑获得积极休息。故它适合于注意力分散、精力不易集中的患者,日久自见效果。同时,由于"乐在棋中",则聊以忘忧,有助于解除郁闷,愉快心情。

在传统娱乐康复法中,书画专指中国国画和毛笔书法。书画是一种在纸上进行的气功和太极拳,有调摄情志和康复形体两方面作用。① 调摄情志:不同的书体对人有着不同的影响。如楷书端正、恬静,能除人矜躁;隶书沉重稳健,使人气血平和,情绪稳定;行草欢快、活泼、潇洒自如,刚柔相间,使人感情奔放,情绪高扬。② 康复形体:书画挥毫之时,运指、转腕、悬肘、牵臂,动静结合,刚柔相济,疏密有致,对肢体功能障碍有很好的治疗和康复作用。此外,书画还能通过集中思维、巧运手指而达到激发灵感、增进智力的目的,故对智力障碍儿童、老年健忘、痴呆等有康复作用。现代研究表明,绘画对智力障碍儿童的康复效果颇佳。

2. 术语规范过程　胡幼平主编的《中医康复学》将琴棋书画疗法定义为:使患者通过弹琴、弈棋、习字、作画这些手指精细动作的活动,来改善大脑血液循环,提高机体新陈代谢,从而促进身心健康的方法。其他教材和辞书未对这一术语进行定义。

本研究为体现其在康复治疗中的特定作用,在标准草案中将术语名称规范为"琴棋书画康复法",并将其定义为:通过弹琴、弈棋、习字、作画这些手指精细动作的活动,促进身心健康的方法。开展专家意见征集后,辽宁中医药大学的专家建议将"这些手指精细动作的活动,促进身心健康的方法"修改为"等活动,促进或者改善身体功能,以及心理和社会功能的方法"。经专家组讨论后,未采纳该建议。但将定义最后部分的"方法"修改为"一种娱乐康复疗法",以体现琴棋书画康复法是娱乐康复疗法的下位概念。

3. 规范后的术语定义　通过弹琴、弈棋、习字、作画这些手指精细动作的活动,促进身心健康的一种娱乐康复疗法。

(七十八) 游戏康复法

1. 术语概述　游戏不仅可以满足人们身心发展的需要,而且可以促进身心的健康发展。经常进行健康的户外游戏活动,如跳绳、踢毽子、打羽毛球等身体活动,可以促进骨骼肌肉新陈代谢,加速血液循环,增加大脑及全身各组织供氧,从而营养内脏和神经系统,具有畅达经络、疏通气血、调和脏腑、延年益寿的功效。此外,还有许多室内游戏,如打扑克、桥牌、回答脑筋急转弯、动作猜词等,可以促进大脑活动,具有益智健脑的作用。同时,游戏当中也富含一定的趣味性,可使人心情愉悦,豁然开朗。

游戏活动可以打开心灵的大门,生动活泼地调动人们的积极性、能动性。在团队协调配合中,增强集体意识,发挥聪明才智,共同娱乐,共同受益,潜移默化地促进身心健康。游戏活动是良好的辅助治疗,不但使肢体得到协调运动,而且可以促进机体代偿功能,对病伤和残疾的机体功能障碍,能给予最大限度的康复。

2. 术语规范过程　游戏康复法这一术语,在现行教材和辞书中没有明确定义。

本研究为体现其在康复治疗中的特定作用,在标准草案中将术语名称规范为"游戏康复法",并将其定义为:通过游戏的趣味性、思维活动和肢体活动,促进身心的健康的方法。开展专家意见征集后,来自辽宁中医药大学、北部战区总医院和辽宁大学的3位专家对这一术语定义提出了3条建议,分别是:"促进身心的健康"建议修改为"促进身心健康"(2位专家提出),"促进身心的健康"建议修改为"促进身心康复"。经专家组讨论后,采纳了这一建议,并将定义最后部分的"促进身心的健康的方法"修改为"促进身心健康的一种娱乐康复疗法",以体现游戏康复法是娱乐康复疗法的下位概念。

3. 规范后的术语定义　通过游戏的趣味性、思维活动和肢体活动,促进身心健康的一种娱乐康复疗法。

第四章
中医康复术语翻译研究

第一节　中医术语翻译研究

一、术语翻译研究

南京大学双语词典研究中心主任魏向清教授曾经提出，我国仍是术语输入型国家，外来术语汉译常常是新术语产生的重要方式。所以，要研究中国的术语问题，就必须要研究术语翻译的问题，否则研究就是不合理、不充分的，因为很多汉语术语问题脱离术语翻译就失去了研究前提。同样，在中医药走出国门、走向世界的过程中，中医术语英译也是必不可少的环节，故我们在研究中医康复术语时，术语翻译也是其中重要的组成部分。

术语翻译是从源语言术语到目的语术语的转换过程，在转换中应尽量保持语义的等值。根据符号学的观点，同一对象可以使用不同的符号加以指称。即使考虑到语言环境的特点，针对同一源语言术语，译者在目的语中也会找到多个对应的术语选项。在某种程度上术语翻译中的对等并非是绝对意义上的对等，目的语中的对等术语实际上是一个术语的集合，而译者正是要从这个集合中选取特定的某一个术语，达到语义上的最大等值，形成最终的译名。

术语是表达特定专业知识领域概念的词或词组，具有系统性、定义性（大多数术语）、无情感色彩、修辞中性等特点。在所属学科领域的术语场中，由于这些术语是不同语言中对同一概念的所指，它们常被视为跨学科领域的异音同义词。

术语也具有两重性和变异性的特点，这使得术语翻译本身具有挑战性。术语的两重性是指术语的称名、符号功能，具体表现在它既是专业概念的符号又是所表达概念的反映。作为语言系统的组成部分，尽管术语独立运用于专业领域，但其仍具有普通语言的属性和特征。

"变异"是语言单位存在的一种普遍方式，是指语言单位的内容与形式之间的一致关系发生了偏差。虽然从规定术语学的角度来看，术语应该是固定不变的，具有稳定性，这样才能方便概念知识的传播。然而,从描写术语学的角度来看,现实使用中的许多术语都会出现变体现象。随着科学技术的进步,人类认知水平的提高,会出现新的概念,人们也会对之前的概念进行完善和修正,相应的术语系统中也就有可能添加新的成员。同时,术语的同一"语言外壳"甚至有可能表示一个全新的、同过去所表示的概念相对立的、矛盾的概念,这些情况下都会自然地出现术语的变异现象。

在进行术语翻译时,应该注意以下方面。

(一) 概念性术语与非概念性术语的区分

在审视翻译文本之时,译者应区分一般词语/词组和术语,并进一步区分术语中的概念性术语和非概念性术语。一般语词/词组的翻译可以借助工具书或者翻译辅助工具,翻译术语时则要根据它在所属学科中的定义,选择合适的对应语言。概念性术语是知识大厦的梁柱,其翻译应比一般术语翻译更为严谨,只有术语释义精准、不与其他术语混淆才能确保这一学科的知识体系不受扭曲。

例如,"health"就是一个一般性术语,它可根据上下文语气和修辞需要译为健康、康健、安康等,灵活地选择译本既能准确传达"health"的含义,又能使行文不至死板。"diabetes"则是一个重要的概念性术语,现通译为"糖尿病",对这一译名不能轻易改动。

(二) 对概念性术语应坚持"专词专译"

"专词专译"是指翻译一门学科中的专有名词时,应选择专门对应的词语,必要时另造新词。特别是将新的概念引入某一领域时,为了贴切地表达其含义并确保回译的对应性,需要选择不容易产生混淆的词语。在概念性术语的"专词专译"问题上,译者一定要尊重术语创制者在选择这一术语时的良苦用心,以及为了精准地和鲜明地表达其含义所做出的努力。

如"三焦""针灸",这些概念都是中医学所特有的概念,引入到西方文化中,需要创造新的专有名词来完成术语概念的引入。

(三) 正确处理术语翻译中的"一词多译"问题

术语翻译中的"一词多译"现象一般有两种情况:① 由于不同语种中"一词多义"的情况并不一定同时发生,一个中文术语的多义往往需要借助多个外文术语来实现;② 一个中文术语的多义可能对应一组外文近义词,在具体翻译时要根据语境选择不同的外文近义词。

如中医术语中的"气",在"元气""四气五味"中指代的具体含义不同,需要根据语境进行选择。

(四) 正确处理"同义词"翻译

"同义词"也是语言中的普遍现象,但由于语言产生的历史文化背景和使用语境的不同,

"同义词"几乎不能做到严格的"同义",总有一些语意或语气差别,与其说它们是"同义词",不如说它们是"近义词"。"近义词"常见于以下两种情况:① 它们在中文中的确是"同义词";② 它们在中文中并非"同义词",只是由于外译才被处理成"同义词"。

在处理同(近)义词问题时,还应注意术语中的"伞形术语"(umbrella term),此术语涵盖几个术语,也称概括性术语或者术语集术语、总术语,在处理时需要考察目的语中词汇的上下位关系,并警惕"伪同义词"现象。这种情况是指某些术语在中文中并非同义词,只是在翻译时没有处理好各个"伪同义词"之间细微的区别才变成同义词。

(五)正确地表达"词组型术语"

在科学领域中很多重要术语是用短语表示的,在中医药领域也不例外,本书在第一章第四节"中医术语的特点"部分进行了详细的分析。这些短语型术语的翻译不仅要准确反映其组成,还应正确地反映这些组成之间的语法和修辞关系。

(六)区分"约定俗成"译法中的误译现象

术语翻译常常涉及所谓"习惯用法",也就是术语中的"约定俗成"原则。但是,"约定俗成"原则不能成为"术语误译"的保护伞和挡箭牌,对于确实属于误译的术语,要做到及时纠正。

(七)术语翻译应精练

我国翻译界先驱严复提出的翻译"信、达、雅"原则,在术语翻译中则表现为"精准、简练、有文采"。这是一个需要字斟词酌的过程,也需要译者具有深厚的双语功底。中医术语中有很多类似的新创词,如"针刺"翻译为"acupuncture",其中前缀"acu"是"尖"的意思,来自拉丁语,词根"punct"是"点,刺"的意思,后缀"ure"是名词后缀,从拼写上就能看出"用尖锐的东西刺"的意思,且目的语词的长度适中,朗朗上口。

(八)建立术语管理体制

为了提高术语翻译的准确性,我国有必要加强术语管理体制建设。有关部门应加强全国科学技术名词审定委员会的权威角色,保持及时获取新术语信息的能力,对新术语的翻译及时做出正确判断和处置的能力,为术语使用提供便利条件的能力,对术语误用、误译有效监管和纠错的能力;严抓术语审定程序,遴选高水平审定专家;坚持审定名词的知识产权与术语名词库的公益性,鼓励公众参与到术语名词的审定工作中;协助国家制定术语名词使用规则,把术语名词的正确使用列入学术业绩考核指标,对新术语发现、翻译、纠错工作做出重大贡献者予以表彰。

■ 二、中医术语翻译研究现状

(一) 中医术语翻译研究的成果

中医药是中国文化的精髓所在,中医文化汇聚了我国古代医者的智慧,积厚流光、造福千秋,是我国古代医学文化的结晶,也是世界传统医药学的杰出代表。我国中医药"走出去"不断推进并取得重大进展。据不完全统计,目前全世界有 193 个国家和地区运用中医针灸,59 个国家和地区立法承认中医针灸,越来越多的人通过中医针灸来触摸和感受中国传统文化的魅力。作为"打开中华文明宝库的钥匙",中医药已不仅是治病救人的传统医学,而是秉承中国哲学体系的、兼具对外交流与沟通使命的"外交使节"。

中医术语涵盖中医药理论、方法和应用等多方面知识,是中医药知识体系的基础。经过多年耕耘,中医术语翻译研究在多个方面取得了丰硕的成果。由于中医药术语外译最主要的目的语是英语,故下文讨论的中医术语翻译主要指中医术语英译。

1. 翻译原则与策略 与中医术语翻译相关的研究,大多数都是从探讨中医药术语的特点和现存的英译问题入手,然后分析具体的某个或者某类中医药术语的翻译原则、策略和方法。

在翻译原则方面,有学者提出中医术语应遵从严复的"信、达、雅"原则,李照国提出了"自然性、简洁性、民族性、回译性、规定性"五大术语翻译原则,英国的魏迺杰(Nigel Wiseman)基于中医源语表达提出了用直译法仿造英译词的翻译原则,李永安提出了中医脉诊名称翻译"科学性、回译性"原则,周恩等将以上各种原则总结为 3 种翻译指导原则:坚持科技翻译为主的"目标导向"原则,坚持文化翻译为主的"来源导向"原则,坚持结合科技翻译和文化翻译的双重翻译原则。这 3 类原则又对应了不同的翻译策略和翻译方法。

在"目标导向"的科技翻译原则指导下,中医术语英译大多采用归化的翻译策略,具体方法主要采用借用法、意译、意译加注和词素造词法等,代表人物为谢竹藩和李照国。在"来源导向"的文化翻译原则指导下,中医术语英译提倡异化策略,译者选择的方法有音译、直译、音译加注或直译加注。代表人物为魏迺杰、德国的文树德(Unschuld PU),以及国内学者兰凤利和陈斯歆。而有学者认为,在翻译中医药文化内涵丰富的隐喻时,可以采用"直译喻体+解释内涵"的方法,即结合科技翻译和文化翻译的双重翻译原则。

目前,大多数国内学者坚持"目标导向"的科学翻译原则,而大多数国外学者则坚持"来源导向"的文化翻译原则,对于这两种相互矛盾的观点,有学者认为这是由于中国人希望推动中医药的科学化,而西方人则希望更多地了解中医药的传统治疗方法。这种情况与我国早期中医药英译者的教育背景有关,早期译者如陈可冀、谢竹藩、欧明等,本身都是兼具中西医专业背景的临床医师,所以他们在翻译时,大多会坚持科学化原则,引入西医学概念,以便使中医药能够更容易地被外国读者所理解和接受。在以上两种不同的翻译原则框架下,也有学者提出可以使用双重翻译的方法,认为这样既保留了中医学原文的隐喻特征和文化内涵,又把术语的医学原理翻译出来。

2. 中医术语英译标准化研究　国内外中医术语标准制定的具体的标准成果将在本书第五章详细叙述,在此仅总结中医术语英译标准化研究的相关成果。中医术语英译标准化研究主要是使用已发布的各类标准作为研究对象,如基于目前已经发布的 3 部中医药术语国际标准开展的对比研究。这 3 部国际标准分别为:2007 年 WHO 西太平洋办事处(Regional Office for the Western Pacific)制订发布了《WHO 西太区传统医学名词术语国际标准》(后称旧版 WHO 标准),这是 WHO 首次颁布传统医学名词术语国际标准。2008 年,世界中医药学会联合会(World Federation of Traditional Chinese Medicine,WFCMS)制订发布了《中医基本名词术语中英对照国际标准》(后称世中联标准)。从此,中医药术语英译进入了"国际标准"时代。2022 年,在初版国际标准发布 14 年之后,《WHO 中医药术语国际标准》(后称新版 WHO 标准)正式发布,这是 WHO 总部第一次正式向成员国发布的中医药术语英译标准。从2007 年首部与中医药相关国际标准发布以来,基于国际标准的中医术语翻译对比研究约占中医翻译对比研究论文发文量的八成。基于 3 部国际标准的研究最初多是个别术语的英译对比,分析某一类中医术语(如疾病术语、藏象术语)的翻译原则、策略或技巧,近年来出现了对整部标准的术语英译分析,研究性质也从定性研究逐步向定量研究发展。

3. 研究范式的改变　范式是指"具体科学共同体从事科学活动所必须遵循的公认的模式,包括共有的世界观、基本理论、范例、方法、手段和标准等与科学研究有关的所有东西"。纵观译学研究历史,译学研究范式经历了 4 次重要转变,即语文学范式、语言学范式、文化范式和语料库翻译学范式。中医术语英译的发展也基本符合这条范式发展路径。

语文学范式以主观体验和感悟为主要特征,重视翻译技巧的研究;强调翻译是一门艺术,译作应不折不扣地再现原文内容,传递原文作者的意图。早期的中医术语英译,甚至是整个中医翻译界,主要采用内省式和诱导式研究方法。内省式方法是指研究者根据直觉和主观判断,提出关于翻译本质或翻译过程的假设,然后选择少量例证或运用杜撰的例证进行论证。早期译者多注重翻译技巧的呈现,不注重技巧的总结和理论的提炼,后人对其翻译技巧只能欣赏,不能学习。

后来,遵循语言学研究范式的译者开始使用归化和异化、功能对等、关联理论、文化图式理论、翻译模因论、生态翻译学等翻译理论研究中医术语翻译,不断丰富了学科研究的内涵和外延。同时,遵循语文学研究范式的译者则在吸收这些翻译理论精华的基础上,结合中医典籍探讨某一类中医术语的英译,或结合某一个术语的源和流对其英译的适合度进行讨论。

之后,拥有文化、历史、传播教育背景的学者加入中医术语英译研究中,推动了基于文化范式的中医术语英译研究。这类研究者认为翻译是一种文化现象,翻译研究应"放置到更广泛的语境、历史和常规背景中",应关注翻译背后所蕴含的意识形态、译者的主体性和制约翻译活动的各种外在因素。基于文化范式,研究者对中医术语英译的翻译史、译介进行了研究。翻译史研究的主要成就体现在对中医翻译的历史分野及各个阶段特征的总结,对西方译者的引介及译著的评介,中医典籍西译的历史性研究和中外译者翻译思想梳理及嬗变研究。中医药译介研究取得成果的主要领域为中医药翻译理论、中医药应用翻译、中医药口译研究、中医药翻译技术、中医药书评译介、中医药翻译史等。

语料库翻译学范式脱胎于语料库语言学和以多元系统理论、翻译规范理论为代表的描写性译学之间的有机融合,采用数据统计和定性研究的方法,分析翻译语言特征、翻译规范、译者风格、翻译文本的影响和双语转换规律。

基于语料库的中医药英译研究可以大体分为以下阶段。

(1) 构想阶段(2008 年及以前):到 2008 年,语料库翻译学作为一门单独学科,经历了 15 年的发展。这期间学者主要进行了翻译共性、翻译文体、翻译过程相关研究,并把研究成果运用于译者培训、翻译教学和软件开发等方面。对于这一阶段的中医药翻译研究者来说,语料库翻译学也是新兴事物,但已有学者提出使用语料库方法开展中医药翻译研究的设想,讨论中医药英译语料库构建的设想、可行性、建库意义、建库原则和所需要注意的问题等。

(2) 起步阶段(2008—2016 年):2008 年,兰凤利在上海交通大学完成了博士后研究,在研究中她建立了一个包含约 27.5 万字中文文本、约 100 万词英文文本的中医典籍平行语料库,并由此进行了一系列基于语料库的中医药翻译研究。她不断完善该平行语料库,最终英文文本的入库量达到 400 万词。兰凤利基于语料库的中医药翻译研究,掀起了中医药语料库翻译的第一个小高潮。

在这段时间内,国内的多所中医药大学开始着手建立自己的中医药语料库,并指导了一系列相关的硕博论文,如南京中医药大学在这段时间建立了《黄帝内经》相关的中英平行语料库,并由施蕴中和张斌两位导师指导了 11 篇硕士毕业论文,对《黄帝内经》的翻译语言进行了多角度研究;北京中医药大学在这段时间建立了基于中医药英文报道的多个大型语料库(相关论文中提到的两个语料库规模分别是 224 907 形符和 522 479 形符),并由吴青前后指导了 4 篇相关的硕士毕业论文。此时也有研究者开始以中医药相关论文的英文摘要为语料来源构建语料库,进行中医药学术论文语言的文本特征、高频介词等研究。

与此同时,关于在中医药翻译使用语料库方法的可行性和重要性的探讨开始朝着更加细化的方向发展,如基于语料库的中医药术语国际标准化可行性研究、构建四大名著中医药文化汉英平行语料库的研究,也有研究团队从语料库构建的技术角度展开探讨。

2007 年、2008 年发生了中医药术语翻译界的里程碑事件,即两部中医药术语国际标准的先后发布。从此,更多的研究团队开始建立基于中医药术语国际标准的平行语料库。随之而来的是中医药翻译对比研究的暴发,特别是相关的中医药术语翻译研究,占到中医药翻译对比研究论文发表量的三分之二以上。

与以中医药典籍译本为语料来源的中医典籍平行语料库相比,基于中医药术语国际标准的中医药双语术语语料库在语料整理方面更加简单,所以诞生了一批用语料库的方法来研究某个或某领域中医药概念英译的研究,如对"方剂名称""疼痛术语""三焦"等的研究,这类研究由于语料库规模小、缺少翻译理论支撑等原因,鲜见于核心期刊。同时,《黄帝内经》作为中国最早的医学典籍、中医四大经典之首,针对其各个译本的基于语料库的翻译研究也继续展开,研究主题集中在术语英译和修辞格英译。山东中医药大学闵玲对基于语料库的《黄帝内经》英译研究进行了总结,较为全面地总结了 2007—2018 年间开展的相关研究。

(3)快速发展阶段(2016—2023 年):2019 年,王曦等人在《上海翻译》上发表了《现代化中医药术语英译的时代差异——基于近 30 年辞典语料库研究》,这是第一篇发布于语言学中文核心杂志上的基于语料库的中医药英译研究成果(语料库规模:46 250 个中医药术语词条对),也意味着中医药英译,作为一种涉及历史、文化、哲学、医学的复杂翻译活动,与翻译领域新兴学科的语料库翻译学碰撞出了灿烂的火花。

这阶段进行翻译研究的语料库发生了变化:首先,被用于中医药英译研究的语料库规模不断发展。除了上文提到的语料库在不断扩充和完善外,其他类型的大规模语料库也陆续涌现。同时,使用典籍、标准、辞书语料库进行术语翻译研究的科研实践也在不断进行。其次,语料来源更加多样。如北京中医药大学在构建媒体新闻报道语料库的基础上,由刘艾娟导师指导两位硕士研究生进行基于语料库的中医药疗效说明书相关的英译研究;史钰、任荣政开展了基于英文中医药教材的翻译研究(中文字符数约 33 万;英文形符数约 45 万)。有的研究者开始涉及不同文本类型的语料,如张喆等人的中医脏腑术语英译研究,其构建的语料库同时来自术语国际标准(298 术语词条)和 SCI 期刊(类符为 26 936,形符为 678 279)。有的研究者开始研究来自非官方媒体或学术论文的语料,如毛君怡在构建针灸相关的语料库时,不仅包含相关英文报道和店铺英文简介,还包含了来自不同用户的服务评论。再次,研究角度更加多样,从以往对于修辞、语义和固定术语的研究,开始辐射到更广、更高的研究层级,如翻译普遍性的历时研究,之前提到的王曦团队和本研究团队在使用语料库方法时,都考虑了不同时段的翻译语言特点。最后,出现了相同文本类型的横向对比。有些研究团队开始通过语料库分析大量自然文本,来横向对比相同或相似主题文本的普遍性特点。如中西医医学论文在语言表述上的异同及其原因,国际标准中翻译语言的特点及其原因。

(二)中医术语翻译研究的不足

中医术语英译研究的不足则主要体现在以下方面。

1. 重技巧、轻理论 王银泉、朱文晓、段英帅等人的研究结果显示,中医术语英译总体上存在套用理论的现象,如理论和实践结合不紧密、相关理论分析不透彻、研究不深入等问题,缺少能够体现中医术语英译特征和结合术语学研究等方面的原创性研究成果。

2. 缺乏中医药名词术语的多版本系统比较研究 都立澜等人对于 2000—2012 年中医术

语英译研究成果进行总结时指出,目前缺乏中医药名词术语标准的多版本系统比较研究。即便在所有的中医药英译对比研究中,中医术语翻译对比研究占对比研究总量的73.9%,但现有对比研究内容多局限于某一主题的中医术语英译,而不能进行更全面、更系统的比较。例如,中医基础理论术语对比研究主要探讨精气、阴阳、五行及藏象学说术语的翻译,也有关于《黄帝内经》中所含术语的对比研究;中医诊断学和中医内科学术语的翻译对比研究主要围绕病因病机和疾病名称展开。

3. 缺乏实证的研究方法　目前中医术语英译研究方法单一,多为定性研究,实证研究少。部分研究类似傅雷的"神似说"和钱锺书的"化境说",缺乏翻译观、理论基础和逻辑哲学基础。同一种术语的不同翻译版本大多还是基于传统的经验或者人工的方法进行研究,缺乏相关的语料库和术语库的支撑。

部分研究者借助目前发展得如火如荼的语料库语言学方法,对中医术语英译进行了基于语料库的研究,取得了初步进展,具体发展情况将在本章第二节"基于语料库的中医康复术语翻译研究"部分进行详细说明。

4. 缺乏中医术语英译海外传播的相关研究　由于中医术语英译为文化外译,使得国内研究者对于译本接受度的研究有一定难度。也正是因为如此,译者翻译时也未能将译本的海外传播和接受问题考虑进去,进而影响了中医术语的翻译质量。

值得注意的是,已有译者从跨文化传播、翻译接受度等语际交流视角,探讨中医术语翻译在读者人群的信息传递效果,虽然涉及的术语样本不大,但确实是意义重大的尝试,希望在今后有研究者进行更大规模的翻译接受度研究。

(三) 中医术语翻译研究的难点

中医学是以自然科学为主体的医学科学,但与西医学不同,中医学在形成与发展的过程中,同时具有社会科学特点、深受中国古代哲学思想的影响。从中医术语本身的语言特点来看,中医学根植于中国传统文化,具有鲜明的人文医学特征,其名词术语有古今词义演变;在思维表达方面,中医学抽象思维高度发展,顿悟能力突出(如阴阳五行学说),且用高度哲学概念概括了众多未知的领域(如使用表里、寒热、虚实六者反映不同病证的基本性质特点);而西医学源自古希腊文化,其大部分医学概念遵循形式逻辑规律,追求统一、确定、单一的思维形式表达;这些特点都给中医术语标准的英译带来了困难。同时,现行中医药国家标准的制定团队中鲜有语言学专家,对于翻译没有进行过深入而系统的研究,因而术语翻译没有统一的原则和策略。本研究试图在模因论视域下构建中医术语翻译策略体系,辅助不同主题的中医术语英译。

术语是表征特定领域专业概念的语言符号,是最小的知识单元,其翻译也有其特殊要求。在保证术语翻译准确性的同时,要注意译名的可读性和透明性。当一个术语有不同译名时,没有必要强求统一,要尊重语言规律,允许约定俗成。中医术语的特殊性在于其自然科学术语和社会科学术语的双重属性,对于自然科学范畴中的术语,业界对其翻译原则基本取得了共识,即单义性、简洁性和规范化;对于社会科学术语的翻译,魏向清提出应注意术语的单义性、系统性、简明性、理据性、稳定性和能产性等属性,以下从术语的这些属性来讨论中医术语翻译面临的挑战。

1. 单义性　指术语有着固定的内涵和外延,表示特定的概念,指向特定的对象,具有比普通词语更精确、更稳定的意义。即指"一个术语只表述一个概念,同一个概念只能用一个术语来表达,不能有歧",这是中医术语英译的难点之一,因为部分中医术语本身就与术语的"单义性"矛盾,如"血室"既指"胞宫或肝脏",又指经脉中的"冲脉";"承浆"既指"下唇中央下部的凹陷处",又指俞穴中的"承浆穴";"君火"既指"心火(与相火相对)",又指五运六气中的"少阴君火"。如何处理这些术语的英译和术语英译整体上的单义性原则,需要中医药译者进一步思考。

2. 系统性　指术语在运用上要受所属学科或行业的体系的制约,"在一个特定领域中的各个术语,必须处于一个明确的层次结构之中,共同构成一个系统",这个特点往往在科技术语中体现得更为明显。由于中医术语也兼备科技术语的属性,故在中医术语体系中也有体现。如经络系统中的术语英译,"经络"可以分为"经脉"和"络脉","经脉"又包含"十二正经""奇经八脉"和"十二正经附属部分","奇经八脉"又包含"任脉""督脉"等,这个体系中有着明显的 3 层关系,但是根据旧版 WHO 标准的翻译,"经脉""奇经八脉""任脉"分别翻译为"meridian vessel""eight extra meridians""governor vessel(GV)",新版 WHO 标准中翻译为"meridians""Eight extraordinary meridians""The Du meridian/Governor Vessel",从"任脉"的翻译版本变化中,我们可以看出新版 WHO 标准都使用"meridian"作为核心词,努力体现出这几个术语的层级关系,但是"governor vessel"作为使用了 10 多年的翻译版本,被作为同义词列出。

3. 简明性　即要求在翻译术语时要简单明了,避免不必要的表达冗余。

4. 理据性　要求"术语的学术含义不应违反术语的结构所表现出来的理据,尽量做到'望文生义'"。汉语作为表意语言的特殊性,汉字具有很强的表意功能,常常具有"望文生义"的特征,如"肥人""膏人""肉人",但是在翻译时,需要注意译文符合其所代表概念的语义内涵理据,符合其载体语言的词汇结构理据和形式特征理据。

5. 稳定性　指"术语一经定名,除非特别必要,不宜轻易改动"。在人文社科术语的翻译过程中要充分考虑这个术语属性,不要标新立异,应该首先充分利用现存合理的等价术语,确保其稳定性,否则便会给术语的使用带来很大的混乱和交流的障碍。这一点与中医术语英译的"约定俗成"原则不谋而合,"语言是约定俗成的"这一观点在现代语言研究中得到了广泛的认同。由于翻译过程也具备语言的"任意性"和"规约性"特点,其过程也需要"约定"来完成,没有"约定"就相当于语言毫无规范和标准,也无法发挥语言相互交流沟通的功能。"约定俗成"

是一种社会现象,它应该是自发的,而不是强制性的,是一种翻译在市场机制下打败了其他翻译而得到的胜利,而不是个人或团体彰显自身影响力的证明。对于已经约定俗成的中医术语英译,除非整个社会的约定结果出现了整体改变,否则不要轻易提出新的英译版本。

6. 能产性 要求"术语中的能产成分最好具有较强的构词能力,易于构成或派生出与其有关联的新术语",术语最好像一块万能积木,可以与诸多成分契合,如中医术语中的"证""经""穴"等,由于它们是许多其他中医术语的构成部分,故其英译更需要斟酌。

(四) 中医术语翻译研究的发展方向

基于上文论述所发现的问题,研究者从以下方面思考了中医术语英译的发展方向。

1. 译者修炼 目前从事中医药英译研究的个人和团体主要有4类不同的知识背景,即英语或翻译专业背景、中医药科研临床背景、国内汉学相关背景、其他学科背景。英语或翻译专业背景的研究者多从语言学的角度分析译本,同时向中医药专业人士学习以深化对源语的理解;中医药科研临床背景的研究者多通过教学、临床实践总结各个译本的优劣;国内汉学相关背景的研究者多研究学习中医药文本的中国文化思想特征,以求能更深入、全面地译出源文本内容;其他学科背景诸如传播学、国际政治学的研究者则从各自角度考察中医药英译的过程、影响因素和效果。

2. 语料拓展 从研究对象的选择方面来说,以往的中医术语英译研究往往只涉及同一文本类型语料内部的研究,语料来源单一,很少跨越不同文本类型的术语翻译来寻找其中的不同。

从现有的理论基础来说,德国功能主义学派代表人物卡塔琳娜·赖思(K. Reiss)将文本划分为信息型(informative)、表情型(expressive)和操作型(operative)3种类型,后芬兰学者安德鲁·切斯特曼(Andrew Chesterman)又进一步用图表细化了赖思的文本分类。但是中医术语既具有简明扼要、词义专一及语义明确等医学语言共性,同时其又具有抽象性和文学性的民族特性。从赖思的理论框架看,中医术语同时具有信息型和表情型文本的特点:首先术语属于信息型文本,提供准确的事实;中医术语兼具创作性和美学特点,又属于表情型文本。

此外,使用口语语料进行中医术语的研究几乎没有。有学者探讨了构建中医英语口语语料库的可行性、语料库技术在中医翻译人才培养中应用的可行性、基于语料库制定中医术语国际标准的可行性,然而,这些方向的研究成果几乎为零。

3. 译介升级 将来译者还需通过多学科合作团队的形式相互学习提高,不断吸收翻译学、传播学、语言学、信息学、计算机学等专业的先进理论及方法,并将其改造成适合中医翻译领域的技术,由权威组织建立线上共享的语料库或术语表,并实时更新,如此才可在大数据时代,不被基于人工智能的机器翻译所取代。

4. 人才培养 在国际传播视野下,中医外译的重要目标之一是让中医药信息被目标读者理解和欣赏。最理想的译者应精通源语及目标语,熟悉中医药内涵、涉猎西方医学并通晓跨文化翻译的难点,将译料自然贴合地译成目标读者最期待的语言形式。中医药译者需同时加强对源语语料及目标语译词的语言硬实力,以达到理想的翻译效果。实际上,中医药翻译人才匮乏的情况还在不断加剧,在"一带一路"发展格局之下,中医的多语种翻译需求又让这一问题更为急迫。为了更好地传播中国文化和中医药文化,增强中国在世界上的话语权和影响力,培养优秀翻译人才开展中医药外宣是符合当前国际发展形势的迫切任务。

5. 理论构建   根据美籍荷兰翻译理论家霍尔姆斯(Holmes)对于翻译研究内容的分类(图4-1),我们也可以构建中医药翻译的相关理论。霍尔姆斯把翻译学研究的内容分为纯翻译研究和应用翻译研究,纯翻译研究又分为理论翻译研究和描写翻译研究,理论翻译研究可再分为普遍翻译理论和局部翻译理论。据此,我们应该构建相应的中医药普遍翻译理论和局部翻译理论。普遍理论是高度概括性的、非常复杂的,是翻译研究的终极目标。当前的大部分理论研究实际上都是局部翻译理论研究,中医药翻译的理论研究也主要是局部翻译理论研究,如特定媒介的中医药翻译理论、特定区域中医药翻译理论、特定层次中医药翻译理论、特定文本类型中医药翻译理论、特定时代中医药翻译理论和特定问题中医药翻译理论。这些理论研究的结果最终可以帮助我们概括中医药翻译的普遍理论,进而帮助我们研究普遍翻译理论。

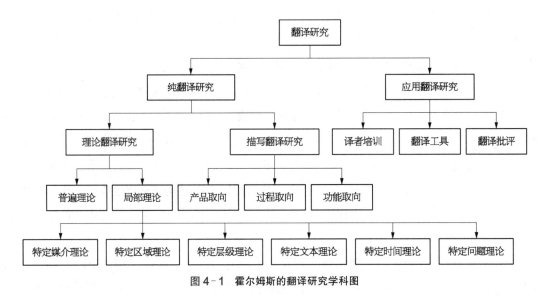

图 4-1 霍尔姆斯的翻译研究学科图

第二节 中医康复术语翻译研究

本节所研究内容主要围绕中医康复术语翻译展开,涉及中医药康复术语翻译的理论基础和研究方法。由切斯特曼提出的翻译模因论为本研究提供了理论框架,在翻译模因论翻译策略框架指导下,本研究总结了中医康复术语英译的常用策略,形成了相应的三级策略体系。然后,通过构建语料库的方法,结合中医药康复术语文本特点,确定了中医康复术语核心术语的英译,并考察了中医康复术语不同英译版本的接受度。也希望以中医康复术语为例,探寻中医术语翻译的客观判断标准,以辅助今后的中医术语英译实践。

一、模因论视域下的中医康复术语翻译研究

(一)模因论与翻译模因论

模因(meme)这一概念最早见于英国生物学家道金斯(Dawkins)1976 年出版的《自私的基因》(*The Selfish Gene*)一书,用来表示文化信息传播的单位。它是基于基因(gene)一词仿造而来的,"meme"源自希腊语,意为"被模仿的东西"。在模因论中,模因像病毒一样感染其他人,并改变他们的行为,同时也使被感染者宣扬这种行为模式。所以,模因应该被看成一种有生命力的结构,这不仅仅是比喻的说法,而是有学术含义的。根据道金斯的理论,模因的核心是模仿和传播,而模因的成功传播必须具备 3 个特征,即多产性(fecundity)、持久性(longevity)和复制保真度(copying-fidelity);而海利根(Heylighen)则提出了 10 个选择标准,以判断模因在传播过程中是否成功。从模因论的视角出发,本研究中的中医术语被看成一个模因,其译文传播的广泛度可作为判断翻译质量的一个评价标准,以评判各个术语标准的翻译质量。

20 世纪 90 年代中期,切斯特曼首次将模因论引入翻译界,把有关翻译本身以及翻译理论的概念和观点称为翻译模因(translation memes),形成了翻译模因论,包括翻译模因的发展、从模因到规范、翻译策略、翻译评价、翻译能力建设和翻译职业道德等方面。切斯特曼详细讨论了 5 种超级模因(supermemes)的进化情况和相互关系,这 5 种超级模因分别是:源语—目标语模因(source target)、对等模因(equivalence)、不可译模因(untranslatability)、意译—直译模因(free-vs-literal)、写作即翻译模因(all-writing-is-translating)。同时,他通过考察西方翻译理论的进化过程,发现在某一特定的历史时期都有某一翻译模因总是处于主导支配地位,并据此把西方翻译理论史分为了 8 个阶段:词语阶段(words)、神谕阶段(the word of god)、修辞学阶段(rhetoric)、逻各斯阶段(logos)、语言学阶段(linguistic science)、交际阶段(communication)、目标语阶段(target)和认知阶段(cognition),这个阶段的划分和之前对于翻译研究范式的划分在某种程度上达成了统一。在不同时期的社会环境中,模因会以不同的面貌出现以求适应环境,进而不断进行复制和传播。因此,模因传播是一个动态的过程。切斯特曼通过对翻译理论发展史进行研究,发现在翻译理论进化过程中,有些翻译模因由于不能被普遍接受而消亡;有些翻译模因曾流行一时而最终被取而代之;有些翻译模因则具有很强的生命力,得以生存和发展。这与之前提到的中医药翻译的约定俗成原则中"约定"结果的变化相统一。

模因像病毒一样从一个宿主感染另一个宿主,继而影响新的宿主,这个过程就像是中医术语跨文化传播的过程,这也使得翻译模因论作为本研究的理论基础尤为合适。

在译学界中,对于"翻译策略"这个术语本身的定义就存在分歧,关于翻译策略本身的系统

性分类并不多见,而切斯特曼根据翻译策略的语用意义,对翻译策略进行了 3 个角度和 3 个层次的划分,这 3 个角度可以总结为模因角度、过程角度和迁移角度。在三者中迁移角度的策略方面,切斯特曼建立起策略分类的 3 个层次及其下的 30 个级阶,我们可以根据此分类方法建立起中医康复术语的翻译策略体系。必须承认的是,切斯特曼的翻译策略结构存在许多不够完善的地方,但其不妨碍我们使用这个体系对中医术语的翻译策略进行简单介绍。

(二) 中医康复术语翻译策略理论体系

根据切斯特曼的解释,句法/语法策略主要决定了译文的形式,语义策略主要决定了译文的含义,而语用策略主要决定了译文所包含的信息。切斯特曼提出的完整翻译策略体系共包含 3 个层次、30 个层级的策略划分,分别为:句法/语法策略(代号为 G)、语义策略(代号为 S)、语用策略(代号为 Pr)。分类的 30 个级阶可细分为:句法/语法策略包括:G1:直译,G2:借用、仿造,G3:改变词性,G4:改变语言单位,G5:改变短语结构,G6:改变从句结构,G7:改变句子结构,G8:改变连贯手段,G9:改变语位,G10:改变修辞;语义策略包括:S1:同义词,S2:反义词,S3:改变语义的上下位关系,S4:正反说,S5:抽象和具体,S6:扩展与压缩,S7:改变强调,S8:复述,S9:比喻转换,S10:其他语义变化;语用策略包括:Pr1:文化过滤,Pr2:明晰与含蓄,Pr3:改变信息,Pr4:人称变化,Pr5:语内表现行为变化,Pr6:改变连贯性,Pr7:部分翻译,Pr8:改变译者的隐身性,Pr9:翻译编辑,Pr10:其他语用变化。

然而,这 30 个层级的策略并不都适用于通常以"词"为目的语翻译单位的中医康复术语英译。本研究团队总结了两部国际标准(旧版 WHO 标准和世中联标准)中翻译相同的术语,并认为这类术语的翻译策略已经"约定俗成",其使用的翻译策略在今后的翻译实践中被继续使用的可能性较大,故这些策略被看作是常见的翻译策略。本研究团队共筛选出 20 条适用于中医术语翻译常用的翻译策略,具体包含以下三大类。

1. 句法语法策略 G1 直译(literal translation):切斯特曼对于直译的定义相对宽松,指"在形式上最大限度地接近源语言",这种翻译策略在中医名词术语翻译中特别常见,如"七星针"翻译成"seven-star needle"。

G2 借用、仿造(loan, claque):在中医名词术语的翻译中,借用是双向的,一方面,通过音译从汉语中借词,如"气"翻译成"qi";另一方面,也指从目的语中借词,如翻译中医病名时,"时行感冒"翻译成"influenza","发颐"翻译成"suppurative parotitis"等。

G3 改变词性(transposition):指词性的转化,如名词变为动词,形容词变为副词。"芒刺舌"翻译为"prickly tongue",源语言中芒刺为名词作定语,译文中 prickly 为形容词作定语。

G4 改变语言单位(unit shift):指词素、词、短语、从句及句子和段落之间的转化,如在中医术语中,一些术语本身是句子,但翻译成了短语,如"心肾相交"翻译成"heart-kidney interaction"。

G5 改变短语结构(phrase structure change):指同单位中的结构变化,如一个汉语词组翻译成一个英语词组,但是词组内部的结构发生了变化,如"亢害承制"翻译成"harmful hyperactivity and responding inhibition"。根据《中华人民共和国国家标准——中医基础理论术语》中的定义,亢害承制是指"五行之间的盛极必制。一行相胜至极,另一行必从而制之,以维持其平衡",原文陈述了一种情况的发生及相应的改变,而译文中处理为了两个并列的名词短语。

G8 改变连贯手段(cohesion change):指改变连贯手段会影响文本内的相互关系,导致省略、替换、代替、代词化和重复现象,如把"再经"翻译为"transmission from one meridian/channel to the next",源语言中使用副词,译文中使用 the next 来达到语义连贯。

G10 改变修辞(scheme shift):指译者在翻译修辞时采用的策略,具体又分为保留原文修辞、改变原文修辞、删除原文修辞和增加修辞 4 种形式。中医学对于疾病的描述多类比自然界中的事物,故术语中使用比喻的情况较多,翻译时,译者也根据实际情况采取了不同策略,如"乳岩"翻译为"carcinoma of breast"和"马牙"翻译为"gingival eruption"均为删除比喻。

2. 语义策略　S1 同义词(synonymy):该策略与 G1 不同,是指选用同义词或近似同义词来避免重复。这种策略在处理互文修辞手法时比较常见,在中医术语的翻译中并不常见。如"阳亡阴竭"翻译为"collapse of yang and exhaustion of yin",其中"亡"和"竭"可以理解为"同义词"。

S2 反义词(antonym):指选用反义词或采用否定的表达方式,如将"气不摄血"翻译为"qi deficiency failing to control blood",将"气机不利"翻译为"inhibited qi movement"。

S3 改变语义的上下位关系(hyponymy):指译文选择了比原文含义更广或更窄的词语,也可能是几个词语所表示含义的重新整合。严格来说,中医学中的脏腑,特别是五脏,与西医解剖意义上的五脏均不相同,如"心"指的是以解剖学上的"心"为中心的系统,所以翻译中的"heart"为术语"心"的下位词。

S4 正反说(converse):通常指从相反的角度表达同一事物的成对动词结构,中医名词术语中也存在对于同一事物的不同表达,但鉴于术语译文多为名词性短语,故使用此类策略时,也多以名词短语的形式体现,如"过期不产"翻译为"post-term pregnancy"。

S5 抽象和具体(abstraction change):指译文比元语言更抽象或更具体,鉴于中医术语表达多抽象,故此策略使用时多为让抽象的概念变具体。如将"正邪相争"翻译为"struggle between the healthy qi and pathogenic qi",其中"正""邪"被具体化为了"healthy qi""pathogenic qi";"奇经"翻译为"extra meridians"。

S6 扩展与压缩(distribution change):指将原文中的"同一"语义合成词在翻译时拆分成多个词语,分布于不同之处,或压缩词语,减少分布。如"奇经八脉"指"别道奇行的经脉"(《中医药常用术语名词辞典》),"奇经"中的"经"和"八脉"中的"脉"实质一物,故译者采取了压缩的方法,翻译为"eight extra meridians"。

S7 改变强调(emphasis change)：通过添加、删除或者改变着重强调的视角或者主题要点，达到某种目的。如"茶剂"翻译为"medicated tea"，则强调了此类药"茶"的形式；"五味偏嗜"翻译为"flavor predilection"，强调"偏嗜"而不是"五味"。

S9 比喻转换(trope change)：这种策略应用于修辞性比喻的转换，与 G10 中修辞翻译方法一样，只不过强调比喻修辞中语义上的改变。

3. 语用策略　Pr1 文化过滤(cultural filtering)：也称自然化翻译、归化翻译或者适应性翻译，是描述如何将源语内容特别是特定文化内容翻译为目的语的文化等值语或功能等值语。如"阳痿"翻译为"impotence"，根据中医基础理论，人分阴阳，男为阳，女为阴，阳痿是指未到肾衰年龄而出现阴茎不举或举而不坚者，为男性疾病，但由于英语名词不分阴阳性，所以这里无法体现出汉语中"阳"的意思。同理，与女性相关的疾病常常出现"阴"字。

Pr2 明晰与含蓄(explicitness change)：指翻译让译文更加明晰或者更加含蓄，在中医术语的英译中，鉴于中文特别是文言文表达的含蓄性，在此类语用策略中明晰策略更加常见。如"膏肓"翻译为"cardio-diaphragmatic interspace"，"瞳神"翻译为"pupil"，译文所表达的意义都比原文更明晰。

Pr3 改变信息(information change)：指增加或删除信息，如"鼻不闻香臭"翻译为"loss of smell"，扩大了"不闻"的范围；"春温"翻译为"spring warmth"，春温本为中医病名，这里采用直译的翻译方法，实则改变了所要传递的信息。此策略常与 S3 一起使用。

Pr8 改变译者的隐身性(visibility change)：这种策略涉及改变原文作者地位，或涉及译者的明显介入，或者突出译者身份。在解释性翻译中比较常见，如"循法"翻译为"massage along meridian"，译者解释了这种方法的实质，添加了这种方法的使用范围，凸显了译者身份。

Pr10 其他语用变化(other pragmatic changes)：指译文的版面设计，方言的选择，美式英语和英式英语拼写方法间的差异等。如旧版 WHO 标准和世中联标准的词汇都采用了美式拼法，如 center，color，flavor；而新版 WHO 标准则采用英式拼法，如 centre，colour，flavour。

本研究在精研术语中文内涵、充分研讨行业内相关术语的常见英文翻译的基础上，遵循"约定俗成"等术语翻译原则，借由切斯特曼翻译的模因论翻译策略框架，与以往归化异化二元对立翻译策略不同，中医康复术语在翻译过程中对于英译策略的研究和使用建立在更加全面的翻译策略系统之上。

本研究通过对中医康复核心术语译本的统计，得出中医康复术语常用直译、借用仿造、改变短语结构等句法/语法策略，改变语义的上下位关系、改变强调等语义策略，明晰与含蓄、改变信息等语用策略。如在中医康复的基本原则部分，"辨证康复"译为"rehabilitation based on syndrome differentiation"，首先"辨证"翻译为"syndrome differentiation"，在句法/语法层面改变了短语结构，把"证"放在了"辨"之前，由于信息顺序的改变，译文强调基于"辨证"的康复，进而在语义上改变了强调内容；又如"森林康复法"翻译为"rehabilitation therapy with forest bath",除了之前提到的改变短语结构和改变强调内容的策略之外,译者补充了"bath"一词,在语用层面通过改变信息使得信息更加明晰。

而对于不同主题的中医术语常见的翻译策略,本研究团队得出如下结论:在达成翻译共识的术语中,基础理论、气血津液和脏腑相关的术语常使用直译和文化过滤的策略,但脏腑术语直译多改变了语义的上下位关系。经络术语常使用比喻转换的策略让经络的概念更具体,有时也改变了语义的上下位关系。病名、形体官窍、诊断部分,抽象且目的语没有明显对应的术语,选用直译的方式;有对应目的语的,选择借用、仿造方式。推拿、针法、灸法和拔罐词条多采用直译和借用、仿造来满足翻译需求。病机、治则治法、中药、方剂部分翻译共识率低,达成共识的主要策略为直译。其余常用策略包括改变短语结构、借用、仿造等。这些结论也会使用在中医康复术语的翻译实践中。

二、基于语料库的中医康复术语翻译研究

语料库翻译学

1993 年,曼彻斯特大学学者莫娜·贝克(Mona Baker)在其论文《语料库语言学与翻译研究——启示与应用》(*Corpus: Linguistics and Translation Studies: Implications and Applications*)中,初步提出了用语料库来考查翻译语言(文本)的设想和方法,标志着语料库翻译学的诞生。这一全新的译学研究领域诞生于描述性翻译研究和语料库语言学发展的基础之上,目的在于揭示语言的规律性特征及其内在动因。

传统的规范性翻译研究侧重于对比分析原文和译文,探索两种语言转换的规律,评判译文的优劣得失,制订具有普遍适用性的翻译标准,以便为翻译实践提供具体的指导。语料库翻译学是以语言事实或真实文本为研究对象,将文本整体作为研究的基本单位。"基于语料库的翻译研究秉承语料库语言学注重语言事实的描述精神,标志着翻译研究方法从规定走向描述"。相比之下,语料库方法可以"系统分析大量文本,有可能发现以前从未有机会发现的一些语言事实"。

前文提到了翻译学研究范式的 4 次重要转变,作为最新的研究范式,语料库翻译学脱胎于语料库语言学和以多元系统理论和翻译规范理论为代表的描写性译学之间的有机融合,采用数据统计和定性研究的方法,分析翻译语言特征、翻译规范、译者风格、翻译文本的影响以及双语转换规律。

1. 中医药语料库翻译研究现状　近年来,倡导中医药翻译引入语料库研究方法的论文众多,但真正建立并应用于翻译研究的语料库并不多。在建成的中医术语文本语料库中,根据中医药翻译研究所使用的语言数据可以分为术语标准类研究、典籍类研究、教材类研究、新闻类报道研究和其他,由于部分语料库的数据来源包含了上述分类中的多种,本研究团队将现已建成的中医药英译语料库按照语言特点分为中医药双语术语语料库、中医药英译综合语料库和

中医药英译文本语料库。此外,有学者探讨了构建中医英语口语语料库的可行性、语料库技术在培养中医药翻译人才中应用的可行性和基于语料库制定中医术语国际标准的可行性。然而,这些方向的语料库建设与应用经验几乎为零。

2. 中医药语料库翻译研究特点 语料库翻译学虽为一门新兴的学科,在整体翻译研究中历史不长,但其潜力已经得到翻译界的认可,目前从事中医药翻译研究的学者也都认为基于语料库的翻译研究也许能为中医药翻译的僵局带来新鲜的血液,从实证角度为中医药翻译研究提供新的视角,验证一些之前内省式研究的研究成果,但限于多种因素,目前的中医药语料库翻译研究多处于浅层研究的状态,不能进行更深层次的研究,也没有充分发挥语料库翻译学的学科优势。现有中医药语料库翻译学研究有以下特点。

(1) 语料库规模小:在对外公布数据规模的中医药英译语料库中,除上海中医药大学兰凤利团队所建立的语料库之外(中文文本约 27.5 万字,英文文本约 100 万词;型符数 3 327 335,类符数 119 454),其他语料库规模都比较小,有的语料库甚至只有几百个词条。小型专用语料库往往只能进行定性研究,没能发挥语料库翻译学基于大量语言事实得出结论的优势特色;而小型语料库所描述的语言事实也不能体现中医药翻译语言的整体特征,得出的研究成果应用价值较小。

(2) 语料来源单一:在已经建成的中医术语语料库中,数据来源多为目前权威的几部中医术语标准、辞书和双语教材。常用标准包括《中医基本名词术语中英对照国际标准》《WHO 西太区传统医学名词术语国际标准》《WHO 中医药术语国际标准》;国际标准化组织(International Organization for Standardization,ISO)发布的中医术语相关标准和带有术语英译的中医术语国家标准,如《中医基础理论国家标准》、《中医临床诊疗术语》系列标准、《针灸学通用术语》;辞书包括《新汉英中医学词典》《中华人民共和国药典》《中医新知识辞典》等;教材包括《中医英语》《中医诊断学》《针灸学英语教程》等。已经建成的中医药英文文本语料库或平行文本语料库的数据来源多为中医药典籍及其不同译本、国外媒体关于中医药的新闻报道、中医药双语教材、发表于英文期刊上的中医药相关学术论文等,这些文本语料中的术语也经常被提取出来进行中医术语英译的研究。

从文本类型角度分析,目前中医药翻译语料库中的术语语料多为信息型(informative)文本,如国际标准、中医药典籍中的术语、中医药英语教材等,对于中医药典籍全文、新闻报道等跨文本类型的文本分析较少,而对于来自非官方媒体的自然语言或日常生活、交流、教学、广告中所使用的表情型(expressive)和操作型(operative)语言研究不足。但已有学者注意到并开始了对于中医药其他文本类型语料的研究,如国外媒体对于针灸的新闻报道、国外用户对于针灸店铺的评价,从语言的情感色彩等方面研究了针灸在英文媒体的传播和接受现状。

(3) 研究连贯性差:受语料库规模所限,中医药语料库翻译的研究方法多为对比研究,如多数双语术语语料库的建立都是为了研究某一领域中医术语的英译,但由于数据规模小,所得出的结论,如翻译方法、翻译原则等,不具有普遍性,不能推广到更大范围内的翻译应用中去。语料库翻译学的优势之一就是得出以前从未发现的语言事实,但由于所建语料库多为小型专用语料库,研究内容不连贯且成果实用性差。目前中医药语料库翻译研究中这种分散的、微观点状研究状应向宏观系统的研究模式转变,所构建的大型语料库也应充分发挥语料库翻译学研究的特点,全方位地服务中医药翻译教学、科研、科普、推广等各个方面。

(4)资源共享受限:由于大型语料库建设费时费力,特别是平行语料库,需要大量的人力工作来完成数据清洗和语料对齐,故大型语料库一旦建好,各个研究机构都会视若珍宝,不会对外公开。现有的大型术语库或典籍库,多只提供术语查询服务,想要使用完整数据库则需另行购买,对于研究经费不充裕的研究团队来说难以支撑。故现有中医药数据库研究热点分散,数据规模较小,期待国家有关部门可牵头组织中医药英译大型开源数据库的构建,以惠及中医药相关的翻译研究和中医药的对外传播。

3. 中医药语料库翻译研究发展方向

(1)基于语料库的中医药翻译普遍性研究:根据莫娜·贝克的定义,翻译的普遍性是指"在译文(目的语)中展现的(语言)典型特征,这种特征不是特定语言系统相互作用的结果"。贝克倡导的能使用语料库研究翻译语言普遍性的具体方面包括显化、消歧、简化、合乎语法性、避免重复和过度显现目的语语言特征及其分布规律。之后关于翻译普遍性的研究不断发展,具体研究内容在贝克提出的研究内容基础上不断扩展,涉及语种也越来越多。到目前为止,实证研究和理论阐释研究均比较多的翻译共性特征包括简化、显化、隐化、规范化、整齐化、独特项假说、干扰、不对称假设、源语透过效应等,这些都可以成为中医药语料库翻译学研究的方向。

与其他研究方法相比,基于语料库的翻译普遍性研究具有的优势不可替代。从中医药翻译的角度来说,它让翻译普遍性研究变得清晰且具体。中医药翻译的现有研究多基于小规模的、人工的、只针对两种语言的数据收集与对比,而借助语料库研究方法,中医药翻译研究可以进行大规模、系统的、比较性的研究和具备更加明确的研究目标;并可以辅助中医药翻译研究的理论构建,将之前分散的、实用性差的研究变成了能够解释趋势及例外的连贯的研究。同时,普遍性研究的目的不是要揭示中医药翻译绝对权威的通用规则,因为任何语言都在不断地变化,普遍性研究的目的是发现翻译现象的趋势、倾向和规律,这些趋势和规律绝不是在一成不变的环境中产生的,其本身也不会一成不变,虽然其中规则有些可能来自个人的创造或受到某个机构或团体的影响,但这些趋势和规律正是在一个丰富、复杂、充满着差别与矛盾的动态世界中产生的,并会在这个动态世界中不断变化。数十年来,中医药翻译研究者一直试图总结概括中医药翻译的翻译方法和翻译原则,但正如语料库翻译学所能揭示的那样,中医药翻译的各种普遍性特点也是处于一个不断变化的动态世界中,我们只能总结或者规范某一时段的翻译方法和翻译原则,而不能找到永恒适用的方法和原则。但某个时段中医药翻译语言的普遍性特点是什么,它们又是如何变化的,将会是基于语料库的中医药翻译研究的主要研究方向之一。目前北京中医药大学王曦、方廷玉团队已经开始了关于翻译普遍性的历时研究,本团队也以语料库为基础提出应以变化的视角看待中医药翻译"约定俗成"的翻译原则,这也进一步说明了中医药翻译研究者在不断突破静态翻译研究的桎梏,开始以动态的视角看待中医药翻译的发展。

(2)基于语料库的中医药翻译译者风格研究:译者风格是指译者与其他译者不同的翻译方式或语言模式,涉及内容包括目的语言词汇或句法结构的应用、翻译策略和方法应用、翻译文本的选择、前言后记等副文本信息的特点等。翻译传统上要求忠实于源语文本,在行文风格方面,译者需再现源语文本作者风格。而在贝克看来,无论译者是否是故意而为之,都会在翻译文本中留下通过一系列语言和非语言特征表现的痕迹。

目前对于中医药翻译译者风格的研究发展缓慢,主要是研究的深度不足、广度不够。对于几位中医药著名的翻译家(如李照国、魏迺杰),译者风格研究多是通过作者对于自己翻译观点的阐释,或具有争议的个别术语展开,对于文本的分析多数还停留在词汇层面,而不是全面分析其译作,让文本自身发出"译者的声音"。而中医药翻译的译者风格研究,不一定拘泥于某个"译者"的翻译风格,可以把研究目标放大到某个"翻译机构"的翻译风格。随着国家不断推进"中医药文化走出去",各种官方机构都在进行中医药翻译实践,如中国外文局、国家官方媒体,以及国际标准化组织、世界中医药学会联合会等中医药相关国际标准或文件的发布机构,这些机构不仅有自己独特的翻译风格,而且它们的翻译风格往往是多方因素共同作用的结果,这些翻译风格的形成和变化也值得进一步研究。

(3)基于语料库的中医药翻译规范研究:在特定的社会、历史、文化环境中,翻译会显现出一些规律性特征,这就是莫娜·贝克所谓的翻译规范(norms of translation)或图里所说的操作规范(operational norms)。贝克在首次讨论语料库翻译学的研究课题时,就已经将"特定社会—文化语境下的翻译规范"作为语料库翻译学的研究课题之一。

在切斯特曼的翻译规范理论框架中,期望规范是指目标语言读者对翻译的期望,如译本的语法性、可接受性、风格等。这些期望部分受到目标文化中盛行的翻译传统和类似文本形式的制约,以及经济、意识形态因素和文化内部、文化之间的权力关系。然而,在某些情况下,期望规范通过某些规范权威(翻译批评家、教师、文学批评家等)的作用而生效。在任何社会中,都有一组专家被认为可以规定这些规范。他们可以确认已经在社会中普遍存在的规范,也可以说,他们代表了整个社会并受到其他成员的信任。在中医药翻译的实际工作中,特别是中医术语翻译,学者们正试图改变这种由专家确定期待规范的情况,因为不同专家的研究角度不同,中医药专家往往坚持术语内涵,语言学或翻译学专家则多从词汇、语用、传播等角度提出不同的见解,拥有不同教育背景的专家在中医术语翻译上往往难以达成共识。而某些权威所制定或者确认的规范,与该团体中广为认可的主流规范也存在冲突,这种情况在中医术语翻译领域也非常明显,如中医药双语课本中的术语英译往往与国际标准、国家标准中的术语英译不同。

期待规范也并非静止不动或者永恒的,它们与文本类型密切相关,人们并非期待所有文本类型都必然永远遵循流畅的、标准的说话方式。所以,翻译普遍特征就是特定时期中医药翻译所遵守的翻译规范的体现,特定文本类型中医药语料库中语言的翻译普遍特征就是特定时期、特定文本类型中医药翻译规范的体现,而这种普遍特征会随着翻译规范的变化而变化。

在中医术语的翻译实践中我们应该把中医药翻译放在更加广泛的范围内进行分析,不仅仅从语法性来考虑受众对于译本的期待,更应该把可接受度、风格等因素考虑在内,充分考虑不同文本类型对于术语翻译的期待,而不是设计过于宽泛而没有操作意义的翻译规则。同时,对于中医药翻译规范的影响因素,也不应只限于语言层面,可以考虑更大范围内的影响因素,如译者所在国家的政策因素、翻译赞助人、出版社等。

(4)基于语料库的中医药翻译理论的创新:关于语料库翻译学研究,北京外国语大学语言所王克非教授曾提出,善于提出合理假设,才能开辟新研究课题。英国翻译理论家拉威欧萨(Laviosa)指出,语料库翻译研究的本质就是对假设进行检验,具体表现为以下步骤。① 提出假设;② 建立研究目标并验证假设;③ 描写和分析数据;④ 对发现的结果进行理论阐述;⑤ 将假设精确化;⑥ 在此基础上,为将来的研究提出新的假设,在重复运作的基础上对理论进行修正和完善并建立初步的方法论体系。

以往的中医药翻译研究,由于缺乏验证手段,多为内省式研究。现语料库翻译学为中医药翻译研究提供了有力的研究手段,故研究者可以大胆提出合理新颖的假设,并通过语料库语言学的手段进行验证,这样既可以验证之前学者提出的假设,也希望各方学者能用其为沉寂多年的中医药翻译理论研究,带来新颖的观点。

本研究采用语料库翻译学作为研究方法,研究中医康复术语的翻译特点。本研究建立的中医康复术语专门用途语料库,共包含 42 个词条的中医康复术语核心术语的汉语词条和英语英译,以及 2022 年 ISO/TC249/WG5(ISO/TC249 Traditional Chinese Medicine/Terminology and Informatics,ISO/TC249 中医药技术委员会/术语与信息组)中方后备项目标准草案《中医康复术语》(后称 ISO 标准草案)中的 71 条中文术语词条和英译,以及它们的英文释义(2 653 个单词)。

三、中医康复术语核心词及其英译

1. 中医康复术语语言特点 从术语结构的角度来说,中医康复术语的构成方式多为"核心中医术语"+"康复相关内容",如推拿康复疗法、针刺康复疗法等。而核心中医术语,常见的基本结构有偏正词组、述宾词组、主谓词组、联合词组等。通过词频软件对《中医康复术语》汉语标准草案进行词频分析,排名前二十的高频词如表 4-1 所示。

表 4 - 1 《中医康复术语》汉语标准草案高频词

排 序	单 词	词 性	数 量	条 数
1	康复	名动词	181	141
2	疗法	名词	65	65
3	中医	名词	26	16
4	促进	动词	27	27
5	中药	名词	18	13
6	治疗	动词	21	21
7	疾病	名词	21	21
8	情志	名词	15	10
9	方法	名词	17	16
10	人体	名词	17	17
11	环境	名词	15	12
12	身心	名词	16	15
13	作用	动词	16	15
14	针刺	名词	14	10
15	部位	名词	13	11
16	利用	名词	14	14
17	功能	名词	13	13
18	达到	动词	13	13
19	经络	名词	11	9
20	指导	名词	10	10

　　从高频词单词可以看出,中医康复术语的构成内容主要是中医基础理论术语(如中医、中药、情志)和常用医疗术语(如促进、治疗、疾病)。"康复"作为本标准的核心词,一共出现了181 次;其后出现的是疗法、中药、治疗等高频医疗术语,说明了中医康复术语中包含了很多中医中药疗法;促进、人体、环境、身心等高频词,验证了中医康复强调"天人合一"的中医学基本观点。值得注意的是,词频排名第 8 的高频词为"情志",而情志类疾病一直是中医诊疗的特色之一,在此也验证了中医康复对于情志因素的重视。

　　从术语内容上看,中医康复的定义为"为提高或改善伤、病、残者的生存质量,在中医理论的指导下,采用精神调节、合理饮食、传统运动、针灸、推拿、中药、沐浴、娱乐等各种方法,对先天或后天各种因素造成的机体功能衰退或障碍进行的恢复",由于其使用的技术和方法为中医疗法,故与中医药基础理论术语的语域高度重合。

所以,中医康复术语的翻译主要是核心术语翻译版本的选择,目前学界没有针对中医康复术语翻译的相关研究,故在进行中医康复术语英译时,首先应对中医康复术语中所包含的中医药核心术语的翻译进行研究。从翻译学角度展开的研究,主要包括对于康复术语中包含的中医药核心术语英译版本的选择,康复术语英译策略的描写性研究,以及在翻译模因论的视域下对不同译本的适用度进行考查。

2. 中医康复术语核心词及其英译的确定　基于《中医康复学》等教材,《中医药常用名词术语辞典》《中医辞海》《中医大辞典》等辞书,及现有的国家、国际中医药标准,本研究梳理出包含 42 个词条的中医康复术语核心术语库,并参考权威国际标准,梳理出中医康复术语中的核心中医术语及其英译。所参考的中医术语国际标准主要有 3 部,即前文提到的旧版 WHO 标准、世中联标准和新版 WHO 标准。旧版 WHO 标准主要服务范围为传统医药的理解、教育、培训、实践和科研,以及辅助各国关于传统医药的信息交流;世中联标准的主要服务范围为中医药教育、医疗服务、科研、学术交流、信息传播、经贸等;新版 WHO 标准的前言中提到,此标准帮助解决中医术语相关问题,为中医从业人员、政策制定者、保健人员及大众服务。本研究还参考了 ISO 相关的术语国际标准,其中涉及的医疗器械术语主要参考 ISO 国际标准和世界针灸学会联合会(World Federation of Acupuncture-Moxibustion Societies,WFAS)标准。筛选出的核心术语按照其所包含的概念分为两级,具体核心术语内容及英译如表 4-2 所示。

表 4-2　中医康复术语核心词及其英译

一级核心词	二级核心词	旧版 WHO 标准译文	世中联标准译文	新版 WHO 标准译文	ISO 标准译文
中医		traditional Chinese medicine	Chinese medicine	Traditional Chinese medicine	traditional Chinese medicine
康复		rehabilitation pattern identification/syndrome differentiation	rehabilitation syndrome differentiation/pattern identification	/	/
	辨证			Pattern identification/pattern differentiation	pattern identification/syndrome differentiation
	预防	/	/	Prevention	/
推拿		tuina	tuina	Tuina	/
针刺		acupuncture 针;针法	/	Acupuncture	acupuncture needle 针灸针
	体针	/	/	/	/
	水针	/	/	/	/
	电针	electro-acupuncture	/	Electroacupuncture	electro-acupuncture
	磁针	/	/	/	/
	三棱针	three-edged needle	three-edged needling 三棱针法	The three-edged needle	/
	埋针	/	/	/	/

续 表

一级核心词	二级核心词	旧版 WHO 标准译文	世中联标准译文	新版 WHO 标准译文	ISO 标准译文
	皮肤针	dermal needle	dermal needle	The dermal needle	dermal needle
	头皮针	scalp needle	scalp acupuncture 头针	Scalp acupuncture 头针疗法	/
	耳针	ear needle	ear acupuncture	Ear acupuncture/auriculotherapy 耳针疗法	
艾灸		moxibustion 灸（法）	moxibustion 灸法	Moxibustion 灸法	moxibustion
拔罐		cupping	/	cupping 拔罐法	cupping
	火罐	/	fire cupping 火罐法	Fire cupping/Fire suction 火罐法	/
	水罐	/	water boiled cupping 水罐法	Boiling cup method/Water suction 水罐法	/
	抽气罐	suction cup	suction cupping 抽气罐法	/	air extraction cupping device
刮痧		/	/	Guasha	
中药		Chinese medicinal	Chinese materia medica/Chinese medicinal	Chinese medicines/Chinese herbal medicines	Chinese Materia Medica
	内服	/	/	/	
	外用	/	externally applied medicinal 外用药	Externally used medicines 外用药	
	熏蒸	/	/	/	
	膏药	/	plaster	Plaster/Medicated plaster/Thin Plaster	
	烫洗	/	/	/	
	熨敷	/	/	/	
	药枕	/	/	/	
	药浴	/	/	/	
情志		/	/	Mental/emotional therapy	/
	相胜	/	/	restraining emotions method 情志相胜法	/
	开导	/	/	/	/
	行为	/	/	/	/
饮食		/	/	Improper diet 饮食失宜	/
	食疗	/	diet therapy of Chinese medicine 中国食疗学	Food therapy	
	药膳	/	medicated diet of Chinese medicine 中国药膳学	Medicated diet	/

一级核心词	二级核心词	旧版 WHO 标准译文	世中联标准译文	新版 WHO 标准译文	ISO 标准译文
传统运动		/	/	/	/
	太极拳	/	/	Taijiquan	/
	五禽戏	/	/	/	/
	八段锦	/	/	/	/
	易筋经	/	/	Yi Jin Jing/Sinew transforming exercise	/

通过参考多个版本权威国际标准，我们对中医康复术语英译现状有了大体的了解。部分中医康复术语词汇在几个版本的国际标准中都有所体现，且除了新版 WHO 标准全篇术语使用首字母大写外，各翻译版本基本达成共识，如推拿（tuina）、皮肤针（dermal needle）；部分术语虽然被收纳在了不同的国际标准中，但翻译相差较大，如抽气罐（suction cup, suction cupping, air extraction cupping device）；还有一些取样的国际标准中没有包含的术语，如烫洗、药枕、五禽戏等。对于不同类型的中医康复术语，研究者会使用不同的方法来确定其最终的翻译版本。

四、中医康复术语翻译接受度研究

从翻译模因论的角度，如果一种翻译模因主导的中医术语译文在目的语文化中比其他译文传播的更广泛，那这个翻译模因就是中医术语翻译的强势模因，也就是我们所说的"约定俗成"。近年来，约定俗成作为中医药翻译的重要原则之一，已经在学界和译界达成共识。译界学者多认为，翻译中应注意保留中医文化因子，注意规范性和统一性。而规范性和统一性，就集中体现在中医术语翻译的约定俗成原则上。

然而，在约定俗成原则的实际运用中，谁来"约定"，如何"约定"，"约定"是否发生变化，如何变化，这些都是需要进一步解决的问题。有学者指出，对于同一中医术语的不同翻译，大多还是基于传统的经验或者人工的方法进行研究，缺乏相关的语料库和术语库的支撑，迫切需要采用语料库和术语库等实证的研究方法，对中医术语的翻译进行检索、统计和比较。通过中医术语英译语料库的建立，中医药翻译实践者可以获取"约定俗成"的量化数据，为中医药英译提供标准化、规范化的依据。对于"约定俗成"强势模因的考察，本研究采用基于语料库的定量研究，通过语料库的建立，来寻找中医康复术语英译中的强势模因。首先使用 4 类国际标准为语料来源，筛选出中医康复术语核心术语的主流翻译版本，然后通过计算机建模的方式，以 PubMed 数据库中的论文为数据来源，以 Traditional Chinese Medicine/Chinese Medicine 为锚点抓取论文相关信息，收集不同时段中医药相关论文摘要部分的文本信息，建立起共包含 34 902 435 个单词的中医药英译语料库。在中医药英译语料库中查找相应核心术语的词频，以此来确定作为翻译模因传播效果最好的术语英译版本,并作为最终《中医康复术语》国际标准的英译标准。

PubMed 是一个免费的 MEDLINE 数据库,提供生物医学和健康科学领域的文献搜索服务;MEDLINE 是当今世界上最权威的文摘类医学文献数据库之一。本研究建立的主题模型以 PubMed 中收录论文的摘要内容(包含论文题目、摘要、关键词、作者、作者单位、发表期刊等)为数据来源,以 Chinese medicine, traditional Chinese medicine, TCM, Chinese herbal medicine 为关键词,分 2013—2023 年、2003—2012 年、1993—2002 年和 1993 年以前 4 个时间段对中医药相关文本进行抓取(数据截止日期为 2022 年 5 月)。

对入库的 52 225 788 个单词进行清洗,首先过滤特殊字符、空格等;然后使用自然语言工具包 NLTK 对文本进行分词,得到文本词集;最后去除英文停用词(如 a, an, very, more),得到包含 34 902 435 个单词的中医术语英译语料库,语料库的具体数据信息如表 4-3 所示,分时段统计各个翻译版本的词频数如表 4-4 所示:

表 4-3 分时段单词数量统计

时 间 段	单词数量(去除停用词后)
2013—2023 年	26 391 248 个
2003—2012 年	6 210 154 个
1993—2002 年	1 724 247 个
1993 年前	576 786 个
总 计	34 902 435 个

表 4-4 语料库中分时段各个翻译版本词频数统计

术 语 词 条	分时段出现频次			
	2013—2023 年	2003—2012 年	1993—2002 年	1993 年前
Chinese medicines	1 584	440	76	22
Chinese herbal medicines	541	177	40	9
Chinese materia medica	155	82	11	5
CMM	89	39	2	0
Chinese medicinal	1 204	474	114	35
Chinese medicinals	14	1	0	0
food therapy	13	2	0	1
diet therapy	17	5	2	1

续 表

术 语 词 条	分时段出现频次			
	2013—2023 年	2003—2012 年	1993—2002 年	1993 年前
taijiquan	2	0	0	0
taiji quan	1	0	0	0
tai ji quan	0	0	0	0
Tai Chi Chuan	20	5	4	1
tai chi chuan	2	0	0	0

由于 PubMed 数据库中鲜有关于中医康复相关的研究,故多数中医康复术语的完整翻译在数据库中并没有对应词条。表 4-4 仅用来展示中医康复术语在翻译时如何遵循中医术语翻译的"约定俗成"原则。"约定俗成"是一种自发的社会现象,是一个译本靠自身特点赢得了更多的使用者而取得的结果,是一种翻译在市场机制下打败了其他翻译而得到的胜利。如果从翻译模因论的角度把某个中医术语的英译看成是一个模因,它的传播过程就是模因像病毒一样去感染并影响他人的过程,那么与自然选择一样,如果一个英译版本得到了更多受众的认可,并主动开始使用它,就证明这个译本的传播是成功的。所以,中医术语英译的"约定",还是要由使用这些翻译过后的中医术语的人来"约定",也就是使用英语对中医药进行科研、教学、医疗实践、对外交流等的相关人员。如今中医术语翻译标准化难以实现的其中一个原因就在于,我们把重心放在了中医药翻译专家的分歧之上,而不是读者的接受度上。所以,我们试图通过了解使用者真正使用的"约定"翻译,来进一步指导中医术语翻译。

除了建立相关语料库,译者还可以借助搜索引擎来对比某个术语不同英文译本的接受度。

互联网便相当于一个免费的巨型的语料库,而搜索引擎便是进入这个巨型语料库的一扇门。以 Google 为例,Google 网络索引的数据规模大概在 4 000 亿份文档,目前建立的最大的语料库美国当代英语语料库(Corpus of Contemporary American English, COCA),也只包含了 5.2 亿词的文本。译者可以从两个方面来使用搜索引擎辅助查询译本的接受度:首先是术语的接受度,特别是当中医术语被翻译成了一个短语时,可以搜索不同译本的词频来查看术语版本的接受度;其次,可以使用搜索引擎查找或者检验单词固定搭配或常用搭配。

需要注意的是,搜索引擎的搜索结果并不是严格意义上的语料库。在语料库建设诸多可控因素中,代表性是语料库的核心和灵魂,它直接关系到在语料库基础上所做出的研究及其结论的可靠性和普遍性。各个搜索引擎使用的算法不同,搜索结果不同,且其搜索结果会受到多种人为因素的干预,这都会影响语料库代表性的随机性。故我们在使用搜索引擎辅助翻译时,可以通过词频对比的方式获得参考信息,如需得出进一步结论,还需要建立严格意义上的语料库。

第三节 中医药翻译能力建设

■ 一、生态翻译学视域下译者的适应性选择

生态翻译学(eco-translatology)是由清华大学胡庚申教授创建的翻译理论体系,为少有的中国研究者的原创翻译理论,是生态学与翻译学的交叉学科,是后现代语境下的翻译理论形态。它选择生物进化论的翻译适应选择论为基础,具有强大的解释能力和适用性,从适应和选择的视角对翻译本质、过程、标准、原则和方法等做出新的描述和解释。生态翻译学认为,翻译是在一定生态环境下进行的,这种生态环境是指语言、交际、文化、社会以及作者、委托者等互联互动的整体。在翻译过程中,译者唯有从多个维度适应翻译的生态环境并实现多维选择转换,才能产生整合适应选择度高的译文。

翻译模因论和生态翻译学理论都是将传统译学与自然学科相结合产生的翻译理论。翻译模因论从翻译过程的角度,把影响翻译的因素(包括理论)看作是像病毒一样有生命且可以不断感染其他人的东西。这种理论以译本及其相关内容为研究对象,从生物进化论的角度重点分析翻译相关理论、策略、原则等"自然选择"的结果。生态翻译等则是从译者的角度,诠释译者为了适应翻译环境而做出的努力,这种理论从适应论的角度分析译者翻译过程、翻译原则、翻译方法和译评标准。生态翻译学将达尔文生物进化论中的"适应/选择"学说引入翻译研究,将翻译定义为"译者适应翻译生态环境的选择活动",故分析与译者行为相关的内容时,使用生态翻译学理论更加合适。

生态翻译学的发展过程中,胡庚申教授发表了一系列论文来不断完善及发展该理论体系。随着生态翻译学的不断发展与成熟,许多学者以其为新的视角进行不同领域的翻译研究,如文学、哲学、商务和法律等,也有使用生态翻译学理论分析中医术语翻译和译著的研究,这些都丰富了生态翻译学的研究内容,促进了生态翻译学研究的持续发展。

本研究主要使用生态翻译学理论来研究中医康复术语的翻译方法,也就是中医康复术语在翻译过程中三个维度的适应性选择转换(语言维、文化维、交际维)。"语言维的适应性选择转换"是译者在翻译过程中对语言形式的适应性选择转换,指在翻译活动中同时把握语言的多样性和共通性,恰当处理语言形式。"文化维的适应性选择转换"是指译者在翻译过程中关注双语文化内涵的传递和阐释,译者在处理翻译时积极扫除文化差异而又不可忽略双语文化内涵,保证信息的顺利沟通。"交际维的适应性选择转换"是指译者在翻译过程中关注双语交际意图的适应性选择转换,译者将交际意图传递给读者并让翻译成果利于交际,维护和保持原文、译文的交际生态。

（一）语言维

中医术语英译的语言维适应性选择转换主要体现在对包含修辞形式术语的翻译上。

根据现代修辞学理论，有学者将《黄帝内经》中修辞格归为材料、意境、词语、章句 4 个层次，而中医术语的英译一般涉及前 3 个层次。其中，材料层次的修辞包括譬喻、映衬、借代等辞格，意境层次的修辞包括比拟、避讳等辞格，词语层次的修辞包括省略、警策等辞格。而中医康复术语中基本不包含任何修辞手法，主要遵循科技英语的翻译方法，即名词化、被动句、定语后置、在行文上简短等。所以，语言维度的适应主要体现在翻译时直译法的应用，如"针刺康复疗法"就翻译成针刺、康复和疗法 3 个部分的叠加，也就是"acupuncture rehabilitation therapy"；"推拿康复疗法"就翻译成推拿、康复和疗法，也就是"tuina rehabilitation therapy"。

（二）文化维

就是译者在翻译的过程中，要保留文化内涵，从而引导译入语读者来感受中医药的独有文化。前文提到了翻译研究的 4 种范式，从其中的语言学研究范式开始，翻译理论研究开始走出以原文文本中心的研究模式，终结了对同一性和一致性的追求，并从文化学、思维学、社会符号学等多元角度探讨翻译活动的规律，展现一种突破一元性规定、走向多元的开放理念。

在中医术语翻译时，文化维的适应性选择转换主要表现在对部分术语的异化处理方式。归化（domestication）和异化（foreignization）翻译策略在中医术语英译论文中被多次提及，此理论最早由美籍意大利翻译理论家劳伦斯·韦努蒂（Lawrence Venuti）提出。归化法其实是本着民族中心的态度，把异域文本带向译入语的文化价值；而异化法是去本族中心的做法，尽可能地保留原作语言、文化的差异性。从翻译原则角度考量，异化对应的是中医术语翻译的"民族性"。后有研究者提出，在进行中医药翻译时，最能体现"民族性"的异化翻译方法是"音译法"。在中医康复术语的传统运动康复疗法部分，如太极拳、易筋经和八段锦都使用了音译的方式。

文化维度的适应方式随着整体文化环境的变化而改变，中西医文化存在本质差异，很多中医药概念在西医中找不到对应的词语，而如今在"人类命运共同体"的大概念下，随着中医药文化自信的不断提升及中医药文化的不断走出去，异化策略在中医药整体翻译策略中的比例会不断上升，而对于文化维度的适应效果也会更加自然。

（三）交际维

除了语言信息的转换和文化内涵的传递外，译文也需要在交际层面传递出交际意图。所谓交际维的适应性选择转换，就是在转码过程中，要关注交际层面，即译入语读者对于翻译语言的接受度。中医康复相关的术语，其翻译的目的是传达给目的语文化读者源语的康复理念和康复方法，从而指导读者遵循中医康复理论、使用中医药康复方法进行康复。而中医康复术语国际标准的目的为厘定中医康复术语，规范其术语名称、定义，适用于全球中医康复相关的贸易和计算机编码,同时也为国际标准组织其他工作组提供术语支撑,故在翻译之时也要考虑交际方面的因素。

二、PACTE 模型与中医药翻译能力训练

在中医药翻译人才的培养过程中,院校教学主要围绕双语能力、转换能力和主题知识 3 个方面展开。传统研究者认为,中医药译者需要具备语言能力和中医药专业能力。但作为专业英语的一种,中医药英语翻译所需能力不止这两项。为此,我们使用 PACTE(Process in the Acquisition of Translation Competence and Evaluation)翻译能力模型研究中医药翻译所需要的能力及其培养模式。

PACTE 模型是西班牙巴塞罗那自治大学相关学者对翻译能力习得过程和评估进行专项研究时使用的理论框架,后被用于一系列翻译能力习得的实证研究,在 1998 年被首次提出,包括 6 种翻译子能力:双语交际能力(communicative competence in the two languages)、语言外能力(extra-linguistic competence)、专业操作能力(professional instrumental competence)、转换能力(transference competence),以及之前的研究中未曾涉及的策略能力(strategic competence)(或称为"解决问题能力"〈problem-solving competence〉)和心理生理能力(psycho-physiological competence)。后历经几次优化,现被喻为迄今为止最完整的翻译能力构建模型,包括 5 种子能力:双语子能力(bilingual subcompetence)、语言外子能力(extra-linguistic subcompetence)、翻译知识子能力(knowledge about translation subcompetence)、工具子能力(instrumental subcompetence)、策略子能力(strategic subcompetence),以及心理生理要素(psycho-physiological)(包括认知、态度及心理活动机制),为翻译教学及译者翻译能力培养提供了方向,也为中医药专业英语教学和培养中医药翻译人才提供了方向。

PACTE 总结了翻译能力的一些显著特征,首先翻译能力是一种专家知识,并非所有的双语者都具备这种能力。也就是说,对于具有一定英语基础的非翻译专业本科生或者研究生,绝大多数不具备专业翻译能力。其次,翻译能力是一种程序知识,是一套"操作步骤",是遇到翻译问题如何解决的能力,而这种问题解决能力是在实际人才培养过程中常常被忽略,而过于强调学生的双语能力。再次,翻译能力由互相关联的各种不同次能力构成,并给出了相应的子能力,这些子能力对于圆满完成中医药翻译任务缺一不可。最后,策略能力也是一种程序知识,并且直接统筹了整体翻译活动,因此非常重要。

PACTE 模型中提到的 5 种子能力并不是相互独立的,而是相互影响(图 4-2)。如处于核心位置的策略子能力,其主要关注的是"知道如何行动"(know how to act),是保证翻译过程效率、解决翻译问题的过程性知识,贯穿翻译过程的始终。对于从事中医药相关翻译的译者,策略能力决定了在整个翻译过程中译者如何激活不同的子能力,调动有用资源,规避翻译风险,以及辨识并解决翻译核心问题。

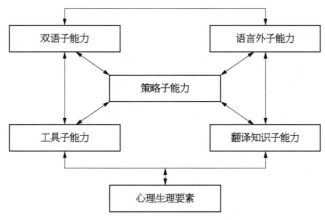

图 4-2　PACTE 翻译能力修正模型

1. **双语子能力**　这是关于两种语言的知识,包括语用、社会语言学、篇章及词汇语法知识。对于从事中医药相关翻译的译者,需掌握特定情景中的特定话语,如临床诊疗、教育教学、学术交流、产品产销、法律标准等不同语境。

(1) 语用知识:双语子能力中包含的语用知识专门研究语言的理解和使用,研究特定情景中的特定话语。对于中医药翻译双语能力理解的一个误区是只要英语好就可以从事中医药翻译工作,这其实是远远不够的。中医药有着悠久的历史,又根植于中国文化,其理论基础均来自以四大经典为主的中医药经典,相关术语包含了隐喻等多种修辞,且有历代医家对于四大经典的批注和医案,这都需要一定的中国语言文学功底,才能理解透彻。根据以往从事中医药翻译教学的经验来看,部分学生不能正确理解以文言文形式出现的中医药文本的正确含义,以至于无法进行正确的翻译。在历届中医药翻译大赛中,也有许多参与者,不能正确地理解原文。如第二届中医药翻译大赛比赛稿中"夫病已成而后药之"的"药"不是名词(medicine,remedy,drug),而是动词(curing … with medicine),如果对原文理解不透彻,就不能进行下一步的翻译。

(2) 社会语言学知识:在语言使用过程中,言语社会成员会通过重复语言使用活动建立或重新适应交际行为规律,这就是语用的规约化。双语子能力中的社会语言子知识,也包括对于语言使用社会规约的研究。

在翻译领域,对于翻译的双语子能力是否足够完成翻译工作有相应的要求,如《翻译服务译文质量要求》(GB/T 19682—2005)、《标准化工作指南第 10 部分:国家标准的英文译本翻译通则》(GB/T 20000.10—2016)、《翻译服务规范第 1 部分:笔译服务要求》(GB/T 19363.1—2022)、《翻译服务规范第 2 部分:口译》(GB/T 19363.2—2006)等,但由于中医术语英译规范化具有复杂性、动态性和多样性,而中国整体的标准化工作起步较晚,故目前中医药翻译规范化并未达到应有的规范化程度。不过,中国中医科学院朱建平团队主导的中华中医药学会团体标准《中医药术语英译通则》已完成多轮专家咨询,预计不久将对外发布。

与对翻译服务整体的规范相比,术语的规范相对简单一些,对于中医术语的翻译,译者不仅仅要知道常见的英译版本,也要时刻注意中医术语英译的变化及争议版本。"约定成俗"原则是中医术语英译的重要原则之一,根据本研究所建语料库词频统计显示,在过去几十年中医药的英译过程中,核心术语的使用者逐渐"约定"了常用的翻译版本。如中医药目前的英译"约定"版本为 Traditional Chinese medicine(TCM),五脏和六腑的"约定"版本为 five zang organs 和 six fu organs,证的"约定"版本为 syndrome,经的"约定"版本为 meridian 等。但值得注意的是,即使某个中医核心术语有更多人使用"约定"版本,其他的英译版本也具有顽强的生命力,如 Traditional Chinese medicine 与 Chinese medicine 之争,虽然前者在数据上占优,但后者依然有着庞大的用户群。随着今后中医药在国外的不断发展,是一种版本逐渐盖过另一种版本成为"唯一的"约定结果,还是两种版本共生共荣,都不得而知。所以,中医药译者要熟知常见中医术语的常见翻译版本,熟悉不同语境下的语用规约、语言行为的社会及语言规约,并根据翻译环境和翻译受众调整自己使用的英译版本。与此同时,翻译规范具有历时性效度,在不同时期具有不同的规范。中医药译者也要随时注意中医药翻译规范的变化,与时俱进,更新自己的知识结构,适应当下的翻译规范。

(3)篇章及词汇语法知识:双语子能力中的语篇知识包括语言的质地,如衔接与连贯机制,以及不同语体的相应规约,如结构、特征等。这里需要指出的是,译者需要注意中医药英译中不同语体的相应规约,根据语境类型选择语言运用及其风格基调。如对于中医药国际标准,ISO 就有相应的规定,根据《ISO\IEC 导则第 2 部分:ISO 和 IEC 文件的结构和起草原则与规则》中的规定,除了特殊情况外,所有术语均为小写字母;术语应该使用其基本语法形式,即可数名词使用单数形式、动词使用不定时;术语释义应该能够替代术语在上下文中表示的内容,不以冠词开头(the/a/an),结尾没有句号等,释义不能以要求的形式提出,也不能包含某种要求;每个术语词条只能有一个定义,对于多义术语,应该在释义前以尖括号标注出此定义适用领域;编写定义时不能使用循环定义的方式。而话语中的篇章及词汇语法知识则需要译者逐渐积累。

2.语言外子能力 这主要由双文化知识、百科知识和某个特定领域的主题知识 3 部分构成。

(1)双文化知识:中医药翻译的双文化知识其中一方当然是中国文化知识。涉及的文化知识除了美国和欧洲国家的概况知识外,很多与日本、韩国间的传统医学交流都是以英语展开的,此时也要注意日本、韩国与中国特殊的文化渊源。

(2)百科知识:相关研究显示,百科知识对口译和笔译活动的影响差别巨大,这种区别性的影响可能源自有经验的口译员更多的是借助他们的百科知识(言外知识)和工作经验来听取原文信息或即时处理源语的歧义句。而与之相对的是,笔译员则可以自由分配时间来理解源语语句或词义中的疑点和难点。故对从事中医药翻译的口译员来说,充足的百科知识能够帮助他们处理各种翻译问题;而对于笔译来说,百科知识的需求就转接到了其他子能力上,如工具子能力。由于中医药涉及的百科知识包括历史、文学、哲学、社会、地理概况、宗教等多个方面,故对译者的要求也相对较高。

（3）主题知识：中医药翻译涉及的某个特定领域的主题知识主要包括中医药专业知识，而中医药专业知识涉及的分支又比较多，除了都多少与中医基础理论相关之外，还包括中医诊断、经络腧穴、治则治法、形体官窍、针灸推拿、中药方剂、医古文等多个精细分类。在双文化知识方面，中医药英译主要是中国文化和以英语为母语的国家的本土文化之间的区别与联系，还有中医药、西医和中西医结合之间的区别与联系。尤其需要指出的是中医药典籍的回译，很多中医药典籍中的句子，已经成为国外中医爱好者耳熟能详的句子，对于这类句子，译者要做到快速、准确地回译，如"正气存内，邪不可干（If there is sufficient Healthy qi inside the body, the pathogenic qi cannot invade the body）""阴平阳秘，精神乃治（Only when Yin is at peace and Yang is compact can Essence-Spirit be normal）"。

以中医药康复术语英译为例，中药内服康复法的定义为："在辨证的基础上，根据中药的性味、归经等理论和方剂的配伍组成原则，合理选用汤、丸、散、膏等剂型内服，以达到协调阴阳、恢复脏腑经络气血功能目的的一种中药康复疗法。"这里涉及的主题知识包括辨证论治、中药理论、方剂、剂型、治法等中医药主题知识，译者需要具备一定的主题知识，才能准确地翻译其中的中医术语，才能重新组织释义中的语义关系，选择适合的句型进行翻译。

尤其需要注意的是，做好中医药英译不仅需要中医药主题知识，而且需要特定领域的西医学知识。在进行中医药英译策略研究时，许多中医药翻译专家如李照国、谢竹藩等都曾经提出过借鉴西医术语，特别是西医病名术语来翻译中医术语的建议。使用西医术语翻译中医术语，这在很大程度上促进了中西医对话的开展和中医药的国际化推广工作。特别是对中医药和中国文化完全不了解的受众，使用西医词汇也许更能高效地传递信息，故对于西医学中对应的英语术语，中医药译者也需掌握。

但是随着中医药在海外更深更广地传播，使用西医词汇翻译中医术语的弊端也逐渐显现出来，如借用西医学词汇，会造成中医学词汇内涵和外延的扩大或者缩小，造成表意程度偏差或文化休克等。如中医"痫病"常使用西医表示"癫痫"的词汇"epilepsy"来翻译，但是中医"痫病"的表现与西医"癫痫"3类表现中的两类对应，即全面性强直和痉挛性发作癫痫，而不包括局灶性发作癫痫。因此，将中医的"痫病"译为"epilepsy"，造成了概念内涵和外延的扩大。

故现在对于中医术语的英译，在翻译条件允许的情况下，更多的是采用中西医结合的翻译方式，即在翻译出中文内涵的前提下，通过括号或者译者注等形式，标注出其在西医学语境中的对应术语。但是在日常口语交际环境下，特别是现在自媒体发展得如火如荼，可以根据受众对象灵活使用西医学词汇来达到传意的目的。

3. 翻译知识子能力　这主要是关于翻译活动和翻译职业的一些外在与潜在的陈述性知识，包括翻译是如何工作的（如翻译单位、翻译过程、翻译策略和技巧、出现的翻译问题等翻译运作知识）和翻译行业相关问题（如翻译市场、翻译述要、目标读者等），以及翻译协会等方面的知识。

1) 翻译单位：虽然翻译单位是我国译学界讨论较少的议题，但它与翻译对等问题是密切相关的。只有确立了翻译单位，才能决定在什么层次上寻求信息的对等。常见的翻译单位有语素、词、熟语、词组、句子、篇章、话语和文化，有学者提出了汉译英最佳的翻译单位为段落，因为这样不仅可以克服以句子为单位的缺陷，在理论上也符合篇章结构的规律和逻辑翻译的原理，而且在实践上具有较强的可操作性。中医药英译一个比较特殊的翻译单位是词，特别是在进行各类标准翻译时，都需要对相应的中医术语进行翻译，这时译者需要明确翻译单位，以进一步调整翻译策略。除此之外，中医药语言中还有大量的三字格和四字格。三字格中医药术语主要集中在中医基础、诊法、中药、方剂和针灸学 5 个方面，绝大多数传递的是纯中医学专业信息，修辞手段应用极少，如"半边莲"等单纯词，"芒刺舌"等偏正词组，"精气夺"等主谓词组，"清肺火"等动宾词组。四字格是汉语中所特有的词汇现象，根据研究，在《素问》的前 30 篇(约14 万字)中，就有四字词组共 2 904 个，占到了总字数的 33%。余梅芳、丁年青把中医四字格分为非联合关系的四字词语和联合关系的四字词语，前者包含如"肝气郁结"等主谓(宾)结构术语，"补益心气"等动宾结构术语，"淡渗利湿"等述补结构术语，"小肠实热"等偏正结构术语，"气血津液"等并列结构术语；后者包括如"气短声低"等主谓联合术语，"补脾健胃"等动宾联合术语，这些中医药语言中特有的翻译单位都需要译者特别注意。值得注意的是，对于中医四字格术语的翻译，特别是国际标准中对于中医四字格的处理，在过去的 10 多年中是发生了一些改变的。对于中医四字格的翻译，旧版 WHO 标准和世中联标准中，都使用了词作为翻译单位；新版 WHO 标准在翻译单位上更灵活，出现了部分术语的翻译单位由"词"到"句"的改变。根据国家标准《术语工作词汇第 1 部分：理论与应用》给"术语"下的定义，术语是指"在特定专业领域中一般概念的词语指称"。由于指的是概念，术语一般为名词，故以往的中医术语翻译，译文均为单词或短语，即使是具有句子结构的中医四字格，如"阴阳转化""心主血脉"等，也处理为短语形式"the property of the same thing can be transformed between yin and yang, also called inter-transformation of yin and yang""heart dominating blood and vessel"。在新版 WHO 标准中，共有 166 条术语的英译处理成了句子形式，主要集中在新增加的关于脏腑内部联系的术语上，如心系部分增加了"心主神明""心主血脉""心其华在面""心开窍于舌""舌为心之苗""心在液为汗""心在体合脉""心在志为喜""心恶热"和"心合小肠"。

2) 翻译过程：指译者进行语言转化的过程，但不同的翻译理论有不同的解释。本研究使用生态翻译理论中对翻译过程的解释，即翻译过程就是译者适应的过程，是译者对原文、源语和译语所呈现的"世界"，即对翻译的生态环境所进行的"适应"。在这个适应过程中，处处都是译者的选择，包括对翻译生态环境适应程度的"选择"和对译本最终行文的"选择"。翻译过程需要有翻译原则的指导，中医药译者在过去的数十年中总结出了一些中医药翻译原则，在前文中已经详细讲解，在此不作赘述。但需要注意的是，不同文本类型的中医药英译，应该有不同的翻译原则，也就是前文所提到的翻译规约。

（1）项目管理：从翻译项目管理的角度来说，翻译过程就是项目管理过程。在一些大型的中医药相关翻译项目中会遇到类似的项目管理工作，如近年来的国家社会科学基金中华学术外译项目《金匮要略译注》《重构秦汉医学图像》《中古医疗与外来文化》《思考中药：纯中医思维下的方药入门课》《唐代疾病、医疗史初探》《中古医疗与外来文化》等，都需要从项目管理的角度来理解翻译过程。总的来说，翻译项目管理的过程按时间序列可分为译前准备、项目跟踪、译后审订、项目提交、项目总结等 5 个主要阶段。

译前准备：① 确认需求：对于中医药英译项目来说，主要是项目类型（专著、广告、标准等）、产品提交时间、客户对稿件质量的具体要求（文本风格等）等。② 资源准备：一般来说，承接中医药英译项目都是大学或相关研究机构，能够从事中医药英译的译员不少，但是翻译质量良莠不齐，需要项目负责人确定专业知识和语言质量都符合项目质量要求的人选，组织试译等。③ 稿件分析：确定翻译人员和审校数量，规划工作进度，确定排版方式，中途稿和终稿交付时间，翻译工具类型等。④ 语料准备：对中医药英译来说，主要是建立术语表，保证项目术语翻译的一致性。⑤ 项目派发：主要是根据译者水平派发适合的工作内容，并且有目的地使用新译员。对于中医药高校和研究机构来说，整个翻译项目就是一个很好的译员训练项目，既可以培养学生译员的翻译能力，又可以在翻译实践中寻找科研课题。

项目跟踪：包括成本控制、进度控制和质量控制。项目负责人根据项目情况分配每日的翻译，并且按时收回译稿。对于短期中医药翻译项目来说，最好是每日都收回稿件。项目负责人要随时跟踪收回的译稿，监控翻译质量，及时撤换不能胜任的译员。

译后审校：包括校审、排版和质检。校审是指项目负责人安排的校审人员对译员返回的译稿进行审定和修改，并对译稿质量做出量化评估。中医药翻译项目的排版主要集中在对脚注、译者注、括号等的使用。由于中医药文本往往涉及中医术语和中医药文言文文献，此时是否需要保留原汉字或者对一些不可译的内容进行解释，都需要制定合理的项目排版标准。质检是指质检人员逐项检查译文是否符合客户要求，并筛查各类错误，如中英文中的单位转换、标点符号、错别字、漏译、错译、搭配不当、语句不通、术语不一致、版式使用不当等。

项目提交：提交时要注意待提交文档数量、名称等；光盘备份；字数统计等。

项目总结：为项目的收尾工作，对中医药翻译项目来说，主要是以书面形式总结项目得失和经验教训，为今后的项目提供参考。在项目中得到训练的学生译员也可以总结翻译中的心得体会，提炼研究问题。

（2）翻译程序：这对翻译质量的重要性已经取得共识，但是在翻译的实际过程中，只有有经验的译者才能注意到翻译程序的重要性。根据美国语言学家、翻译家、翻译理论家奈达（Nida）的定义，广义的翻译程序可以分为有技术性程序和组织性程序，前者指进行文本转换的具体过程，后者指翻译活动的总体组织过程或步骤，即一般所说的翻译程序。有学者总结了我国俄罗斯文学翻译家草婴和奈达的翻译程序，并结合自身的翻译实践，得出一套适用于翻译实践的翻译程序。对于中医药英译任务,这套翻译程序同样适用,特别是对于小规模的翻译任务,如学术论文、讲座、说明书等。这套程序包括以下步骤。

译前准备:此步骤的目的是透彻理解原文。对于中医药翻译而言,在拿到原文之后应通读全文,然后列出需要掌握的背景资料。以中医药翻译大赛的原文本为例,从首届比赛至今第七届比赛翻译稿题目分别为《中医:一门人的系统医学》《哲学意义上的中医》《经络的神奇作用》《中医健康观》《中医的病与症》《明清时期中医诊断学理论体系的发展》《辨明病机方能防病治病》,原文直接涉及的中医药著作有《黄帝内经》《伤寒论》《易经》《淮南子》《景岳全书》《濒湖脉学》《伤寒舌鉴》《医宗金鉴·四诊心法要诀》《四诊抉微》《望诊遵经》《温疫论》《温病条辨》《疫疹一得》《温热经纬》《痎疟论疏》《神农本草经》,这还不包括篇章涉及的其他背景知识。一般来说,原作引用什么,译者就得翻来覆去寻找根据出自何典,特别是原文中的直接引语。这些文章的原文部分在网络上可以找到,有些则需要有专门的图书馆资源。对于没有注解或者取得理解共识的中医药典籍,还要咨询相关的专家,结合上下文,了解原文本的具体含义。通过研读原文和查阅背景资料,译者对原文有了深入理解,才能顺利进入实际翻译环节。

实际翻译程序:此部分又可以细分为以下步骤:① 快速翻译初稿,侧重文体,务求译文节奏流畅;② 初稿搁置1周,以便修订时能以新的感受更为客观地评估译文;③ 认真检查译文内容,侧重准确性和连贯性,查漏补缺,理顺拗口词句,并多次重复此步骤;④ 修改稿再搁置数日;⑤ 从文体上反复检查译文,其中朗读是一个重要的方法;⑥ 检查译文拼写、标点和格式;⑦ 提交编辑校读或请读者代表或相关专家提出建议;⑧ 结合相关意见进行修改。奈达特别强调,第③⑤⑥步的内容检查、文体检查和拼写检查一定要分别进行,切不可同时进行。在译者比较有把握的地方,尽量做到行文流畅,对于把握不大或者存在疑问的地方,则可以采用逐字逐句的忠实译法,这些地方是之后检查修改的重点。

检查内容:开始对照原文逐字逐句检查,译文除了错译、漏译,欠额翻译也是检查的重点。欠额翻译是指译文比原文更概括、更模糊,在原文向译文转换的过程中,丢失了原文的文化含义、生动形象、修辞效果、强调性语气或者语域特色。对于原文表述与事实冲突的地方,按照作者的行文处理就可以了。

检查文体:1周后,译者可以通过朗读译文的方法对文体进行检查。在词语层面,重点检查搭配,特别是源语言和目标语言中的固定搭配;在句子层面,译者需要不拘于汉语结构的束缚,特别是中医药典籍中的文言文,需要先进行语内意义的整合,使译文尽量符合英文规范;在语篇层面,注重衔接连贯。汉语属意合语言,少用甚至不用形式连接手段,强调以神统形,特别是在文言文中;英语是形合语言,注重结构形式,常借助各种形式手段来衔接过渡语篇,故在进行中医药语篇汉译英时,要注意补充连接词。此外,需要注意中医药文本中的各类修辞,译文力求保留原文修辞色彩,或者想法再现、补偿原文修辞效果。

检查拼写、标点与格式:对于中医药文本的翻译,在使用MS Word自动纠正功能时一定要小心复查,因为电脑不能识别中医术语中的一些复合词或者音译词,如 acupuncture,moxibustion 或者 nutritive-qi 等。格式编辑方面,对于中医术语的翻译,有的译者会使用音译和意译结合的方式,会在原文本中添加括号或者译者注,这类处理方法都需要译者谨慎核对译文格式,特别是标点符号的中英文状态。

同行或专家校读:"不识庐山真面目,只缘身在此山中",自己翻译的一些定势思维使得译者很难发现一些不当译法。如果有同领域的英语母语者进行审校,那么译文的质量肯定更有保证。

3) 翻译策略和技巧:这是翻译研究中很容易混淆的一组概念。翻译策略是翻译活动中,为实现特定的翻译目的所依据的原则和所采纳的方案集合。国内翻译策略研究主要包括国外翻译策略理论引介、本土策略理论构建、文化转向和语言学视角下策略研究等。针对中医药内容的翻译由于涉及的内容较广,关于策略的讨论往往只针对一个方面,如针对某一领域的术语(疾病命名、舌诊、脉诊等)或者某一种翻译问题(隐喻的处理)的翻译策略。这里的翻译策略,其内涵其实更接近"翻译技巧"。翻译技巧是翻译活动中,某种翻译方法在具体实施和运用时所需要的技术、技能或者技艺。与翻译策略相比,翻译技巧是局部的、微观层面的,是对文本在语言层面的操纵和操控。

如果采用以上对于翻译策略和翻译技巧的解读,翻译策略可以使用前文提到的韦努蒂分类方法,即归化策略和异化策略。根据现有的研究成果,中医术语翻译策略目前产生了异化趋势。在新版 WHO 标准中也呈现出了中医术语翻译的异化策略转向,这与部分学者基于中医药语料库的翻译研究结果一致。王曦等人的研究结果显示,近 30 年中医临床学科名称、中医现代诊疗方法名称和中医药现代产品名称的翻译策略中异化所占的比例都在不断上升。当今,许多在海外的中医教学、科研、治疗方面的名词术语翻译都已全面采用异化策略。在陈彦君等人基于大型语料库的中医术语翻译"约定俗成"原则研究中,语料库显示中医术语"约定"的翻译结果也有不断变化的趋势,且部分术语异化译本的词频数也在不断上升。

翻译技巧可以分为增译、减译、分译、合译和转换 5 类。

"增译"是指根据目的语的词法、句法、语义、修辞或文体的需要,或因受制于目的语某些特定文化规范,在翻译中增添某些词、句或段落,以更好地表达原作思想内容或更好地实现特定翻译目的。以中医学四大经典之首《黄帝内经》为例,由于《素问》原文省略现象普遍,在译文中增译必要内容已成各译者的共识。例如,《素问·阴阳别论》云:"曰:二阳之病发心脾,有不得隐曲,女子不月;其传为风消,其传为息贲者,死不治。曰:三阳为病发寒热,下为痈肿,及为痿厥,腨痛;其传为索泽,其传为颓疝。曰:一阳发病,少气,善咳,善泄;其传为心掣,其传为隔。"由于行文精练,省略内容颇多,说话者"岐伯"只在篇首出现了一次,而到此句子时又连续出现了"曰","曰"字要么解读为说话人是"岐伯",要么解读为"据说",所以多位译者处理为"It is said",这里就属于使用了"增译"的技巧。还有一些文学作品中的中药名称的翻译,译者为了强调药材的原产地，会使用"增译"的技巧，如英国汉学家霍克斯(Hawkes)将《红楼梦》中的"怀山药"和"真阿胶"翻译为"Huaiqing yam(怀庆山药)"和"Dong E ass's glue(东阿阿胶)"。

"减译"与"增译"相反，是为了某种需要或受限于某种规范删减原文的某些词、句或段落，以更简洁、顺畅地表达原作思想内容，或更好地实现特定的翻译目的。例如，《素问·金匮真言论》云："故冬不按跷，春不鼽衄，春不病颈项，仲夏不病胸胁，长夏不病洞泄寒中，秋不病风疟，冬不病痹厥、飧泄而汗出也。"对于其中的"冬不按跷"，多数译者对此句的内容做了灵活的减译，使用了"massage"或者"exercise"。减译也用于处理中文中出现的重复句式，如"治病求本的过程与辨证的过程是一致的"可翻译为"The process of searching root cause is the same as that of syndrome differentiation"。

"分译"是指把原文的一个句子切分成多个句子进行翻译，多用于字数较多、结构较复杂、含有多层意思的长句。由于文言文多为分句和短句，故分译技巧多适用于关于中医药的现代汉语英译，如"东汉末年，张仲景在继承《黄帝内经》《难经》等理论的基础上，结合临床实际，撰写了中国第一部临床医学专著《伤寒杂病论》，为中国临床医学辨证论治体系的形成和发展做出了杰出的贡献"。译文为：In the last years of the Eastern Han Dynasty, Zhang Zhongjing, based on *Huang Di's Canon of Internal Medicine*(*Huangdi Neijing*) and *Classic of Difficulties*(*Nan Jing*) as well as his own clinic practice, wrote *Cold Damage and Miscellaneous Diseases*(*Shanghan Zabing Lun*), the first monograph on clinic medicine. This book contributed much to the formation and development of the system of diagnosis and treatment in Chinese clinical medicine.

"合译"与"分译"相反，是指把原文的多个句子合并成一个句子进行翻译。如翻译《伤寒论》中对病因的描述："千般疢难，不越三条。一者，经络受邪，入脏腑，为内所因也。二者，四肢九窍，血脉相传，壅塞不通，为外皮肤所中也；三者，房室、金刃、虫兽所伤。"译文为：Diseases are exclusively caused by three kinds of pathogenic factors. The first group is endogenous ones caused by invasion of exogenous pathogenic factors into the viscera from the meridians; the second group is diseases attacking the skin and stagnating the vessels that connect the four limbs and nine orifices; and the third group is the injuries caused by sexual overindulgence, incised wounds, and insect and animal bites. 其中，前两条病因都是用了合译的技巧。合译往往伴随着对中医药典籍的语内翻译和深入解读，需要译者具有一定的中医基础。

"转换"是指把原文的语言单位或者结构转化为目的语中具有类似结构属性或对应属性或异质属性的语言单位或者结构的过程。转换涉及的层面比较多，如拼字法、语音/音韵、词汇、句法、语篇、修辞、语义、语用、文化等，中医四字格的翻译单位转换可以理解成是一种转换。

4) 翻译职业相关问题：这涉及翻译市场、翻译述要、目标读者等方面。

(1) 中国翻译市场的特点：根据中国翻译协会发布的《2023 中国翻译及语言服务行业发

展报告》,2022年中国翻译及语言服务行业呈现的主要特点有：① 翻译公司业务总体仍呈现快速增长趋势,增速高于全球平均水平;其中随着"一带一路"倡议实施,沿线国家对于中医药翻译服务的需求剧增。② 北京作为国内翻译及语言服务企业数量最多的地区,德、法、英、日、意5个语种市场需求量大,信息与通信技术、跨境电商、教育培训是最主要的3个服务领域;对于中医药英译来说,中药材进出口、中医药相关教育培训服务输出,也是翻译服务需求增加的领域。③ 我国翻译人才队伍持续增长,翻译人才评价体系继续完善;但中医药翻译人才现在还缺乏相应的评价体系。④ 行业标准化建设进一步拓展,国际传播与政府外交外事活动、旅游交通、跨境电商、海洋船舶等领域对完善翻译行业标准需求强烈;为此,中医药翻译行业也需要相应的配套标准。⑤ 主营业务为机器翻译与人工智能的企业迅速增长,翻译技术大幅提升翻译效率,机器翻译发展前景被看好。所以,中医药翻译行业对译者的要求也包括对新兴技术的适应与学习。

（2）翻译述要：指描述翻译项目信息的文件,包括翻译目的、工作时间表、参与方及类似的信息。译者要从翻译述要中获取自己完成翻译工作所需的信息并充分利用这些信息。

（3）目标读者：在进行中医药英译时,译者需要充分考虑目标读者的教育背景、对中国文化的了解程度、英文水平等因素。

以前文提到的新旧两部WHO中医药国际标准的英译为例,首先两部标准均为WHO标准,均在WHO的整体领导下指定出版。但是在具体的参与单位上,有很大不同。旧版WHO标准感谢了韩国卫生福利部提供的经济赞助,感谢了中国国家中医药管理局、日本东洋医学联络处和WFCMS提供的相关支持,并没有提及需要感谢的个人。新版WHO标准项目由世界卫生组织综合卫生服务部(IHS)的传统、补充和综合医学部门(TCIM)发起;中国国家中医药管理局和中国澳门特别行政区提供经济支持;上海中医药大学、中华中医药学会翻译分会、WFCMS和WFAS提供技术支持;并在致谢部分感谢了多位参与专家。旧版WHO标准在致谢部分提及的参与方主要来自韩国、中国、日本3个国家和WHO及WFCMS等国际组织,以及韩国卫生福利部提供了经济支持;虽然是以中医药为标准主要内容,但其标题为《WHO西太区传统医学名词术语国际标准》,没有使用"中医学",而使用了"传统医学"。故在中文选择方面,选择了对日韩文化影响更大的繁体汉字,且反对使用以中文发音为基础的拼音来进行音译。新版WHO标准的赞助人来自中国,故主张为了保留原有中医术语中的文化因素,在合理的范围内使用异化策略;感谢的专家涉及13个国家与地区,更多元的视角被带入标准的制定过程,因而达成的专家共识也会更加明晰。此外,阶级、政府部门、宗教集团作为赞助人选择文本时首先考虑的是它的思想教育意义,故在对标准形式的要求上,WHO标准不如ISO标准严格。由于ISO标准是产品指向的,其主要使用人群为从事中医药相关进出口贸易的国家和机构。与ISO标准相比,WHO标准以信息传播为主要目的,其术语及其释义必须做到"接地气""讲明白",故新版WHO标准整体词汇密度变小了,让阅读变得更简单,交流更方便。

5) 翻译协会：中医药翻译相关的协会有 WFCMS 翻译专业委员会、中华中医药学会翻译分会、中国翻译协会、中国翻译研究院等。建议中医药译者多多参与这些协会与中医药英译相关的活动。此外，全国科学技术名词审定委员会、中医药学名词审定委员会也是与中医药英译特别是中医术语英译密切相关的权威性机构。

4. 工具子能力　这是指使用文献资料和翻译信息技术等方面的相关知识。中医药翻译常常涉及医古文的翻译，如何进行语内翻译，确定医古文含义及其具体术语的指向，都需要译者进行大量的资料查阅。且对于某些理论现在学界还有不同的看法，某些术语的内涵和外延也没有达成共识，这就需要译者查阅大量的文献资料来确定源语言的具体含义。在翻译信息技术方面，目前先进的翻译技术工具在中医药翻译领域还没有普及。特别是目前从事中医药翻译的人员多来自高校、医院和研究机构，这些人员往往不是专业的翻译人员，而是专业从事中医药科研、教学或者临床的中医药专业人员，以及在中医药院校或机构进行英语教学的英语教师，他们往往没有渠道接触最先进的计算机辅助翻译技术，也习惯于单打独斗的工作坊式工作方法。但随着计算机技术的普及和跨学科人才的崛起，新一代中医药翻译从业者定会用先进技术武装自己，提升自己的翻译能力。

（1）文献资料：从事中医药英译的译者也需要了解中医药英译常用的工具书和计算机辅助翻译工具等。工具书可以分为标准、辞书、权威译本和其他资料。首先，最权威、最常用的文献资料就是前文提到的 3 部国际标准。这 3 部标准包含了绝大多数的中医药常用术语的英译，但是世中联标准只有术语词条，没有术语释义，而两部 WHO 主导发布的术语标准包含术语释义。2019 年 5 月 25 日，第 72 届世界卫生大会审议通过了《国际疾病分类第十一次修订本(ICD‐11)》，首次纳入起源于中医药的传统医学章节，这是我国政府与中医药专家历经 10 余年持续努力所取得的宝贵成果，也为中医药相关内容的英译提供了术语参考。除此之外，还有《中医基础理论术语》《中医临床名词术语》(共 8 部分)、《中医临床诊疗术语》(共 3 部分)等国家标准可供参考，也可以参考《中国药典》《新汉英中医药词典》等辞书。权威译本主要是指以四大经典译本为代表的中医药英译本，如《素问》目前有 9 个常见译本：威斯节译本(1949)、吕聪明全译本(1978)、倪懋兴编译本(1995)、朱明编译本(2001)、李照国全译本(2005)、罗希文节译本(2009)、吴氏父子全译本(2010)、文树德全译本(2011)和杨明山全译本(2015)。其他资料主要指的是官方发布的平台和文件，如由中国外文局和中国翻译研究院主持建设的中国特色话语对外翻译标准化术语库(http://210.72.20.108/index/index.jsp)、由全国科学技术名词审定委员会主办的术语知识服务平台术语在线(www.termonline.cn)、国务院批准设立的中华思想文化术语传播工程整理、编纂、翻译体现中国核心价值的思想文化术语(http://www.chinesethought.cn/TermBase.aspx)等官方术语平台，欧盟互动型术语库(InterActive Terminology for Europe, IATE)(http://iate.europa.eu)、加拿大 Termium 术语库(http://www.btb.termiumplus.gc.ca)等国际大型术语库，以及官方发布的双语资料，如政府工作报告中与中医药相关的部分,中华人民共和国国务院新闻办公室发布的《中国的中医药》(*Traditional Chinese Medicine in China*)白皮书。

在使用新旧两版WHO术语国际标准时,需要注意两者的区别。从总体上说,旧版WHO标准的题目为《WHO西太区传统医学名词术语国际标准》(*WHO International Terminologies on Traditional Medicine in the Western Pacific Ocean*),其中Traditional Medicine指传统医学,包含在西太平洋地区使用的来自古代中国的传统医学体系,这个体系发展至今,除了在中国被广泛使用以外,也在其周边国家使用,特别是日本、韩国和越南,故旧版WHO标准中也包含日本汉方医学和韩医学的部分术语。新版WHO标准的题目为《WHO中医药术语国际标准》(*WHO international standard terminologies on traditional Chinese medicine*),其中traditional Chinese medicine为中医学,故此标准以中医药为中心,旨在帮助促进中医药的安全有效使用,辅助今后全球相关商品及科研的发展。

总体来说,新版WHO标准强调中医药理论体系内部各个术语的相互联系、中医理论术语与临床术语的相互联系、中医术语与西医术语的相互联系,故在进行词条描述时有不少前后呼应的内容。

(2)翻译信息技术:计算机辅助翻译(computer-aided translation,CAT)起源于机器翻译(machine translation,MT),两者虽然都与计算机相关,但是有着本质的区别。CAT的翻译主体仍然是译者,由译者进行翻译决策,计算机只是辅助提高翻译效率和译文质量,而MT试图通过完全自动化的翻译过程来取代人工。前文我们使用了翻译生态学理论阐释了中医药的翻译过程就是译者的适应过程,所以在此也主要讨论以译者为中心使用的计算机辅助翻译技术。

计算机辅助翻译主要是指译者通过使用软件工具获取更高精度和效率的翻译流程。广义来说,计算机辅助翻译工具包括可以辅助译员进行翻译的一切工具,包括文字处理软件、电子词典、语法检查工具和互联网等。而狭义的计算机辅助翻译工具是指那些"为提高翻译效率、优化翻译流程而设计的专门的计算机翻译辅助软件",这些软件包括翻译记忆工具、术语管理工具、对齐工具和项目管理工具等。随着计算机技术的日新月异,翻译辅助工具层出不穷,目前市面上常见的翻译辅助工具有:TRADOS,Wordfast,SDL Trados,Deju Vu,SDLX等。

翻译记忆工具:翻译记忆工具是最基础的计算机辅助翻译工具,它们本质上是用来辅助人工翻译的数据库。翻译记忆的工作原理是辅助译者翻译原文本中的重复部分,如在中医药英译的过程中,译者可以利用已有的原文本与译文(如之前已经翻译过确认无误的内容),建立起一个翻译记忆库,在翻译过程中,系统将自动搜索翻译记忆库中相同或相似的翻译资源(如句子、段落),给出参考译文,使译者避免无谓的重复劳动,只需专注于新内容的翻译。对于经常被引用的中医药经典句子、段落(如四大经典的经典译本或中医术语国际标准),可以建立相应的翻译记忆库,以节省翻译时间。与此同时,翻译记忆工具的数据库在后台不断学习和自动储存新的译文,通过训练变得越来越"聪明",效率越来越高,可以辅助译者翻译大量重复文本。

术语管理工具:使用术语管理工具,能够使译文更加准确,保持术语一致,术语库可以得到重复利用,从而提高翻译效率。中医药英译的一大难点就是术语的英译,译者也可以使用计算机工具对术语进行管理。术语管理可以分为译前、译中和译后管理 3 个阶段。译前术语管理主要包括术语提取和项目沟通,主流计算机辅助翻译工具都带有术语提取功能,如 SDL、Trados 和 Deja Vu 等,也可以使用 SDL MultiTerm Extract 和语帆术语宝等术语提取工具。常用的术语提取方法主要有:① 基于词典的方法,这也是现在中医药翻译所采用的主要方法,由于目前中医药没有诸如 Facebook 网站本地化这样的大型翻译任务,故多数译者采用的还是基于词典/工具书的人工术语提取方法;② 统计学方法,利用术语的统计属性识别术语后完成提取;③ 利用术语上下文和术语内部组成来识别术语;④ 基于机器学习的方法来提取术语。后 3 种方法都需要大量的文本数据作为支撑,也是将来中医药大规模外译后术语提取方法的发展方向。译中术语管理主要是新术语的识别和添加,一般由译员完成,项目经理进行审批,中医术语在添加之时需要特别注意一词多义和同义词的问题。译后术语管理主要包括术语备份和术语管理,让术语成为语言资产。

随着大型语言模型(large language model)ChatGPT 的出现,其翻译功能也对业界产生了一定的影响。ChatGPT 属于问答型机器翻译,本质是机译引擎结合网络检索与附加聊天的用户界面(user interface),可通过人机交互的"问答"形式,完成查阅、翻译、校对、润色等译前、中、后各项翻译任务。理论上,ChatGPT 所提供的机器翻译服务超越了普通机器翻译,应属于更高等级的人工智能(artificial intelligence,AI)翻译,属于人工智能生成内容(AI generated content,AIGC)。但是根据一些学者的测试结果,ChatGPT 对汉语等低资源语言知识的系统性缺乏。由于中医药英语属于专门用途语言,与用来训练的其他主题内容在数据规模上不可同日而语,且中医药的双语语料很少,故短时期内应该不具备足够的数据来训练相关模型。借助 ChatGPT 在法律、医学、文学等领域的翻译案例,王立非和李昭(2023)指出作为 AIGC 的 ChatGPT 翻译加速了翻译与外语教育转型,需增设行业相关课程,实现语言翻译教学到语言服务教学的转变。之前已经提到了中医药英译源语言的特殊性,它涉及历史、文学、医学等多种背景知识,且有大量用文言文书写的典籍,故其相关英译任务在短时期内不可能被机器翻译或者人工智能翻译所取代,更多的是将中医药翻译技能升级为中医药翻译语言服务技能,让译者在各种技术手段的辅助下,能够更高效高质量地完成相关英译任务。

传统的"翻译+审校"的二层翻译流程已经不能适应大规模的翻译服务需求,而应该由语言服务利益相关者组成项目实施团队,采用流程化的方式运作,来完成中医药相关的大型外译项目,同时使用计算机辅助翻译工具和流程管理工具来完成大型项目。

5. 策略子能力　这是保证翻译过程效率和解决遇到翻译问题的程序性知识,为相关子能力中最重要的一部分,控制着整个翻译过程并影响其他子能力。主要功能包括:规划翻译过程,(选择最合适的方法)执行翻译计划,评价翻译过程和翻译的阶段性结果,激活其他能力以弥补现有不足,发现问题并应用一定程序去解决问题。

有学者把策略子能力又细分为源语语段主题及作者意图确定能力、源语语段主题及语境关联性认知框架建构能力、源语词句潜在语义明示能力、目标语语段选词择义能力和目标语语段衔接连贯能力。下面以 WFCMS 翻译分会主办的第一届世界中医翻译大赛翻译原文为例,说明策略子能力是如何影响其他能力的。

首届世界中医药翻译大赛的翻译任务为一篇名为《中医:一门人的系统医学》的中译英文章。标题有助于确立文章主题,揭示作者写作意图。从文章题目中可以看出这篇文章是对中医的一个简单介绍。但是题目本身有歧义,是一门关于"人"的系统医学?治疗"人"的系统医学?以"人"为本的系统医学?需要继续阅读全文进一步分析得出。但在这里,首先可以确定作者意图为介绍中医药。

源语语段主题及语境关联性认知框架建构能力是翻译策略能力的核心要素。它以译者对源语语段主题及作者意图确定能力为前提,帮助译者形成对源语段的整体理解框架,从更高的逻辑角度理解文章,也极大地影响着其他 3 个次级能力的形成及运作质量。《中医:一门人的系统医学》这篇文章一共有 8 个自然段,整体上是总分总的逻辑关系,具体结构与每段主要内容如表 4 - 5 所示。表中所示的关联性框架的建构过程可被看作译者将源语语段的理解与其百科知识、中西医主题知识和认知语境(阅读文本过程中所积累得到的知识)相联系的过程。

表 4 - 5　翻译子能力案例分析

结　构	自然段	主　要　内　容
总写	第 1 段	中医不是一般意义上的医学
分写	第 2 段	西医如何看"人"
	第 3 段	中医如何看"人"
	第 4 段	中医的对象是"人"
	第 5 段	中医如何从人的角度看"疾病"
	第 6 段	中西医看待"疾病"的区别
	第 7 段	广义环境中的中医
总写	第 8 段	中医是对于人体状况所作的系统判断与诊疗

源语词句潜在语义明示能力、目标语语段选词择义能力和目标语语段衔接连贯能力,可以使用原文第四自然段及其参考译文为例说明。

原文第四自然段内容如下:人们试图以现代学科的分类来界定中医学,但发现很难,因为中医的对象其实不是"病",而是"人"。然而,人是复杂的综合体,介乎自然科学、社会科学和哲学之间:既是物质的,又是精神的;既是局部的,又是整体的;既是人为的,又是自然的,因而需要多方、综合、辩证地加以考虑。

参考译文：It is thus difficult to define TCM in modern scientific terms, since what it treats are actually not diseases as such, but rather individual persons. A complex entity synchronizing natural and social sciences and philosophy, both physical and spiritual, objective and subjective, partial and integral, which requires comprehensive, multidimensional and dialectical consideration—that constitutes the kernel of TCM.

对原文的语义关系进行梳理，首先陈述事实"很难以现代学科的分类来归类中医"；分析其原因为"中医的对象不是'病'，是'人'"。之后有一个比较容易让人迷惑的连词"然而"，一般"然而"表示转折关系，但是这里，是省略了两个句子之间的逻辑连接表达，就是后面一句是前面一句的原因，由于"人"是复杂的综合体，所以以"人"为对象的中医学很难归类。之后进一步说明"人"为什么复杂，而又如何考虑中医学的分类。目标语语段选词择义能力则体现在很多地方，如"以现代学科的分类来界定"译为"in modern scientific terms"，减译了"分类"；"人是复杂的综合体……既是人为的，又是自然的"这部分合译了句子，使用动词"synchronizing"既表达了"综合体"的意思，也表达了后面的"既……又……"的句型。目标语语段衔接连贯能力则表现在对句子整体衔接方式的处理上。

6. **心理生理要素**　指不同类型的认知、态度要素以及心理活动机制。具体包括记忆力、感知力、注意力和情感等认知要素；好奇心、毅力、批判思维能力等态度要素；以及心理活动机制。

（1）生理因素：生理因素简单说来就是译者身体健康，具有进行翻译工作的体能、专注力、记忆力等。

（2）心理因素：译者的心理要素可以分为口译译者的心理要素和笔译译者的心理要素。

有学者研究了影响口译员的心理因素，将其分为认知因素、态度因素和心理活动机制三大类。认知因素包括记忆、顿悟、注意力和情感；态度因素包括好奇心、毅力、严谨度、批判精神、自信心、自我评价和动机；心理活动机制包括逻辑能力、综合能力、交际能力、分析能力和创造力。从译员口译策略选择和使用的差异中追根溯源，可以发现认知心理因素对译员口译策略的选择起直接的、整体的、交互影响的作用。记忆力、注意力的有效分配影响了译员的记忆和概念形成策略；逻辑、综合能力主要影响了译员的表达策略和协调策略；自信心、严谨度和毅力影响口译的全过程，直接决定了译员采取积极还是消极的口译策略。有研究者总结了国内外对于口译过程中的记忆和认知这两个心理因素的研究成果，提出在注重译员工作记忆训练的同时，更不要忽略语言技能的培养；为强化目标语和源语词汇及其语义表征的神经元的搭建，形成词汇语义网络，应加强目标语到源语的有声口译练习；口译员的经验对口译质量的提高很有效，因为经验会加强译员的"内隐记忆"，这些记忆帮助译员在不需要意识或有意回忆的情况下，使用自身翻译经验自动影响当前任务的完成。

目前没有关于中医药口译的大型实证研究,以上研究成果对中医药口译人才的培养具有参考意义。

笔译译者由于有更多的时间推敲译文,其对译文产生影响的心理要素更多的是译者的性格,或者译者性格造就的翻译风格。心理因素控制着翻译过程中译者对原文的理解,控制着创作表达阶段遣词造句的判断和选择,控制着修改校对润饰过程中的最终选择。个性是一个人稳定的心理特征的总和,译者的心理因素在一定程度上影响到译者对源语文章的理解和翻译。首先,译者的兴趣、动机影响他对原作的选择,也决定了译者愿意深耕的具体方向;译者的个性对译文风格有重大影响,心理因素中的"性情"会对译者的选词以及译文语言形式产生一定影响。有研究者根据译者在翻译过程中选词的态度将译者分为谨慎型和冒险型,根据译者确定语言形式时的态度将译者分为放弃型和坚持型。

在进行词汇选择时,谨慎型的译者会尽量选用标准的、正规的、常用的词汇与形式。这样虽然会确保译文的正确率高一些,但译文往往不够灵动。在《素问》9个版本的译者中,吕聪明就属于谨慎性译者,在他的译本中,名词术语以直译为主,句子有增译和减译,但整体上与原文内容尽量保持一致,必要时进行解释说明。

与谨慎型相对的是冒险型译者,他们常常是已经知道某词通常的译法以及在文中的确切含义,却选用一些不太常用的词或者相对来说复杂一些的表达方式使译文不落俗套。相比之下,冒险型译者敢于大胆地进行尝试性翻译甚至创译,因此常会产生质量较高的译文。如倪懋兴根据自身的临床实践将"术数"翻译为"导引"(Dao-in,包括牵引、按摩和调息等)、"冥思"(meditation)等,使原本抽象难懂的概念具体化,更加便于读者理解。但是对于这些大胆的翻译,不利于读者的回译,也可能会造成源语含义的扩大或者缩小。倪懋兴属于冒险型译者,他对文章的处理比较大胆,加入了很多自己的理解,如他对《素问·上古天真论》中一句的翻译。

原文:"岐伯对曰:上古之人,其知道者,法于阴阳,和于术数,食饮有节,起居有常,不妄作劳,故能形与神俱,而尽终其天年,度百岁乃去。"

倪懋兴译文:Qi Bo replied, "In the past, people practiced the Tao, the Way of Life. They understood the principle of balance, of yin and yang, as represented by the transformation of the energies of the universe. Thus, they formulated practices such as Dao-in, an exercise combining stretching, massaging, and breathing to promote energy flow, and meditation to help maintain and harmonize themselves with the universe. They ate a balanced diet at regular times, arose and retired at regular hours, avoided overstressing their bodies and minds, and refrained from overindulgence of all kinds. They maintained well-being of body and mind; thus, it is not surprising that they lived over one hundred years."

其中"和于术数"这4个字的翻译,加入了大量的阐释,对应译文中的"as represented by the transformation of the energies of the universe. Thus, they formulated practices such as

Dao-in, an exercise combining stretching, massaging, and breathing to promote energy flow, and meditation to help maintain and harmonize themselves with the universe"部分。

放弃型译者喜欢避重就轻，常常会弱化"和于术数"这个词的具体含义而继续往下翻译。这样的译文往往信息传达得不饱满不能很好地忠于原文。在《素问》9个版本的译者中，都不太符合"放弃型"译者的风格，因为他们并没有"知难而退"，而是秉持不同的翻译目的，对原文中的内容进行一些取舍。如《素问》的第一个译本，由约翰·霍普金斯大学医学史研究所第一个医学史博士学位获得者威斯(Veith)女士完成。译者翻译的主导思想是向西方读者译介知识，作为第一部《素问》译本，读者对其中很多内容并不具备背景知识，如果逐字翻译的话，西方读者根本无法理解。所以从这个角度看，威斯女士确实"放弃"了一些词、句的翻译，但这并不等同于"知难而退"，而是审时度势、秉轴持钧，因为她的翻译目的是把中医学这门历史悠久的医学介绍给国外的读者，让他们对这门学科及其相关的中国传统哲学、文化有初步的了解。所以，她没有纠结一些术语的翻译，而是用优美流畅的语言、灵活的词汇选择翻译出了可读性极强的译本。

与放弃型相反的是坚持型译者，他们尽可能丰满地翻译每个单词，但有时单词的选择不太合适，甚至偏离了原意。如果坚持型译者有很强的文本能力，那么翻译就会很好地传达出原文的魅力。否则，翻译会有点牵强，或者出现句子晦涩、文体不一致等问题。

杨明山可以算作是坚持型译者，他自述的翻译策略是"英译选词主用文艺复兴前的盎格鲁撒克逊语，句式与语序尽量尊重古文，以便读者比较阅读"。如他对上文中《素问·上古天真论》中句子的翻译与倪懋兴就非常不同。

杨明山译文：Qibo answered："People in ancient times, who knew the way to cultivate health, could follow the rules of Yin and Yang, keep fit with exercises, moderate eating and drinking, lead a regular daily life and avoid overstrain or sexual intemperance; resultantly they could keep body and spirit integrated and enjoy a natural life span, passing away at the age of about one hundred."

从译文的断句风格可以看出，译者在"坚持"使用和原文基本一致的语序，这种处理方式增强了译文的回译性，让读者很容易在原文中找到对应内容，方便读者辨别中医术语、学习汉字、了解中医药文化。

■ 三、基于翻译能力培养的中医药翻译课程设置

目前，我国已有5所中医药大学开设翻译专业硕士学位(Master of Translation and Interpreting，MTI)，分别是北京中医药大学、湖北中医药大学、上海中医药大学、河南中医药大学和广西中医药大学。根据全国翻译专业学位研究生教育指导委员会颁布的《翻译硕士专业学位研究生教育指导性培养方案》，翻译专业硕士的核心课程主要包括公共必修课(政治理

论、中国语言文化)、专业必修课(翻译概论、笔译理论与技巧/口译理论与技巧)、专业方向必修课(笔译方向:应用翻译、文学翻译;口译方向:交替口译、同声传译)和不少于18学时的选修课(综合类:第二外国语、中外翻译简史、翻译批评与赏析、跨文化交际、中外语言对比、计算机辅助翻译;口译类:视译、专题口译、国际会议传译、商务口译、法庭口译、外交/外事口译、口译观摩与赏析、口译工作坊等;笔译类:专业技术文本写作、科技翻译、国际会议笔译、商务翻译、法律法规翻译、传媒翻译、中国典籍外译、笔译工作坊、翻译及本地化管理等),各院校可根据本专业的培养目标和各院校的办学特色自行设置若干门特色课程,作为限定性选修课。

这些课程中,部分选修课会涉及中医药相关内容,但是想要成为合格的中医药译员,应该还设置相应的中医术语英译、医古文、中医基础理论等相关课程。国内开设 MTI 专业的 5 所中医院校的具体课程设置没有对外公开,故不能进行更进一步的研究。

但是根据现有的对于翻译专业硕士课程设置的研究显示,开设院校普遍存在特色不突出,千校一面,对于中医药英译这种专业性比较强的翻译工作,必须需要相应的课程支持。同时,需注重教师的翻译经验。根据国务院学位委员会在《翻译硕士专业学位设置方案》中的规定,从事专业实践教学任务的笔译教师需承担过不少于 30 万字的正式笔译任务,口译教师需承担过至少 20 场的口译任务。而当前许多培养单位的 MTI 教师事实上是由翻译专业学术型研究生教师兼任的,"半数以上的教师缺乏从业经验",这种情况在中医药院校尤其严重。因为本身中医药英译的市场在整体翻译服务市场中占比并不大,有丰富从业经验的教师更是凤毛麟角。丰富的从业经验能够更好地帮助译者理解翻译理论、提升翻译能力、发现研究问题、完善翻译教学,中医药英译行业大型的翻译任务本就不多,具有丰富翻译经验的译者更是少见,各个培养单位可以从两个方面着手,即聘请翻译经验丰富的实践性译员来兼职任教,或者鼓励科研型教师参与翻译实践。

此外,少有中医药高校开设计算机辅助翻译课程和译员生理心理能力建设相关的课程,这也是将来中医药翻译课程设置的重点分支方向。

第五章
中医康复术语国际标准研究

❦

第一节　现有中医术语国际标准

中医名词术语标准化是实现中医现代化、国际化的基础和前提。根据常凯等人建立的中医药标准体系,中医药标准可以分为基础标准、技术标准、管理标准和工作标准,其中中医名词术语类标准属于基础类标准,为其他标准的制定奠定了术语基础。

前文虽提到了若干从事中医药标准化的国际机构,但发布大型术语标准的机构主要是WHO 和 WFCMS,ISO 和 WFAS 则发布更具有针对性的标准。到目前为止,各个机构发布的中医术语国际标准如表 5-1 所示。

表 5-1　已发布的中医术语国际标准

发布机构	发布时间	标 准 名 称
WHO 西太区办公室	2007 年	《WHO 西太区传统医学名词术语国际标准》 WHO International Standard Terminologies on Traditional Medicine in the Western Pacific Region
WHO	2022 年	《WHO 中医药术语国际标准》 WHO international standard terminologies on traditional Chinese medicine
ISO	2017 年	《中医药—词汇—第一部分:中药材》 Traditional Chinese medicine — Vocabulary — Part 1: Chinese Materia Medica
ISO	2017 年	Traditional Chinese medicine — Categories of traditional Chinese medicine (TCM) clinical terminological systems《中医药—中医临床术语系统分类》
ISO	2018 年	Traditional Chinese medicine — Controlled vocabulary on Japanese Kampo formulas and the indication codes for the products《中医药—汉方方剂名词术语及产品编码》
ISO	2018 年	Traditional Chinese medicine — Coding system of formulae《中医药—方剂编码系统》
ISO	2018 年	Traditional Chinese medicine — Controlled vocabulary on Japanese Kampo crude drugs《中医药—汉方原药材名词术语》

续 表

发布机构	发布时间	标 准 名 称
ISO	2020 年	《中医药—词汇—第二部分：中药炮制》 Traditional Chinese medicine — Vocabulary — Part 2：Processing of Chinese Materia Medica
ISO	2021 年	《中医诊断名词术语第一部分：舌诊》 Traditional Chinese medicine — Vocabulary for diagnostics — Part 1：Tongue
ISO	2021 年	《中医诊断名词术语第二部分：脉诊》 Traditional Chinese medicine — Vocabulary for diagnostics — Part 2：Pulse
WFCMS	2008 年	《中医基本名词术语中英对照国际标准》 International Standard Chinese-English Basic Nomenclature of Chinese Medicine
WFCMS	2010 年	《中医基本名词术语中法对照国际标准》 International Standard Chinese-French Basic Nomenclature of Chinese Medicine
WFCMS	2010 年	《中医基本名词术语中西对照国际标准》 International Standard Chinese-Spanish Basic Nomenclature of Chinese Medicine
WFCMS	2013 年	《中医基本名词术语中意对照国际标准》 International Standard Chinese-Italian Basic Nomenclature of Chinese Medicine
WFCMS	2014 年	《中医基本名词术语中俄对照国际标准》 International Standard Chinese-Russian Basic Nomenclature of Chinese Medicine
WFCMS	2015 年	《中医基本名词术语中匈英对照国际标准》 International Standard Chinese-Hungarian Basic Nomenclature of Chinese Medicine
WFCMS	2016 年	《中医基本名词术语中德对照国际标准》 International Standard Chinese-Germany Basic Nomenclature of Chinese Medicine
WFCMS	2017 年	《中医基本名词术语中泰对照国际标准》 International Standard Chinese-Thai Basic Nomenclature of Chinese Medicine
WFCMS	2019 年	《中医基本名词术语中葡对照国际标准（修订）》 International Standard Chinese-Portuguese Basic Nomenclature of Chinese Medicine

2023 年 7 月，WFCMS 新立项了 11 个术语国际标准项目，如表 5-2 所示。

表 5-2 已立项的中医术语国际标准

项 目 编 号	标 准 英 文 名 称	标 准 中 文 名 称
SCM NP 2023-0159	General principles for formulation of international terminology standards of Chinese medicine	《国际中医药名词术语标准编制通则》
SCM NP 2023-0160	Terms of preparation form	《剂型术语》
SCM NP 2023-0161	Clinical terminology of traditional Chinese medicine-part 1：Internal medicine	《中医临床名词术语 第 1 部分：内科学》
SCM NP 2023-0162	Clinical terminology of traditional Chinese medicine-part 2：External medicine	《中医临床名词术语 第 2 部分：外科学》

项 目 编 号	标 准 英 文 名 称	标 准 中 文 名 称
SCM NP 2023 - 0163	Clinical terminology of traditional Chinese medicine-part 3：Dermatology	《中医临床名词术语　第 3 部分：皮肤科》
SCM NP 2023 - 0164	Clinical terminology of traditional Chinese medicine-part 4：Proctology	《中医临床名词术语　第 4 部分：肛肠科》
SCM NP 2023 - 0165	Clinical terminology of traditional Chinese medicine-part 5：Orthopedics and traumatology	《中医临床名词术语　第 5 部分：骨伤科学》
SCM NP 2023 - 0166	Clinical terminology of traditional Chinese medicine-part 6：Gynecology	《中医临床名词术语　第 6 部分：妇科学》
SCM NP 2023 - 0167	Clinical terminology of traditional Chinese medicine-part 7：Pediatrics	《中医临床名词术语　第 7 部分：儿科学》
SCM NP 2023 - 0168	Clinical terminology of traditional Chinese medicine-part 8：Ophthalmology	《中医临床名词术语　第 8 部分：眼科学》
SCM NP 2023 - 0169	Clinical terminology of traditional Chinese medicine-part 9：Otorhinolaryngology	《中医临床名词术语　第 9 部分：耳鼻喉科学》

　　从各个机构发布的标准可以看出，2007 年 WHO 亚太区办公室发布的旧版 WHO 标准为区域国际标准，是第一部与中医药相关的 WHO 术语标准。而 2022 年新版 WHO 标准是 WHO 总部第一次正式向成员国发布的专门的中医术语英译标准。2017 年，《中医药—词汇—第一部分：中药材》(ISO 18662 - 1：2017)国际标准正式出版发布，这是 ISO/TC249 出版的首个术语标准，为国际范围内规范和统一中药名词术语提供了重要依据，之后，ISO 又发布了多个与中药和诊断相关的术语标准，服务相关的进出口贸易。WFCMS 以《中医基本名词术语中英对照国际标准》为基础，发布了多语种的中医术语标准，助力中医药文化在更多国家与地区的传播与发展。

　　从 2007 年旧版 WHO 标准开始，中医药开始进入国际标准时代。2008 年世中联标准颁布，包含 6 526 条术语，涉及的术语范围更加广泛，但该标准只包含术语词条，不包含术语释义，不能满足国外中医从业者对于中医术语内涵理解的高层次需求。2022 年新版 WHO 标准正式发布。旧版 WHO 标准中带有释义的术语词条共有 3 109 条，新版 WHO 标准中带有释义的术语词条共有 3 358 条。相比之下，新版 WHO 标准收录术语的数目增幅不大。从具体包含的内容上看，旧版 WHO 标准包含八个大类的术语，分别是 0 总类(38 条)，1 基础理论(797 条)，2 诊断学(847 条)，3 临床各科(565 条)，4 治疗学(369 条)，5 针灸(285 条)，6 药物治疗(208 条)和 7 传统医药典籍(153 条)。其中，7 传统医药典籍部分的术语没有词条释义。新版 WHO 标准有三大部分，分别是中医基础理论术语(533 条)、诊断/病证和体质术语(1 676 条)、治则/治法与疗法(1 149 条)。新版 WHO 标准删除了传统医药典籍部分，缩减了形体官窍部分的术语,补充了养生保健类、养生保健方法类、导引气功类、太极类和情志疗法类术语等。在归类方面,新版 WHO 标准把临床各科疾病部分归入治则、治法与疗法大类,把旧版 WHO 标准总类中的体质部分和基础理论中的五运六气部分单列出来。新版 WHO 标准的病机部分减少了 272 条术语,旧版 WHO 标准的病机部分包含的术语涉及八纲辨证、病因辨证、气血辨证、津液辨证、脏腑辨证、各科辨证、六经辨证、卫气营血辨证和三焦辨证,新版 WHO 标准只包含部分八纲辨证、气血辨证、津液辨证和卫气营血辨证的术语。新版 WHO 标准的疾病部分增加了 239 条术语,病机这部分的变化说明了术语使用需求从最初的了解中医学逐渐发展到使用中医学。

从各个国际标准在简介部分对于自身适用范围的描述可以看出,旧版 WHO 标准主要服务于传统医学的理解、教育、培训、实践和科研,以及辅助各国关于传统医学的信息交流;世中联标准的主要服务范围为中医药教育、医疗服务、科研、学术交流、信息传播、经贸等;新版 WHO 标准帮助解决中医术语相关问题,服务于中医从业人员、政策制定者、保健人员及大众。从服务目标来看,新版 WHO 标准的服务范围更广,不仅包含针对中医药科教研工作人员,也包括了普通中医药服务的提供者和使用者。

ISO 中医术语标准和其他机构发布的术语标准有很大的区别,ISO/TC249 主要的服务范围为器械与药物的安全使用及交付,但不包括这些产品的临床实践与应用。ISO 标准主要服务于商品的进出口,所以其发布的第一部中医术语国际标准为《中医药—词汇—第一部分:中草药》,因为全球中药进出口总额巨大。2022 年,仅我国中药外贸总额就高达 85.7 亿美元,同比增长 10.7%。作为专门从事标准化事务的组织,ISO 对其发布的标准有着严格的要求,如《ISO\IEC 导则　第 2 部分:ISO 和 IEC 文件的结构和起草原则与规则》。而 WHO 和 WFCMS 发布的标准,以传意为目的,形式上更自由。ISO 曾经发布过一部与康复相关的术语标准,是由 ISO/TC168(假肢与矫正仪器技术委员会)发布的《假肢和矫形器:下肢截肢者治疗和康复有关的术语》(*ISO 21065: 2017 Prosthetics and orthotics — Terms relating to the treatment and rehabilitation of persons having a lower limb amputation*),我国直接采用此标准作为国家推荐性标准,就是前文中提到的现有的两部康复术语国家标准之一。

第二节　中医康复术语国际标准

一、中医康复术语国际标准的申请平台

世界上有 300 多个制订和发布标准的国际组织和区域组织,其中中医药国际标准的发布机构主要包括 WHO,WFCMS,ISO,WFAS。

（一）世界卫生组织

WHO 是国际上最大的政府间卫生组织,是联合国下属的一个专门机构,总部设置在瑞士日内瓦。目前 WHO 共有 6 个区域,194 个会员国,包含了世界上大部分的国家和地区。其工作人员在 150 多个办事处开展工作,共同致力于增进世界各地每一个人的健康。WHO并不是专门出版标准的组织,但是会根据工作需要发布一些文件(documents)和出版物(publications),其中就包含一些标准性质的文本。与中医药相关的标准性文件除了旧版、新版 WHO 标准外,还有 2022 年发布的《第 11 版国际疾病分类》(*International Classification of Diseases version - 11*,ICD - 11)。ICD - 11 建立了以中医药为基础,兼顾日韩传统医学内容的病证分类体系,包含了传统医学 150 条疾病和 196 条证候条目。这是我国政府和中医专家历经 10 余年努力取得的成果,对中医药、传统医药的应用与发展具有里程碑意义。

（二）世界中医药学会联合会

WFCMS 成立于 2003 年 9 月 25 日,是经中华人民共和国国务院批准、民政部登记注册、国家中医药管理局主管、总部设在中国北京的国际性学术组织。截至 2022 年 11 月,学会已拥有来自 74 个国家和地区的 284 家团体会员,201 个分支机构。2003 年 9 月 26 日,WFCMS 成功召开中医药国际标准化学术研讨会,以"制定与中医药有关的国际组织标准,推动中医药在世界各国健康有序发展"作为重点工作之一。截止到 2011 年,WFCMS 共发布中医药各类标准共 61 部,涵盖中药处方、调剂、煎服、中医诊疗技术、学科教育、健康服务等多个方面。除了推进中医药国际标准建设外,也保持着与 ISO、WHO 等国际组织密切联系,在国际上具有良好声誉。

（三）国际标准化组织

ISO 成立于 1947 年,是一个标准化领域中的国际组织。ISO 现有 165 个成员包括各会员国的国家标准机构及主要工业和服务业企业,中国国家标准化管理委员会(由国家市场监督管理总局管理)于 1978 年加入 ISO,在 2008 年 10 月,中国正式成为 ISO 的常任理事国。

2009 年,ISO 中医药技术委员会正式成立,在进行了激烈的定名之争后,暂定名 Traditional Chinese Medicine,代号 TC249,秘书处设在中国。ISO/TC249 的工作范围是研究制定与贸易相关的中医药技术、信息、术语、服务、专用产品设备等相关标准。ISO/TC249 有 21 个积极成员(Participating members,P member)(澳大利亚、加拿大、中国、捷克、德国、加纳、匈牙利、伊朗、意大利、日本、肯尼亚、韩国、荷兰、葡萄牙、俄罗斯、沙特阿拉伯、新加坡、南非、西班牙、瑞士、越南)和 24 个观察成员(阿根廷、巴林、布隆迪、埃及、芬兰、法国、印度、爱尔兰、以色列、立陶宛、蒙古国、尼泊尔、新西兰、波兰、罗马尼亚、塞舌尔、瑞典、泰国、多哥、突尼斯、英国、津巴布韦,以及中国香港特别行政区、中国澳门特别行政区)。

到 2023 年为止，TC249 已经颁布了 98 部中医药国际标准。ISO 标准制定有 4 大关键原则：① 响应市场需求，即需响应行业或者其他利益相关者的请求；② 基于全球专家的意见，即来自世界各地的专家组就标准的各个方面进行协商，包括其范围、关键定义和内容；③ 通过多方利益相关者流程开发，即技术委员会不仅由相关行业的专家组成，还由消费者协会、学术界、非政府组织和政府专家共同组成；④ 基于共识，即 ISO 标准的制定将会综合考虑所有利益相关者的意见。ISO 的标准制定过程大致分为 7 个阶段，分别是预备阶段、提案阶段、准备阶段、委员会阶段、询问阶段、批准阶段和出版阶段。一般来说，一项国际标准从提出文稿到批准出版至少需要 2 年的时间，在之后的 3～5 年内还需要对该标准进行不断的维护和完善。相比于一般的区域性和团体性标准，ISO 国际标准具有制定规则复杂、制作周期长、利益相关方多元、共识性强等特点，这些特点也造就了 ISO 国际标准的权威性。

(四) 世界针灸学会联合会

WFAS 是一个非政府性针灸团体的国际联合组织，总部设在中国北京，近年来也推出了与不少针灸相关的国际标准。其宗旨为促进世界针灸界之间的了解和合作，加强国际间的学术交流，进一步发展针灸医学，不断提高针灸医学在世界卫生保健工作中的地位和作用，为人类的健康做出贡献。其任务包括"制定和推广有关针灸的国际标准"，从 2013 年至今，共发布了《针灸技术操作规范编写通则》《针灸临床实践指南制定及其评估规范》《针灸治疗抑郁症临床实践指南》《便秘针灸临床实践指南》《过敏性鼻炎针灸临床实践指南》《女性尿失禁针灸临床实践指南》《非特异性腰痛针灸临床实践指南》《偏头痛针灸临床实践指南》《针灸治疗胃食管反流临床实践指南》《针灸技术操作规范：电针》《针灸技术操作规范：毫针》《针灸技术操作规范：艾灸(修订版)》《针灸技术操作规范：拔罐》《针灸临床实践质量保障规范》《针灸病例登记注册管理规范》《针灸临床研究管理规范》《针灸针》《耳穴名称与定位》《艾灸操作规范》和《头针操作规范》等国际标准。

以上各个组织在中医药标准化工作中紧密协作，WFAS，WFCMS 和 WHO 均为 ISO/TC249 的 A 类联络组织。随着以上各个组织工作范围的细化，相应的标准化工作也更加具有针对性。

二、中医康复术语国际标准的制定

本研究以《中医康复术语》标准草案为例，以 ISO 为申报路径，介绍中医药国际标准的草案构成。

根据 ISO 导则，术语标准项目的标准草案包括前言(Foreword)、简介(Introduction)、范围(Scope)、规范化引用文件(Normative references)、术语和定义(Terms and definitions)以及参考文献(Bibliography)。要注意的是，非术语类标准也包含术语和定义部分，用来解释标准正文中使用的术语及其定义。但作为术语标准,术语和定义部分就是标准的主体部分。

项目组于 2022 年申报的《中医康复术语》标准草案正文部分包含以下几个部分。

(一) 前言

ISO (the International Organization for Standardization) is a worldwide federation of national standards bodies (ISO member bodies). The work of preparing International Standards is normally carried out through ISO technical committees. Each member body interested in a subject for which a technical committee has been established has the right to be represented on that committee. International organizations, governmental and non-governmental, in liaison with ISO, also take part in the work. ISO collaborates closely with the International Electrotechnical Commission (IEC) on all matters of electrotechnical standardization.

The procedures used to develop this document and those intended for its further maintenance are described in the ISO/IEC Directives, Part 1. In particular, the different approval criteria needed for the different types of ISO documents should be noted. This document was drafted in accordance with the editorial rules of the ISO/IEC Directives, Part 2 (see www.iso.org/directives).

Attention is drawn to the possibility that some of the elements of this document may be the subject of patent rights. ISO shall not be held responsible for identifying any or all such patent rights. Details of any patent rights identified during the development of the document will be in the Introduction and/or on the ISO list of patent declarations received (see www. iso.org/patents).

Any trade name used in this document is information given for the convenience of users and does not constitute an endorsement.

For an explanation of the voluntary nature of standards, the meaning of ISO specific terms and expressions related to conformity assessment, as well as information about ISO's adherence to the World Trade Organization (WTO) principles in the Technical Barriers to Trade (TBT), see www.iso.org/iso/foreword.html.

This document was prepared by Technical Committee 249, Traditional Chinese medicine.

Any feedback or questions on this document should be directed to the user's national standards body. A complete listing of these bodies can be found at www.iso.org/members.html.

(二) 简介

Rehabilitation is an important part of traditional Chinese medicine. It is guided by TCM theories and adopts various rehabilitation therapies and methods to improve and prevent physical and mental dysfunction of the injured, sick and disabled so as to improve their live qualities. Traditional Chinese medicine rehabilitation therapies and methods involve acupuncture, massage, cupping, scraping, emotion factors, diet, traditional exercises and other aspects. With the modernization and international development of TCM, TCM rehabilitation has been practiced in countries all over the world, it has effectively improved and prevented the physical and mental dysfunction of the injured, sick, and disabled, as well as improved their life qualities.

At present, no international standards for TCM rehabilitation terminology have been published until now. The purpose of this standard is to determine the terminology of TCM rehabilitation and standardize the definition of those terms. This standard is applicable to the international trade and computer coding concerned with traditional Chinese medicine rehabilitation, and it also provides basic terminology for other ISO working groups. This standard will further promote the international promotion of TCM rehabilitation equipment and the international application of TCM rehabilitation therapies, thus facilitates the international development of TCM rehabilitation, to benefit patients at home and abroad, and to improve human health as a whole.

(三) 具体词条

1. 总论(general) 这部分共有 4 条词条,其术语、术语英译和释义英译如表 5-3 所示。

表 5-3 总论部分具体词条

术 语	术 语 英 译	释 义 英 译
中医康复	traditional Chinese medicine rehabilitation; TCM rehabilitation	recovery of the lost or declined function caused by various congenital or acquired reasons in the light of TCM theories, so as to improve the life qualities of the injured, sick, and disabled with the application of TCM methods such as mental adjustment, reasonable diet, traditional exercise, acupuncture and moxibustion, massage, cupping, scraping, and Chinese materia medica
中医康复学	discipline of traditional Chinese medicine rehabilitation	discipline guided by TCM theories and aims to improve and prevent the physical and mental dysfunction of the injured, sick, and disabled, enhance their self-reliance, return them to society, and improve their life qualities through various TCM rehabilitation therapies and methods
中医康复评定	assessment of traditional Chinese medicine rehabilitation	comprehensive, systematic and integrated assessment of the physical and mental dysfunction of the injured, sick and disabled under the guidance of the concept of holism, syndrome differentiation, function, view of prevention and rehabilitation, with the four diagnostic methods of TCM combined with the evaluation methods in modern rehabilitation

术　语	术 语 英 译	释 义 英 译
中医康复治疗技术	traditional Chinese medicine rehabilitation techniques	TCM rehabilitation treatment methods guided by TCM theories and with the means of TCM treatment, aiming to improve the functional impairment of the injured, sick and disabled, improve the ability to take care of themselves and the quality of life

2. 中医康复的基本原则（basic principles of traditional Chinese medicine rehabilitation）这部分包含 5 条术语，其术语、术语英译和释义英译如表 5-4 所示。

表 5-4　中医康复的基本原则部分具体词条

术　语	术 语 英 译	释 义 英 译
整体康复	holistic rehabilitation	formulating rehabilitation measures and applying rehabilitation techniques and methods to restore body function or declined ability based on the holistic concept of Traditional Chinese Medicine, taking full consideration of the unity and integrity of the human body and the close relationship between man, nature and social environment
辨证康复	rehabilitation based on syndrome differentiation	determination of corresponding rehabilitation principles and methods based on the basic TCM characteristic of syndrome differentiation and treatment and its results, taking full consideration of time, region and individual constitutional differences
功能康复	functional rehabilitation	recovery of patients' daily life and professional abilities with the help of TCM rehabilitation doctors through functional training based on TCM view of perpetual movement apart from the recovery of specific physiological functions of the viscera and tissues
综合康复	comprehensive rehabilitation	improvement of the physical and mental dysfunction as well as life qualities of the injured, sick, and disabled so as to make them fully recovered and back to the society with a variety of rehabilitation methods and syndrome differentiation and treatment as its theoretical basis
康复预防	preventive rehabilitation	prevention of diseases and disability, or lowering their incidence rate through learning the laws of health, the occurrence, development and prognosis of disease and disability, exploring and adopting active and effective comprehensive measures under the guidance of TCM theories and the viewpoint of prevention

3. 中医康复的基本方法（basic methods of TCM rehabilitation）　这部分包含 78 条术语，共分为 12 个大类，这 12 个大类的术语、术语英译和释义英译如表 5-5 所示。

表 5-5　中医康复的基本方法 12 个大类

术　语	术 语 英 译	释 义 英 译
推拿康复疗法	tuina rehabilitation therapy	therapy that treats diseases and promotes rehabilitation conducted by rehabilitation practitioners with their hands, elbows, or auxiliary devices to apply various manipulations to specific parts or acupoints on the human body surface with TCM basic theories and theory of meridians as its basis

续 表

术 语	术 语 英 译	释 义 英 译
针刺康复疗法	acupuncture rehabilitation therapy	therapy that achieves the purpose of preventing and curing diseases by applying various acupuncture methods to stimulate meridians, collaterals and acupoints to deal with dysfunction, improve the ability of daily living with TCM basic theories and theory of meridians as its basis
艾灸康复疗法	moxibustion rehabilitation therapy	rehabilitation therapy that cures diseases and promotes rehabilitation by stimulating the human body through the heat produced by moxibustion and drugs and then conducted to human body through meridians and collaterals to dredge and warm the meridians, dispel wind and dissipate cold, restore yang to stop collapse
拔罐康复疗法	cupping rehabilitation therapy	therapy that treats diseases and promotes rehabilitation with stimulation brought by cups adsorbed on the acupoints of the body surface or the affected area because of negative pressure caused by burning, sucking or squeezing of the cups to treat and prevent diseases
刮痧康复疗法	scraping rehabilitation therapy	rehabilitation therapy that reinforces healthy qi, eliminates pathogens, cures diseases, and promotes rehabilitation by scraping, lifting, and patting specific parts of the body surface to make the skin flush with local hyperaemia and slight bruise
中药康复疗法	rehabilitation therapy with Chinese materia medica (CMM)	therapy that promotes physical and mental rehabilitation of the injured, sick, and disabled with the guide of the rehabilitation principle of syndrome differentiation and applies CMM prescriptions to reduce and eliminate the physical and mental dysfunction
情志康复疗法	emotion rehabilitation therapy	rehabilitation therapy guided by TCM holistic concept and deals with abnormal emotional reactions, eliminates pathogenic emotions so as to harmonize the mind and body and promote the recovery of mental and physical functions with methods such as language, facial expressions, posture and behavior to affect the feelings, cognition, emotions and behaviors of the injured, sick and disabled with psychical or mental dysfunction
饮食康复法	rehabilitation therapy with diet	rehabilitation therapy guided by TCM basic theories and principles of diet regulation, promotes physical and mental rehabilitation with food with rehabilitating effects or medicated diet that combines food and CMM based on their flavors, properties, meridian entries and functions
传统运动康复疗法	rehabilitation therapy with traditional sports	therapy that promotes rehabilitation by regulating physical conditions, breathing and spirit of the injured, sick, and disabled through physical exercises, breathing and other methods
环境康复疗法	environment rehabilitation therapy	rehabilitation therapy that promotes the physical and mental rehabilitation of patients with natural environment, such as sunlight, spring water, air, forests and other natural resources
传统物理康复疗法	rehabilitation with traditional physical therapy	therapy that promotes recovery from disease and physical and mental rehabilitation of patients with the physical factors produced by processing natural substances to act on human body and spirit to coordinate the functional activities of the meridians, qi, blood, and viscera
娱乐康复疗法	rehabilitation with recreational activities	therapy that promotes rehabilitation with selective recreational activities to promote physical and mental recovery through the influence of human physical and mental functions

其中,推拿康复疗法分类下包含 3 条术语,其术语、术语英译和释义英译如表 5-6 所示。

表5-6 中医康复的基本方法推拿康复法部分具体词条

术 语	术 语 英 译	释 义 英 译
松动类康复手法	loosening manipulation for rehabilitation	tuina rehabilitation therapy that treats joint dysfunction, such as stiffness, reversible loss of joint motion range and joint pain
兴奋类康复手法	stimulating manipulation for rehabilitation	tuina rehabilitation therapy that is applied to joints, tendons, and muscles to promote the function recovery of weak nerves and muscles
镇静类康复手法	calming manipulation for rehabilitation	tuina rehabilitation therapy applied to joints, tendons, and muscles to suppress hyperactive nerves and muscles and promote their function recovery

针刺康复疗法分类下包含 9 条术语,其术语、术语英译和释义英译如表 5-7 所示。

表5-7 中医康复的基本方法针刺康复法部分具体词条

术 语	术 语 英 译	释 义 英 译
体针康复法	rehabilitation acupuncture therapy with filiform needle	acupuncture rehabilitation therapy that uses filiform needles as acupuncture tools to treat related diseases by applying certain operation methods to acupoints along the meridians of the human body to regulate the nutrient and defensive qi and blood, functions of the meridians and viscera
水针康复法	rehabilitation acupuncture therapy with acupoint injection	acupuncture rehabilitation therapy in which TCM medicine or western medicine is injected into relevant acupoints or parts of the human body to treat diseases
电针康复法	rehabilitation acupuncture therapy with electronic simulator	acupuncture rehabilitation therapy that achieves the purpose of treatment in which a small amount of electric current is applied to the needle handle after obtaining qi to strengthen the stimulation
磁针康复法	rehabilitation acupuncture therapy with magnet needle	acupuncture rehabilitation therapy that uses different needles to provide an external magnetic field to the acupuncture points so that a magnetic field is applied to the meridians through acupoints to adjust the function of body's qi, blood and viscera
三棱针康复法	rehabilitation acupuncture therapy with three-edged needle	acupuncture rehabilitation therapy that promotes rehabilitation through bloodletting by acupuncturing the collaterals with three-edged needle so as to dredge the meridians, activate collaterals, open orifices, discharge heat, relieve swelling and pain
埋针康复法	rehabilitation acupuncture therapy with retention of subcutaneous needle	acupuncture rehabilitation therapy in which specially-made small size needles are fixed in acupoints in or under the skin and kept there for 1-3 days to prevent and treat diseases
皮肤针康复法	rehabilitation acupuncture therapy with dermal needle	acupuncture rehabilitation therapy that uses dermal needles to tap and acupuncture certain parts of the human body to stimulate the function of the meridians and adjust the qi and blood of the viscera so as to to prevent and treat diseases
头皮针康复法	rehabilitation therapy with scalp acupuncture	acupuncture rehabilitation therapy that acupuncture the head acupoints along the meridians to prevent and treat systemic diseases
耳针康复法	rehabilitation therapy with ear acupuncture	acupuncture rehabilitation therapy in which needles are used to stimulate ear acupoints to treat diseases and promote rehabilitation

艾灸康复疗法没有细分,拔罐康复疗法下包含 3 条术语,其术语、术语英译和释义英译如表 5-8 所示。

表 5-8　中医康复的基本方法拔罐康复疗法部分具体词条

术　语	术　语　英　译	释　义　英　译
火罐康复法	rehabilitation therapy with fire cupping	cupping rehabilitation therapy in which cups are adsorbed on the body surface because of the negative pressure caused by combustion
水罐康复法	rehabilitation therapy with water boiled cupping	cupping rehabilitation therapy in which cups are adsorbed on the body surface because of the air in the cups is exhausted by hot water
抽气罐康复法	rehabilitation therapy with suction cupping	cupping rehabilitation therapy in which cups are adsorbed on the body surface because of the negative pressure caused by suction

刮痧康复疗法下包含 3 条术语,其术语、术语英译和释义英译如表 5-9 所示。

表 5-9　中医康复的基本方法刮痧康复疗法部分具体词条

术　语	术　语　英　译	释　义　英　译
刮痧康复法	rehabilitation with scraping manipulation	scraping rehabilitation therapy that conducted by rehabilitation practitioners with scraping board or other tools dipped in oily medium or water, during which repeated scrapes and wipes are done in a certain order on specific parts of the fully exposed body surface of the injured, sick, and disabled people
撮痧康复法	rehabilitation with scraping and pinching manipulation	scraping rehabilitation therapy that causes purplish, reddish or dark red bruise spots on specific parts of the body surface of the injured, sick, and disabled by pinching and pulling their skin hard with the operators' thumb and index finger (or index finger and middle finger)
拍痧康复法	rehabilitation with scraping and patting manipulation	scraping rehabilitation therapy that causes slight bruise on specific parts of the body surface of the injured, sick, and disabled by patting these parts with finger-bent palms or scraping board

中药康复疗法又分为中药内服康复法(rehabilitation therapy with oral administration of CMM)和中药外用康复法(rehabilitation therapy with externally-applied CMM),前者的英文释义为"rehabilitation therapy with CMM that is based on syndrome differentiation and guided by the theories of CMM flavors and meridian entries as well as principle of medicinal combination, for the purpose of coordinating yin and yang, restoring the function of qi, blood, viscera and meridians through selecting proper oral administration of CMM, such as decoctions, pills, powders or soft extracts",后者的英文释义为"rehabilitation therapy with CMM that dredges the meridians and harmonizes qi and blood with the absorbed CMM through skin, pores and orifices by means of applying, fuming, steaming and washing CMM to whole body or specific body parts of the injured, sick, and disabled"。

中药外用康复法下包含 6 条术语,其术语、术语英译和释义英译如表 5-10 所示。

表5-10 中医康复的基本方法中药外用康复法部分具体词条

术 语	术 语 英 译	释 义 英 译
熏蒸康复法	rehabilitation therapy with fuming and steaming	rehabilitation therapy with externally-applied CMM that achieves the purpose of rehabilitation with hot medicinal gas produced by steamed or boiled CMM to fumigate the body of the injured, sick and disabled
膏药康复法	rehabilitation therapy with plaster	rehabilitation therapy with externally-applied CMM that has local or general therapeutic effects and can be pasted to skin or certain acupoints because the medicinal material is specially processed and spread on cloth, paper or other mounting materials which allows it to keep solid at room temperature and melts at 35～37℃
烫洗康复法	rehabilitation therapy with scalding	rehabilitation therapy with externally-applied CMM that achieves the purpose of rehabilitation with decoctions made of selected CMM, during which the affected parts or the whole body of the patients are washed with the hot decoctions
熨敷康复法	rehabilitation therapy with hot compress	rehabilitation therapy with externally-applied CMM that achieves the purpose of rehabilitation with CMM hot compress applied on the affected parts or certain acupoints to dredge and warm the meridians, regulate qi and blood, as well as coordinate viscera. Note: Slowly moving the hot compress back and forth on the patient's affected part is called ironing method, applying the hot compress to the affected area and fix it there is called compress method
药枕康复	rehabilitation therapy with medicinal pillow	rehabilitation therapy with externally-applied CMM that treats, prevents diseases and prolongs life with pillows stuffed with processed fragrant and tranquilizing CMM that opens orifices, activates blood, dredges meridians, nourishes the mind and refreshes the brain
药浴康复法	rehabilitation therapy with CMM bath	rehabilitation therapy with externally-applied CMM that achieves the purpose of rehabilitation by letting the patients take bath with water boiled with single or compound CMM to wash their bodies or affected parts at proper temperature

情志康复疗法下包含4条术语,其术语、术语英译和释义英译如表5-11所示。

表5-11 中医康复的基本方法情志康复疗法部分具体词条

术 语	术 语 英 译	释 义 英 译
情志相胜康复法	rehabilitation therapy by emotion predominance	emotion rehabilitation therapy that deals with abnormal emotional reactions, relieves or eliminates physical symptoms to cure some emotional diseases with verbal or non-verbal measures to activate certain emotion activities with the theory of the correspondence between viscera and emotions as its theoretic basis
说理开导康复法	rehabilitation therapy by reasoning and counseling	emotion rehabilitation therapy that eases anxiety, tension, fear and other psychological disorders of the injured, sick, and disabled through persuading, guiding, comforting, and other methods to release their emotions and provide them with emotional support
中医行为康复法	rehabilitation therapy with TCM behavior	emotion rehabilitation therapy that deals with abnormal emotional reactions and promotes rehabilitation through rewards, punishments, labor and other methods based on different physical and mental states of the injured, sick, and disabled

术 语	术 语 英 译	释 义 英 译
暗示康复法	rehabilitation therapy by suggesting	emotion rehabilitation therapy in which doctors use language, expressions, postures and behaviors to create the conditions for rehabilitation of the injured, sick and disabled to the greatest extent by mobilizing the self-suggestion of the patients to seek inner balance with full consideration of the cultural and social environment around the patients

饮食康复疗法下包含 2 条术语,其术语、术语英译和释义英译如表 5 - 12 所示。

表 5 - 12　中医康复的基本方法饮食康复法部分具体词条

术 语	术 语 英 译	释 义 英 译
食疗康复法	rehabilitation with diet therapy	rehabilitation therapy with diet that promotes physical and mental rehabilitation by selecting specific food to regulate the structure and quality of the diet
药膳康复法	rehabilitation therapy with medicated diet	rehabilitation therapy with diet that uses medicated diet prescription which made of food and CMM to promote rehabilitation

传统运动康复疗法下包含 3 个分类,分别为静功康复法(rehabilitation therapy with meditation)、动功康复法(rehabilitation therapy with sports)和娱乐保健功康复法(rehabilitation therapy with recreational and health-preserving activities)。其中,娱乐保健功康复法的英文释义为"rehabilitation therapy that combines traditional sports and recreational activities to make the therapy interesting, so as to fully arouse the entusiasm of the injured, sick and disabled people to improve their health"。静功康复法的释义英译为"rehabilitation therapy with traditional sports that uses awareness, including breathing and relatively specific postures, to realize physical relaxation, breathing coordination, and inner peace",它包含 4 条术语,其术语、术语英译和释义英译如表 5 - 13 所示;动功康复法的释义英译为"rehabilitation therapy with traditional sports that uses certain postures combined with breathing and meditation to nourish qi and invigorate blood, regulate qi movement, strengthen the tendons, bones, and joints, coordinate the viscera, and promote the recovery and compensation of the body function",它包含 7 条术语,其术语、术语英译和释义英译如表 5 - 14 所示。

表 5 - 13　静功康复法部分具体词条

术 语	术 语 英 译	释 义 英 译
放松功康复法	rehabilitation therapy by relaxation exercise	rehabilitation therapy with meditation by gradually relaxing body parts, silently reading "loose" and "tense", adjusting the whole body into a natural, relaxed and comfortable state

续 表

术 语	术 语 英 译	释 义 英 译
内养功康复法	rehabilitation therapy by intrinsic-nourishing exercise	rehabilitation therapy with meditation by posing certain postures, taking certain breathing exercise and mind training, to relax the body, regulate respiration, calm the mind, consolidate the primordial qi and coordinate the viscera
强壮功康复法	rehabilitation by strengthening exercise	rehabilitation therapy with meditation by generalizing the essence of Confucianism, Taoism and Buddhism to create special breathing techniques and postures, so as to nourish qi, strengthen body, improve health, prevent disease and prolong life
站桩功康复法	rehabilitation by standing exercise	rehabilitation therapy with meditation by letting the injured, sick and disabled to naturally gather strength and improve mental state while doing exercise, so as to achieve the unity of the physique and the mind, harmony of the motion and stillness, as well as the training of both the internal and external

表 5 - 14　动功康复法部分具体词条

术 语	术 语 英 译	释 义 英 译
太极拳康复法	rehabilitation therapy with taiji quan	traditional rehabilitating sport that is based on TCM theories of meridian system, yin and yang, five elements, conduction exercise, exhaling and inhaling exercise, "Taiji" theory, it is featured by internal and external cultivation, slow and flexible movements, both tough and gentle actions
五禽戏康复法	rehabilitation therapy with five-animal exercise	traditional rehabilitating sport that exercises muscles and bones, dredges blood and qi, cures diseases, and promotes rehabilitation with a set of exercise in which movements imitate tiger, deer, bear, ape, and bird are performed
八段锦康复法	rehabilitation with ba-duan-jin	traditional rehabilitating sport consists of eight corresponding sections of breathing exercise and body exercise to promote physical and mental rehabilitation
易筋经康复法	rehabilitation with yi-jin-jing	traditional rehabilitating sport that improves the function of muscles, tendons and bones by exercising muscles, tendons and bones as well as breathing and thinking simultaneously, it is a traditional rehabilitating sport that tightly combines thought, respiration and movement
保健功康复法	rehabilitation with health-preserving exercise	traditional rehabilitating sport that is based on traditional daoyin exercise and mainly composed of self-massaging and easy movement of the limbs, it helps to treat and prevent diseases, improve health and prolong life
五行掌康复法	rehabilitation with five-element exercise	traditional rehabilitating sport that is originated from the Wutai Mountain and characterized by the combination of three tones, being both dynamic and static, tough and tender, switching between the virtual and real, to preserve health, prevent disease
六字诀康复法	rehabilitation with six-word exercise	traditional rehabilitating sport that is practiced by motivating different muscles in mouth, throat and tongue to say six Chinese words so as to regulate the flow of qi and blood in the meridians of the viscera Note: The six-word exercise is also a kind of breathing exercises

环境康复疗法下包含 9 条术语，其术语、术语英译和释义英译如表 5 - 15 所示。

表 5 - 15　中医康复的基本方法环境康复疗法部分具体词条

术　语	术 语 英 译	释 义 英 译
日光康复法	rehabilitation therapy with sunshine	environment therapy that promotes rehabilitation by exposing body to natural sunlight
矿泉浴康复法	rehabilitation therapy with mineral bath	environment therapy that promotes rehabilitation by letting the patients bath in underground mineral water with therapeutic effects
森林康复法	rehabilitation therapy with forest bath	environment therapy that promotes rehabilitation with the effects of forests
空气康复法	rehabilitation therapy with fresh air	environment therapy that promotes the physical and mental rehabilitation of patients with fresh air in the nature
泥土康复法	rehabilitation therapy with mud	environment therapy that achieves the purpose of rehabilitation by applying sea mud，lake mud，mineral mud and other natural mud on body surface or dipping the whole body or body parts in mud
热沙康复法	rehabilitation therapy with hot sand	environment therapy that promotes the physical and mental rehabilitation of patients with the external use of natural hot sand
香花康复法	rehabilitation therapy with flower	environment therapy that promotes the physical and mental rehabilitation of patients with the colors，shapes and natural fragrance of flowers and their functions of beautifying and purifying the environment
海水浴康复法	rehabilitation therapy with sea bath	environment therapy that promotes the physical and mental rehabilitation of patients with the temperature，chemical substances and special effects on human body of the sea water
洞穴浴康复法	rehabilitation therapy with cave	environment therapy that promotes the physical and mental rehabilitation of patients with the special environment of natural and artificial cave to influence human body，perverse health and treat disease

传统物理康复疗法下包含 5 条术语，其术语、术语英译和释义英译如表 5 - 16 所示。

表 5 - 16　中医康复的基本方法传统物理康复疗法部分具体词条

术　语	术 语 英 译	释 义 英 译
热疗康复法	rehabilitation with heat therapy	traditional physical therapy that promotes rehabilitation with thermal interaction effects brought by bathing，washing，ironing and application
冷疗康复法	rehabilitation with cold therapy	traditional physical therapy that promotes rehabilitation by external use of ice，snow，water，stones and other cold things
色彩康复法	rehabilitation with color therapy	traditional physical therapy that promotes rehabilitation of the patients by letting them watch the colors based on the theories of the five colors and their corresponding emotions and viscera
蜡疗康复法	rehabilitation with wax therapy	traditional physical therapy that promotes rehabilitation by applying heated liquid paraffin as heat conductor on certain body parts
磁疗康复法	rehabilitation with magnet therapy	traditional physical therapy that promotes physical and mental health，cures disease with magnetic field created by magnet and its effects on acupoints，orifices and affected parts of the human body

娱乐康复疗法下包含 6 条术语，其术语、术语英译和释义英译如表 5 - 17 所示。

表 5 - 17　中医康复的基本方法娱乐康复疗法部分具体词条

术　语	术 语 英 译	释 义 英 译
音乐康复法	rehabilitation by listening to music	rehabilitation with recreational activities that use the unique physiological and psychological effects of music, through a variety of specially designed musical behaviors, to make the injured, sick and disabled people in a specific music environment, experience music, entertain the spirit, promote qi and blood, and achieve the purpose of physical and mental rehabilitation
歌咏康复法	rehabilitation by singing	rehabilitation with recreational activities that allow patients to promote physical and mental recovery through singing
舞蹈康复法	rehabilitation by dancing	rehabilitation with recreational activities that express people's feelings through rhythmic, refined and organized human movements and postures, it is also one of the earliest rehabilitation therapies
影视戏曲康复法	rehabilitation by watching movie, TV program and opera	rehabilitation with recreational activities that activate people's various feelings to improve their health by watching movies, TV programs and operas
琴棋书画康复法	rehabilitation by doing the ancient four arts	rehabilitation with recreational activities that improve people's health by playing the Guqin, playing the game of go, practicing calligraphy and painting
游戏康复法	rehabilitation by playing games	rehabilitation with recreational activities that promote physical and mental health through the pleasant feelings, thinking activities and physical activities in the games

三、中医康复术语国际标准的申报与推进

(一) 国际标准的申报

国际标准在申报时首先要确认申报机构，根据该机构的要求准备材料，《中医康复术语》按照 ISO 的项目要求进行材料准备，申报成为国际标准化组织/中医药技术委员会（ISO/TC249）项目。

ISO/TC249 下设 5 个工作组和 1 个联合小组，并在需要时会成立临时小组。这 5 个工作组分别为第一工作组：原药材与传统炮制质量安全工作组（Quality and safety of raw materials and traditional processing）；第二工作组：中药制成品质量安全工作组（Quality and safety of manufactured TCM products）；第三工作组：针灸针质量安全工作组（Quality and safety of acupuncture needles）；第四工作组：除针灸针外其他医疗设备质量安全工作组（Quality and safety of medical devices other than acupuncture needles）；第五工作组：中医药信息工作组（Terminology and informatics）；联合工作组是与 ISO/TC125 设置的联合小组（Joint ISO/TC 249 - ISO/TC 215 WG：Informatics）。TC215 是健康信息学技术委员会（Health informatics），它的职能范围是卫生信息领域的标准化、卫生信息和通信技术（ICT），

其目标是达到在不同的系统中实现兼容性及互用性,保证数据在统计上的兼容性(比如分类),尽力减少不必要的冗余。

《中医康复术语》标准项目术语中医术语标准,故申报时向 TC249/WG5 提交项目申请。

每年年底,国家中医药管理局中医药标准化工作办公室会组织申报 ISO 中医药国际标准中方后备项目申报,经国家层面筛选之后报送 ISO 秘书处,以便在次年 ISO 年会上进行汇报和推进。

(二) 国际标准的推进

一项 ISO 标准,从项目的提出到最终出版发行一般会经过 3 年甚至更长的时间。标准项目在国内申请阶段,需要提交国际标准新工作项目提案审核表、项目建议书、ISO 新项目申报书(Form 04)、标准草案、ISO/TC249 新项目提案审核表(Confirmation Check Sheet)、承诺书,并由 ISO/TC249 国内技术对口单位中国中医科学院临床基础医学院研究所组织申报筛选,后提交 ISO/TC249 秘书处,由秘书处进行初步审核,工作组秘书上传相应文件。

国内推荐之后,ISO 将国际标准制定过程划分为 7 个阶段,分别为预备阶段(preliminary work item,PWI)、提案阶段(new proposal,NP)、准备阶段(working draft,WD)、委员会阶段(committee draft,CD)、询问阶段(draft international standard,DIS)、批准阶段(final draft international standard,FDIS)和出版阶段(international standard,IS)。

预备阶段不是必须阶段,着手进行制订但尚未有基本成稿草案的标准项目可以注册 PWI;或未通过工作组答辩,没有进行新项目投票的项目也可以作为 PWI 保留,进行进一步修改和完善。

每年,各工作组提交的后备项目将在最近一次的小组会上进行项目答辩。如果项目通过了小组会答辩,工作组会以组内决议的形式向秘书处汇报,秘书处将组织项目进行新项目投票,投票持续 12 周。2/3 的 P 成员赞成且 4～5 个 P 成员提名专家参与该项目,此项目则被视为立项成功,正式成为工作组内的新项目(new proposal),此时的标准草案称为工作草案(working draft,WD),进入准备阶段。

如果小组会答辩未通过,此项目可作为预工作项目(PWI)保留,供项目负责人进行进一步的修改。

工作草案在提交给所属的技术委员会或分技术委员会进行下一阶段的投票之前,通常建议该工作组通过小组咨询(WG Consultation)的方式来取得工作组内的一致同意,继而进行下一阶段。此类决定也可以在工作组会议上做出,并明确记录在该工作组的会议记录中。小组咨询的投票期限可根据实际工作情况自行决定。

委员会阶段是听取各成员国意见的主要阶段,以期就草案的技术内容达成一致意见。草案通过投票的方式获得 2/3 的 P 成员赞成,即可进入下一阶段。该阶段是完善标准草案的重要阶段,无论投票结果通过与否,在时间允许的情况下,可以进行多次投票来完善草案。

委员会草案之后是国际标准草案询问阶段,该阶段的草案由 ISO CEO 办公室面向全体成员国发起投票。草案通过投票的方式获得 2/3 的 P 成员赞成且反对票不超过 1/4 即可进入下一阶段,此阶段里观察员成员所投的赞成票不计数,但反对票计数。如 DIS 投票通过,则可选择直接进入出版阶段或进入 FDIS 阶段;如 DIS 投票未通过,可再进行一个为期 8 周的 DIS 投票或返回 CD 阶段。

之后为批准阶段,该阶段的草案由 ISO CEO 办公室面向全体成员国发起投票。通过投票的方式获得 2/3 的 P 成员赞成且反对票不超过 1/4 即可通过,此阶段反对票必须附带技术性评论意见。除了明显的编辑性错误外,所收到的其他评论意见将在下次复审中处理,并在评论意见汇总表中标注"备将来考虑(noted for future consideration)"。不允许对 FDIS 草案进行任何技术性的更改。此阶段里观察员成员所投的赞成票不计数,但反对票计数。

上述阶段全部通过之后,项目进入出版阶段。由 ISO 编辑与项目负责人、所在技术委员会或分技术委员会的经理一起对出版草案先后进行为期 4 周及 2 周的校对后,该标准草案即可出版。

参 考 文 献

[1] 陶广正.中医康复医学发展简史[J].中国中医基础医学杂志,1997(6):54-57.

[2] 孙桐,孙鲁宁.中医养生康复思想发展史概览[J].南京中医药大学学报,1999(1):42-44.

[3] 鲍霞.康复医学的中西比较研究[J].中华中医药杂志,2011,26(5):1026-1029.

[4] 王琦.中医原创思维研究十讲[M].北京:科学出版社,2015.

[5] 徐基民,李艳丽,李明玉.中西医结合康复医学发展的现状分析[J].中国康复医学杂志,2015,30(10):1054-1055,1060.

[6] 倪菲,李德新.论一门新兴学科——中医术语学[J].辽宁中医杂志,2015,42(8):1414-1415.

[7] 李思琦,李可大,崔家鹏,等.论中医术语学的研究方法[J].辽宁中医杂志,2016,43(6):1184-1185.

[8] 李长玲,秦晓晔."健康中国"视野下中医康复医学发展研究[J].吉林中医药,2020,40(7):885-888.

[9] 李晶.试述中医康复的内涵、优势和发展趋势[J].中医临床研究,2018,10(33):124-125.

[10] 车志远,王启帆,李和伟.中医康复学学科建设与人才培养的理论研究[J].中医药导报,2018,24(7):128-130.

[11] 白艳杰,冯晓东,张铭,等.中医康复学名词术语规范化研究的初探[J].中医临床研究,2017,9(36):114-116.

[12] 张雅素,冯晓东,刘承梅,等.中医康复学科建设的内涵和外延[J].光明中医,2016,31(12):1833-1835.

[13] 王瑞辉,冯晓东.中医康复学[M].2版.北京:中国中医药出版社,2017.

[14] 刘昭纯,郭海英.中医康复学[M].北京:中国中医药出版社,2009.

[15] 胡幼平.中医康复学[M].上海:上海科学技术出版社,2008.

[16] 廖海清.中医养生康复技术[M].北京:中国中医药出版社,2018.

[17] 赵永康.中医康复学[M].北京:科学出版社,2018.

[18] 唐强,王玲姝.中医康复辨证思路与方法[M].北京:科学出版社,2018.

[19] 黄岩松.中医康复保健[M].天津:天津大学出版社,2009.

[20] 中医药学名词审定委员会.中医药名词[M].北京:科学出版社,2004.

[21] 李经纬,区永欣,邓铁涛,等.中医大辞典[M].2版.北京:人民卫生出版社,2005.

[22] 袁钟,图娅,彭泽邦,等.中医辞海[M].北京:中国医药科技出版社,1999.

[23] 李振吉.中医药常用名词术语辞典[M].北京:中国中医药出版社,2001.

[24] 国家市场监督管理总局,中国国家标准化管理委员会.GB/T 10112—2019 术语工作 原则与方法[S].北京:中国标准出版社,2019.

[25] 中华中医药学会.T/CACM 1067—2018 中医治未病术语[S].北京:2018.

[26] 国家市场监督管理总局,中国国家标准化管理委员会.GB/T1.1—2020 标准化工作导则 第1部分:标准化文件的结构和起草规则[S].北京:中国标准出版社,2020.

[27] 吴纯瑜,王银泉.生态翻译学视阈下《黄帝内经》文化负载词英译研究[J].中华中医药学刊,2015,33(1)：61-64.

[28] 陈小燕.中医康复医学的优势和发展[J].中医药管理杂志,2019,27(3)：4-6.

[29] 李黎,周雍明.中医康复学的内涵和外延探究[J].中国中医药图书情报杂志,2015,39(6)：49-51.

[30] 何晓华,李国徽,杨立峰,等.中医康复学内涵与外延浅析[J].中医临床研究,2014,6(32)：55-56.

[31] 陈雪.认知术语学视域下的中医术语[J].中国科技术语,2013,15(3)：25-28.

[32] 杨明山,晋永,余梅芳,等.中医术语的汉语词法分析[J].上海中医药大学学报,2009,23(6)：14-16.

[33] 汤思敏.中医术语不可译性探究[J].中国中西医结合杂志,2009,29(2)：173-176.

[34] 陈永国.翻译的不确定性问题[J].中国翻译,2003(4)：11-16.

[35] 刘迅,邓奕辉.中医药发展的优势、劣势、机会与威胁分析[J].医学与哲学,2021,42(13)：62-66.

[36] 丁然,于浩,王俊文,等.基于科学引文索引的2008—2017年中医药论文发表及国际合作团队分析[J].中医杂志,2018,59(9)：790-794.

[37] 姜望琪.论术语翻译的标准[J].上海翻译,2005(S1)：80-84.

[38] 魏向清.人文社科术语翻译中的术语属性[J].外语学刊,2010,157(6)：165-167.

[39] 朱剑飞.中医翻译研究：现状与反思——2000至2009年10年文献计量分析[J].中国中医基础医学杂志,2010,16(10)：942-944.

[40] 朱文晓,童林,韩佳悦.中国中医药翻译研究40年(1978—2018)[J].上海翻译,2020,150(1)：55-61,95.

[41] 王银泉,周义斌,周冬梅.中医英译研究回顾与思考(1981—2010)[J].西安外国语大学学报,2014,22(4)：105-112.

[42] 周恩,苏琳.中医术语英译研究趋势、问题与展望[J].中国中西医结合杂志,2022,42(6)：754-759.

[43] 黄立波.语料库翻译学理论研究[M].北京：外语教学与研究出版社,2021.

[44] 王曦,方廷钰.现代化中医术语英译的时代差异——基于近30年辞典语料库研究[J].上海翻译,2019(5)：27-32,94.

[45] 陈彦君,徐茂玲,王世龙,等.基于大型语料库的中医药术语翻译"约定俗成"原则研究[J].中国中医基础医学杂志,2023,29(10)：1732-1736.

[46] 胡显耀.语料库翻译研究与翻译普遍性[J].上海科技翻译,2004(4)：49.

[47] 安德鲁·切斯特曼.翻译模因论：翻译理论中的观点传播[M].傅敬民,译.上海：上海外语教育出版社,2020.

[48] 胡庚申.生态翻译学解读[J].中国翻译,2008(6)：11-15.

[49] 胡庚申.生态翻译学的研究焦点与理论视角[J].中国翻译,2011,32(2)：5-9.

[50] 叶欣欣,桑珍.生态翻译学视角下ICD-11传统医学病证英译分析[J].中国中西医结合杂志,2020,40(9)：1129-1131.

[51] PACTE. Investigating translation competence：Conceptual and methodological issues[J]. Meta, 2005(2)：69-73.

[52] 全亚辉.PACTE翻译能力模式研究[J].解放军外国语学院学报,2010,33(5)：88-93.

[53] 何雅莉,郭兰萍,葛阳,等.ISO/TC 249中药国际标准制定现状及发展策略[J].中国中药杂志,2022,47(13)：3675-3680.

[54] 王晶亚,李慧珍,宗星煜,等.中医药国际标准化现状、问题与对策分析[J].中华中医药杂志,2022,37(4)：1855-1859.

[55] 常凯,王茂,马红敏,等.中医药标准体系表研究[J].中医杂志,2014,55(2)：95-98.

[56] 王丁熠,王晶亚,刘玉祁,等.中方ISO中医药国际标准申报现状分析及建议[J].中国中医基础医学杂志,2023,29(1)：104-108.

[57] 李静,任冠华.中医药名词术语国际标准化现状与思考——以国际标准化组织中医药技术委员会(ISO/TC 249)为例[J].中国标准化,2021,592(19)：101-106.

附　录
中医康复规范术语汉英对照

头皮针康复法   rehabilitation therapy with scalp acupuncture

皮肤针康复法   rehabilitation acupuncture therapy with dermal needle

六画

动功康复法   rehabilitation therapy with sports

耳针康复法   rehabilitation therapy with ear acupuncture

传统运动康复疗法   rehabilitation therapy with traditional sports

传统物理康复疗法   rehabilitation with traditional physical therapy

色彩康复法   rehabilitation with color therapy

兴奋类康复手法   stimulating manipulation for rehabilitation

七画

针刺康复疗法   acupuncture rehabilitation therapy

体针康复法   rehabilitation acupuncture therapy with filiform needle

饮食康复疗法   rehabilitation therapy with diet

冷疗康复法   rehabilitation with cold therapy

八画

环境康复疗法   environment rehabilitation therapy

拔罐康复疗法   cupping rehabilitation therapy

抽气罐康复法   rehabilitation therapy with suction cupping

拍痧康复法   rehabilitation with scraping and patting manipulation

松动类康复手法   loosening manipulation for rehabilitation

矿泉浴康复法   rehabilitation therapy with mineral bath

易筋经康复法   rehabilitation with yi-jin-jing

刮痧康复疗法   scraping rehabilitation therapy

刮痧康复法   rehabilitation with scraping manipulation

放松功康复法   rehabilitation therapy by relaxation exercise

泥土康复法   rehabilitation therapy with mud

空气康复法   rehabilitation therapy with fresh air

九画

药枕康复法   rehabilitation therapy with medicinal pillow

药浴康复法   rehabilitation therapy with CMM bath

药膳康复法   rehabilitation therapy with medicated diet

香花康复法   rehabilitation therapy with flower

保健功康复法   rehabilitation with health-preserving exercise

食疗康复法   rehabilitation with diet therapy

音乐康复法   rehabilitation by listening to music

洞穴浴康复法   rehabilitation therapy with cave

说理开导康复法   rehabilitation therapy by reasoning and counseling

十画

埋针康复法   rehabilitation acupuncture therapy with retention of subcutaneous needle

热疗康复法	rehabilitation with heat therapy
热沙康复法	rehabilitation therapy with hot sand
站桩功康复法	rehabilitation by standing exercise
海水浴康复法	rehabilitation therapy with sea bath
烫洗康复法	rehabilitation therapy with scalding
娱乐保健功康复法	rehabilitation therapy with recreational and health-preserving activities
娱乐康复疗法	rehabilitation with recreational activities

十一画

推拿康复疗法	tuina rehabilitation therapy
康复预防	preventive rehabilitation
情志相胜康复法	rehabilitation therapy by emotion predominance
情志康复疗法	emotion rehabilitation therapy
综合康复	comprehensive rehabilitation

十二画

琴棋书画康复法	rehabilitation by doing the ancient four arts
森林康复法	rehabilitation therapy with forest bath
游戏康复法	rehabilitation by playing games
强壮功康复法	rehabilitation by strengthening exercise

十三画

暗示康复法	rehabilitation therapy by suggesting

十四画

静功康复法	rehabilitation therapy with meditation
歌咏康复法	rehabilitation by singing
磁针康复法	rehabilitation acupuncture therapy with magnet needle
磁疗康复法	rehabilitation with magnet therapy
蜡疗康复法	rehabilitation with wax therapy
舞蹈康复法	rehabilitation by dancing
熏蒸康复法	rehabilitation therapy with fuming and steaming
膏药康复法	rehabilitation therapy with plaster

十五画

撮痧康复法	rehabilitation with scraping and pinching manipulation
影视戏曲康复法	rehabilitation by watching movie，TV program and opera
镇静类康复手法	calming manipulation for rehabilitation
熨敷康复法	rehabilitation therapy with hot compress

十六画

整体康复	holistic rehabilitation
辨证康复	rehabilitation based on syndrome differentiation